Joint Commission International Accreditation Standards for Hospitals

Hospitals

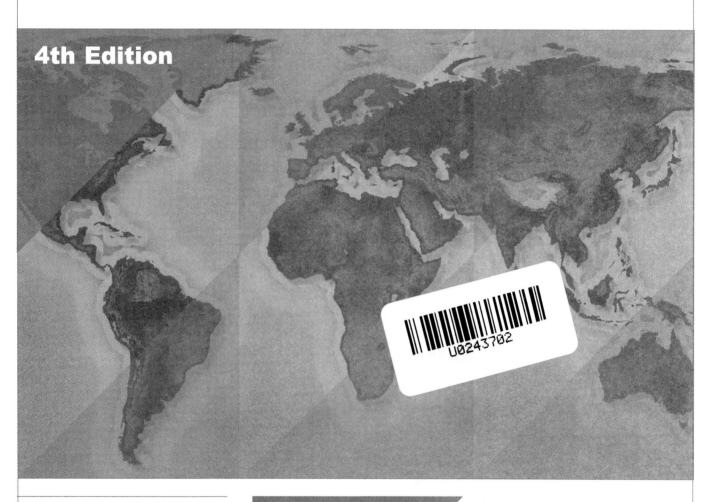

4th Edition

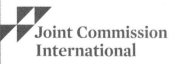

Joint Commission
International

Effective
1 January
2011

Joint Commission International
A division of Joint Commission Resources, Inc.

The mission of Joint Commission International (JCI) is to improve the safety and quality of care in the international community through the provision of education, publications, consultation, and evaluation services. Joint Commission Resources educational programs and publications support, but are separate from, the accreditation activities of Joint Commission International. Attendees at Joint Commission Resources educational programs and purchasers of Joint Commission Resources publications receive no special consideration or treatment in, or confidential information about, the accreditation process.

Printed in the U.S.A. 5 4 3 2 1

Requests for permission to make copies of any part of this work should be mailed to
  Permissions Editor
  Department of Publications
  Joint Commission Resources
  One Renaissance Boulevard
  Oakbrook Terrace, Illinois 60181 U.S.A.
  permissions@jcrinc.com

ISBN: 978-1-59940-434-9

For more information about Joint Commission Resources, please visit http://www.jcrinc.com.

For more information about Joint Commission International, please visit http://www.jointcommissioninternational.org.

Rev. 7/10

美国医疗机构评审国际联合委员会

医院评审标准

（第4版）

编　　著　［美］美国医疗机构评审国际联合委员会

顾　　问　黄洁夫　李洪山

独立审核　陆如山

主　　译　王　羽　庄一强　孙　阳

参加翻译人员：（按姓氏笔画排序）

王　羽　王　华　代　涛　孙　阳　庄一强

李　岩　顾良军

中国协和医科大学出版社

图书在版编目（CIP）数据

美国医疗机构评审国际联合委员会医院评审标准：第4版/美国医疗机构评审国际联合委员会编；王羽，庄一强，孙阳译. —北京：中国协和医科大学出版社，2012.8

ISBN 978 - 7 - 81136 - 728 - 7

Ⅰ．美…　Ⅱ．①美…　②王…　③庄…　④孙…　Ⅲ．①医院 - 管理 - 质量标准 - 美国

Ⅳ．①R197.32 - 65

中国版本图书馆 CIP 数据核字（2012）第 149845 号

出版外国图书合同登记　图字 01 - 2012 - 5157 号

美国医疗机构评审国际联合委员会医院评审标准（第4版）

编　著：〔美〕美国医疗机构评审国际联合委员会
主　译：王　羽　庄一强　孙　阳
责任编辑：顾良军

出版发行：中国协和医科大学出版社
　　　　　（北京东单三条九号　邮编100730　电话65260378）
网　址：www.pumcp.com
经　销：新华书店总店北京发行所
印　刷：北京佳艺恒彩印刷有限公司

开　本：889×1194　1/16 开
印　张：16.25
字　数：450 千字
版　次：2012 年 9 月第一版　2013 年 11 月第四次印刷
定　价：88.00 元

ISBN 978 - 7 - 81136 - 728 - 7/R·728

（凡购本书，如有缺页、倒页、脱页及其他质量问题，由本社发行部调换）

▼ 目 录

▶ 序　言

随着新一轮医药卫生体制改革的推进，中国医疗卫生事业进入了发展的新阶段，全民医疗保障体系初步形成，国家基本药物制度逐步建立，基层医疗卫生服务体系基本建成，基本公共卫生服务均等化显著加强，公立医院改革试点推进。医院是我国医疗卫生事业的主体，是群众看病就医的主要场所和保障健康的核心力量，医院的改革是医改的重点和难点，关系到医改的成败。

为群众提供安全、有效、方便、价廉的基本医疗卫生服务，公立医院改革涉及医院体制和运行机制改革。医院改革中有一项重要的任务是要不断改进医院管理工作，这包括：一要加强医院管理的职业化、专业化队伍建设，培养高素质的医院管理人才；二要引导和激励医务人员始终坚持以病人为中心，持续改进医院绩效；三要深入开展医院评价评审，为医院提供完整、科学的技术标准和管理规范；四要加大医院信息化建设力度，为提高医疗服务水平及工作效率提供支撑。

持续改进医疗质量、保证患者安全是医院管理的核心内容和永恒主题。中国医院协会（Chinese Hospital Association，CHA）一向重视学习借鉴国际上先进理念和经验，长期致力于提高医疗质量、加强医院安全管理，引导医院健康发展。继 2003 年和 2008 年翻译出版了《美国医疗机构评审国际联合委员会医院评审标准》（下称《JCI 医院评审标准》）第 2 版和第 3 版中文译本后，再次经美国医疗机构评审联合委员会资源公司（Joint Commission Resources，JCR）惟一授权中国医院协会翻译出版《JCI 医院评审标准》（第 4 版）的中文译本。在医院改革不断深入和更加关注医院评审评价的新形势下，本书的出版将有助于提高我国医院管理水平和进一步完善医院评审评价标准。

本书与第 3 版相比，新增和修订了部分标准，对医疗质量和患者安全提出了更高的要求，要求管理者对医院所有合同负责，并对院内提供服务从业者的资质进行更为严格的审查，更加注重患者权利和对服务的感受。同时修正了部分词汇的表述，提出了新的名词，如跟踪性专项检查、独立从业者、整合式医疗服务系统等。本书中文版的翻译工作由医院管理领域具有较高水平的专家和学者完成，并由陆如山教授担任独立审核专家。大多数译者参与了第 2 版和第 3 版的翻译工作，具有丰富的经验，感谢他们为本书出版付出的心血。

我们希望通过学习借鉴国际医院管理的先进经验，促进我国医院管理的科学化和规范化，不断提高医疗服务质量和水平。我相信，《JCI 医院评审标准》（第 4 版）中文译本的出版将对卫生行政管理、医院管理和科研工作者提供有价值的参考。

中国医院协会会长
2012 年 3 月

▶ 原　序

美国医疗机构评审国际联合委员会（Joint Commission International，JCI）非常高兴地向各位推荐《美国医疗机构评审国际联合委员会医院评审标准》（第4版）。JCI创建于1998年，是美国联合委员会（The Joint Commission，United States）的国际部，以改善全球范围内患者医疗服务的安全与质量为宗旨。十多年之后，该新版标准再一次重申了JCI的这一宗旨。

JCI标准的制定与修订的确实现了国际化。一支由来自世界各大洲的专业人员所组成的国际专家小组对标准的制定过程进行了密切监督。另外，该标准通过互联网在全球范围内广泛征求有关人士的意见，并经JCI在亚太、欧洲和中东地区的顾问委员会以及来自其他卫生保健领域的专家审议。该新版医院标准与JCI其他标准共同组成了一整套标准，例如非住院医疗、连续医疗、临床实验室、医疗转运、基层医疗以及临床医疗项目的认证等标准。JCI标准是对全球各医疗服务设施与项目进行评审和授予证书的基础。另外，许多国家借鉴JCI标准来制订和确立评审方案，而且一些公共机构、卫生部和其他寻求评估和改进患者医疗服务安全与质量的单位也都利用JCI标准。

第4版反映了全球急症医疗环境持续的动态变化。这一版还完善了"国际患者安全目标"以加强他们的有效性，为强化质量衡量和质量改善之间的相关性做了许多修改，要求使用"国际联合委员会评审丛书"的方法来进行衡量。另外，许多修改源于对患者安全问题发生率及其根本原因进行分析。上述修改在下面的章节有具体表述。

与所有JCI标准一样，第4版包括整套的标准、每条标准的含义以及评估是否达到各项标准的衡量要素。这种结构使读者明确和理解标准所包含的具体要求。

如需进一步了解JCI有关医院及其他评审与认证项目、国际患者安全目标以及JCI的其他活动、或协助制订某个国家的评审计划、或在准备评审的过程中需要获得支持，请与国际评审联合委员会联系：

Joint Commission International Accreditation
1515 West 22nd Street，Suite 1300W
Oak Brook，IL 60523 USA
01 - 630 - 268 - 7400
JCIAccreditation@ jcrinc.com

JCI深知标准本身的完善"永无止境"。本着这一精神，我们欢迎任何有益于我们改进本套标准的意见和建议。

Karen Timmons
President and CEO
Joint Commission International and Joint Commission Resources
凯伦·婷曼丝
总裁兼首席执行官
美国医疗机构评审国际联合委员会暨联合委员会资源公司

▍国际联合委员会评审标准委员会专家名单

Lee Chien Earn, M.D.
Singapore

Paul B. Hofmann, Dr.P.H., F.A.C.H.E.
Moraga, California, U.S.A.

William L. Holzemer, R.N., Ph.D., F.A.A.N.
San Francisco, California, U.S.A.

Stanley S. Kent, M.S., R.Ph., F.A.S.H.P.
Evanston, Illinois, U.S.A.

Mary Ann Kliethermes, B.S., Pharm.D.
Downers Grove, Illinois, U.S.A.

Beth Lilja, M.D.
Copenhagen, Denmark

Suet Wun Lim, M.D. (Chair)
Singapore

David Marx, M.D.
Prague, Czech Republic

Jose Noronha, M.D.
Rio de Janeiro, Brazil

Yazid A. Ohaly, M.D.
Riyadh, Kingdom of Saudi Arabia

Hua Wang, M.D.
Wuhan, People's Republic of China

Stuart Whittaker, M.D.
Pinelands, Republic of South Africa

美国医疗机构评审国际联合委员会医院评审标准（第 4 版）

▶ 引言

《美国医疗机构评审国际联合委员会医院评审标准》（第4版）内容包括所有标准，含义陈述，标准的衡量要素，评审政策和程序、关键术语词汇表。引言将提供下列信息：

- 评审的获益；
- 美国医疗机构评审国际联合委员会（Joint Commission International，JCI）及其与美国联合委员会（The Joint Commission）的关系；
- 国际联合委员会国际评审的创立；
- 标准的起源及编纂方法；
- 如何使用这本标准手册；
- 第4版手册有什么新的内容。

- 如果读过本书后对标准或评审流程有何疑问，请与JCI联系。联系方法见原序。

什么是评审？

评审是一个过程，由一个独立的、医疗机构以外的组织（通常是非政府组织）对医疗机构进行评估，以确定医疗机构是否达到一系列旨在改进医疗安全和质量的要求（标准）。评审一般是自愿的。评审标准通常被认为是最优的并且可以达到的。通过评审，医疗机构可以展现其改善医疗安全和质量、保障安全的就医环境并不断努力减少患者和员工风险的承诺。评审作为一种有效的质量评价和管理工具引起了全世界的关注。

评审有什么好处？

评审过程被设计成为在医疗机构内创建一个安全和质量文化，并为持续改进医疗流程和效果而努力奋斗。如此，使医疗机构能够：

- 增强公众对该机构在关心患者安全和医疗质量方面的信任度；
- 提供安全高效的工作环境改善员工满意度；
- 利用医疗质量数据与支付方进行谈判；
- 倾听患者和家属的声音、尊重他们的权益、把他们当作合作伙伴参与到医疗过程中来；
- 营造一个开放的文化可以从不良事件和安全问题及时报告中学习改进；
- 建立合作型领导层，在各个层面上对质量和患者安全问题设定工作重点及持续监管。

JCI与美国联合委员会是什么关系？

JCI是美国联合委员会的国际分支机构；JCI的使命是在国际社会中改善医疗质量和安全。

75年来，美国联合委员会及其前身一直致力于改进医疗服务的质量和安全。今天，联合委员会是美国最大的医疗机构评审组织——它已通过自愿评审形式对约1,6000个医疗机构进行检查。联合委员会和JCI都是非政府、非营利的美国法人机构。

JCI评审倡议的目的和目标是什么？

JCI评审有一系列的评审项目，旨在应对全球医疗领域不断增长的以标准为基础的评价需求。

其目的是为国际社会提供标准化的、客观的评价医疗机构的流程。这一项目的目标是鼓励医疗机构应用国际公认的标准、国际患者安全目标和各种可衡量指标等来展现其不断的、可持续发展的改进。除了在这本第4版中包括的医院标准外，JCI扩展了其他标准和评审项目如下：

- 非住院医疗；
- 临床实验室；
- 初级保健中心；
- 连续医疗（家庭医疗、疗养、长期医疗、临终关怀）；
- 医疗转运机构。

JCI还提供专病诊治项目的认证，例如卒中治疗、心脏治疗或关节置换。JCI评审项目基于适应当地需要的国际标准框架。

所有JCI评审和论证项目的特点如下：

- 国际公认标准，由一个国际工作组开发和维护，经一个国际管委会批准，这些都是国际评审项目的基础；
- 标准的基本理念是基于质量管理和持续质量改进的原则；
- 评审过程的设计能够适应所在国的法律、宗教和（或）文化等因素。虽然标准对医疗安全和质量设定统一的高期望，但评审过程仍考虑到在遵守这些高要求方面的国别因素；
- 现场检查组人员多少和日程安排因医疗机构的规模和服务类型的不同而有所不同。例如，一个大型教学医院可能需要由1名医生、1名护士和1名管理人员组成的小组进行4~5天的检查，而一个50张床位的专科医院可能只需要更少的人作更短时间的检查；
- JCI评审设计是有效、可靠和客观的。基于对调查发现的分析，最后的评审结论由一个国际评审委员会做出决定。

这些标准最初是如何制定的以及后来又如何更新成这本第4版的？

由12人组成的国际工作组（包括经验丰富的医生、护士、管理人员和公共政策专家）指导了JCI国际评审标准的制订和修改过程。该工作组的成员来自六大地区：拉丁美洲和加勒比海地区、亚太区、中东、中东欧、西欧和非洲。工作组完成任务后，又接受了国际专家对标准领域的审核，尤其汲取了那些对特定内容的专门意见，使该标准精益求精。

标准是如何编纂的？

标准围绕所有医疗机构共有的重要功能进行编写的。这种标准按功能分类的编写方法在当今世界得到了广泛的使用，并且已得到科学研究、测试和实际应用的验证。

标准根据有关医疗服务的那些功能和有关安全、有效及管理良好的组织机构的那些功能进行分类。这些功能适用于整个机构以及机构内的所有科室、单元或服务。评审检查过程收集整个机构在遵守标准方面的信息，评审结论是基于在整个机构中发现的对标准的总体遵守程度。

已有的标准可以供国际社会使用吗？

是的。这些标准已经可供国际公共领域使用，无论单个医疗机构还是政府机构都可用于提高医疗质量。这些标准只能从JCI网站免费下载并应考虑适应各自国家的需要。JCI出版的标准被翻译和使用时，必须得到许可。

如果某条标准与国家或地方法律规定不尽相同时，该如何处理？

当对标准的遵守与某项法律或法规不尽相同时，应选择其中更高或更严格的要求。

如何使用这本标准手册？

这些国际标准手册可用于：

- 指导医疗机构高效和有效地管理；
- 指导医疗机构的组织和提供患者的医疗服务，并努力改善服务质量和效率；
- 审视医疗机构的各种重要功能；
- 明确知晓所有医疗机构只有达到哪些标准才能通过 JCI 评审；
- 审核遵守标准和有关含义陈述中的额外要求的可能性；
- 明确知晓评审政策和程序以及评审流程；
- 熟悉手册中使用的术语。

什么是标准中的"衡量要素"？

一项标准的衡量要素是指在评审检查过程中，所有标准及其含义陈述提出的要求，这些要求将用于检查并给出评分。衡量要素直接列出了需要完全遵守标准的要求。每项要素均反映在标准或含义陈述中。列出衡量要素是为了使标准更为清晰，帮助医疗机构教育员工熟悉标准并做好迎接评审检查的准备。

什么是战略改进计划（SIP）？

战略改进计划是指医疗机构针对 JCI 正式检查结果报告所指出的机构"未达标"的内容，所制定的书面行动计划。SIP 期望达到的目标如下：

- 能建立医疗机构可执行的策略（方法），以改进每一条"未达标"内容；
- 能给出医疗机构可执行的具体操作方案，以达到使"未达标"内容符合标准（衡量要素）的目的；
- 能给出具体的方法，以防止未达标行为再次发生，并持续改善；
- 能确定测评方法，来评估改进的效果计划（提交随后三年发生的数据资料）。

SIP 必须证明医疗机构的行动完全遵循（JCI）标准和衡量要素。当医疗机构获得 JCI 评审认可证书及金印后，JCI 办公室人员会审查和批准受评机构的 SIP。

标准更新的频度如何？

与标准相关的信息和经验会不断地收集。如果某条标准不再反映当前的医疗实践、现有技术和质量管理方法等，就会对其进行修订或删除。目前预计标准至少每 3 年进行修订和出版。

第 4 版医院评审标准封面上的"生效"日期是什么意思？

封面上的"生效"日期的含义表示两种情况中的一种：

1. 对于已经通过了第 3 版 JCI 标准评审的医院，这个日期是他们必须完全遵从第 4 版所有标准的期限。评审标准在其生效前至少6个月就会被发布，这是为了给医疗机构以充足的时间来适应和遵从修订版的标准。

2. 对于第一次寻求通过JCI认证的医院而言，有效日期给出了一个时间点，在此之后，所有的检查和评审的决议将会以第4版标准为基准。所有在生效日期之前的检查及评审决议将会以第3版评审标准为基准。

本手册第4版有何新内容?

第4版医院评审标准的内容有了许多变化。强烈建议读者能够通篇阅读。大致上有两种类型的变化：

1. 第一类变化包括加入了明确的标准，以促进检查评估能够更具客观性和一致性。这种类型改变的例子有：对FMS要求的修订，即对消防安全和灾害准备的应急训练，以及修改表达含糊的词语，如"适当"或"常规"。

2. 第二类变化包括对现行标准要求的提升或者加入新的要求。此类变化的例子如下所示：

● **国际病人安全目标3（IPSG.3），提升高危药物的安全性。**

原来目标的评价和得分只注重高浓度电解质溶液，现在的评价和打分着重于机构政策规定的所有高风险药物。

● **国际病人安全目标4（IPSG.4），确保手术部位正确、操作正确、患者正确。**

为了帮助解释和适用这一目标，含义现在包含了手术的定义，其中包括侵入性操作。

● **ACC.1.1.1，急诊或急需的患者要给予优先评估和诊治。**

增加的衡量要素5强调的是急诊患者转院前，医院使用按照循证为基础的分诊预检标准对患者进行评估与治疗并确保病情的稳定。

● **ACC.3.3，医院应对连续接受治疗患者的门诊病历有定期的小结，包括：重要诊断、药物过敏史、现用药物、手术史和住院史。**

这是一个新标准，加强了从多个诊室的医疗信息的整合，从而提供给门诊患者。

● **ACC.3.5，在患者不接受治疗、自动离院的情形下，医院应有一个随访和追踪程序。**

这是一条新标准以帮助患者降低在未接受完全或适当诊治的情况下自动离院所带来的风险，并且使医院从随访中获取信息。

● **ACC.5，是将原有两个标准合而为一，要求无论是医院自己拥有抑或外包的交通工具，都要确保其安全性。**

● **PFR.2，医疗机构支持患者及其家属享有参与治疗过程的权利。**

新衡量要素提出：患者如有要求时，医院能提供或协助患者选择其他治疗方案。

● **AOP.5.3.1，按医疗机构规定的时间及时上报实验室危急值结果的流程。**

这是一条新标准，管控关于上报实验室危急值结果的重要患者安全流程。

● **MMU.4，衡量要素6，患者的首次医嘱要与其入院前服用的药物清单进行对比。**

这个衡量要素是药物安全一个重要步骤，为每位患者提供便利的药品一致性流程是必要的。

● **QPS.5，医疗机构使用内部程序验证数据。**

修订的标准强调医院收集和验证质量改进数据的职责。

● **QPS.5.1，医疗机构确保其在外网或其他渠道公布的数据的可靠性。**

这个标准指医疗机构发布或公开数据时，领导需通过内部程序或者独立的第三方确认数据以确保数据的可靠性。

- QPS.6，医疗机构使用规定的程序识别和管理警讯事件。

"警讯事件"的定义目前包括"婴儿被盗或被抱错"。

- QPS.11，持续进行风险管理程序，用来发现和减少危及病人和员工安全的非预期不安全事件和其他安全风险。

标准有所扩展，建立综合风险管理框架作为一项工具来减少不良事件。

- PCI.7.1.1，有制度和流程管理过期医疗用品，并在法律法规规定范围内，明确一次性器械重复使用的条件。

重复使用一次性器械之前只是 PCI.7.1 衡量要素之一，然而，由于此类问题的重要性和普遍性，所以单独地列为为一个标准。

- GLD.3.3.1，合同和其他协议是医疗机构质量改进与患者安全项目的组成部分。

新标准扩展了 GLD.3.3 中与领导者授予和监管合同相关的要求。

- GLD.3.3.2，非本院的独立从业者要有一定的资质证明，使其可以为本院的患者提供服务。

这个标准明显扩展了要求，医院根据 SQE 中对医生的评价流程要求，对非本院独立从业者进行评价。

- GLD.6，机构建立伦理管理框架，以确保提供的医疗符合商业、金融、伦理和法律规范，并且保护患者、家属和员工的利益。

新衡量要素3中规定，"院领导参考国内和国际的伦理准则，以制定医院的伦理行为框架。"要求每家医疗机构对伦理准则进行思考和辩论时要考虑引进国际标准。

▼ 国际联合委员会政策和程序

政策和程序

愿意接受美国医疗机构评审国际联合委员会（Joint Commission International，JCI）评审的医疗机构必须满足下列要求。

概述
接受检查的总体资格要求
任何医疗机构均可申请 JCI 评审，但需符合下列要求：

- 该机构是正在所在国开业的医疗服务提供者并且拥有执照（若需要）。
- 该机构承担或愿意承担改善其医疗质量和服务质量的责任。
- 该机构以 JCI 标准为指导提供服务。

评审检查的目的
评审检查评估医疗机构对 JCI 标准及其含义陈述的遵守情况。检查评价医疗机构遵守情况的依据如下：

- 对员工和患者的访谈和其他口头信息；
- 检查员现场观察医疗流程；
- 医疗机构提供的制度、程序、临床实践指南和其他文件；
- 作为评审过程一部分的自我评估结果。

现场检查和后续的自我评估帮助医疗机构发现并纠正存在的问题，改进医疗和服务质量。另外除评价对标准，含义陈述及其国际患者安全目标的遵守情况外，检查员还将为医疗机构提供培训，以支持其质量改进工作。

评审检查的范围
JCI 检查范围包括申请医院所有与标准相关的职能及其所有医疗环境。适用标准由 JCI 根据申请单位的服务范围从这本手册里选取。

现场检查会考虑特定的文化和/或法律因素，它们会影响或形成医疗机构有关医疗服务提供和/或规章制度和程序的决策。

评审检查的结果
JCI 的评审委员会根据检查发现作出评审结论。医疗机构可以接到下面两种评审结论之一：

评审通过或者评审未通过。这些评审结论依据医疗机构是否遵守结论规则。结论规则描述，请参见检查过程指南或者 JCI 网站上的规则。

评审授予
为了通过评审，医疗机构必须证明其基本达到所有标准，并且取得了标准要求的最低分数。通过评审的医疗机构收到一份最终评审报告和授予证书。该报告反映该医疗机构在遵守 JCI 标准方面所达到的水平。

评审授予的有效期

一次评审授予有效期3年，除非由JCI撤回。有效期从JCI完成对医疗机构检查后的第一天算起，或当需要后续专项检查时，则从完成该检查算起。

在医疗机构3年评审周期结束时，医疗机构必须经过重新评价才能重新获得评审授予。

如果在评审周期内医疗机构发生其组织结构、产权或服务内容的变化，必须通知JCI。JCI将确定是否需要重新检查该医疗机构并做出新的评审结论。

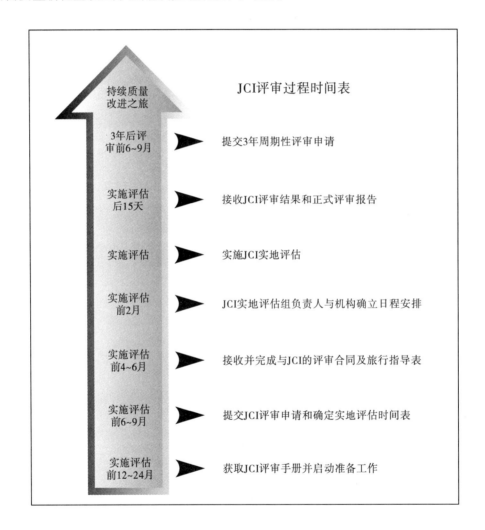

JCI评审过程时间表

持续质量改进之旅	
3年后评审前6~9月	提交3年周期性评审申请
实施评估后15天	接收JCI评审结果和正式评审报告
实施评估	实施JCI实地评估
实施评估前2月	JCI实地评估组负责人与机构确立日程安排
实施评估前4~6月	接收并完成与JCI的评审合同及旅行指导表
实施评估前6~9月	提交JCI评审申请和确定实地评估时间表
实施评估前12~24月	获取JCI评审手册并启动准备工作

预检查

如何申请评审

愿意接受评审的医疗机构完成并提交检查申请书从而开始评审过程。申请书提供医疗机构的基本信息，包括所有制、一般情况、提供的服务类型和服务量。检查申请书应：

- 描述申请评审的医疗机构；
- 要求医疗机构向JCI提供所有正式记录和有关执照发放机构、监管机构或其他政府机构的报告；
- 授权 JCI 获得其他该医疗机构不掌握的有关该医疗机构的记录和报告；
- 完成申请并被 JCI 接受后，确立该医疗机构与 JCI 之间的关系条款。

医疗机构也可以电子方式申请，从网站 http://www.jointcommissioninternational.org 下载申请表，填好后传真或电邮到：

国际联合委员会（JCI）评审部

传真：+ 1 630.268.2996

电邮：jciaccreditation@jcrinc.com

医疗机构必须将其从提交申请到实际展开检查期间内，发生的任何变化信息通知 JCI。

安排检查并计划检查日程

JCI 和医疗机构选择检查日期（参见上述的"评审过程时间表"）并共同准备检查日程，既满足医疗机构的需要又满足高效检查的要求。为减少检查员的差旅费，JCI 将努力协调在具体国家或地区内、相关或独立的医疗机构检查的日程安排。

JCI 将指派一名评审服务专员作为与医疗机构之间的主要联系人。该专员将协调制订检查计划并随时可以回答医疗机构的提问，诸如政策、程序或评审问题等。

评审服务专员与医疗机构根据医疗机构的规模、类型和复杂性一起准备检查日程。日程要指明需要考察的地方、要开展的访谈类型、要访谈的人员以及要提供给检查员的文件等。

完全合格的国际检查员开展检查工作。JCI 将努力协调安排说本地语言的检查员。如果没有合适的语言检查员，JCI 将与医疗机构共同确定合格的翻译。

可能会出现医院机构或 JCI 必须推迟甚至取消检查的情况。参见下面的"JCI 评审费规定"了解更多的细节。

信息的准确性和真实性政策

目的 为了确保一致的理解关于医疗机构参与 JCI 评审过程中提供的信息，并能及时的回应 JCI 总部的要求。

政策

a) 在评审过程中，医疗机构必须提供准确与真实的信息。伪造指的是申请者或通过评审的机构全部或部分编造信息给 JCI 总部。

b) 如果医疗机构伪造评审信息，无论有意或疏忽，评审授予都将立即终止。如果是新申请者，至少 1 年以内不得重新评审。伪造的方式包括以重新书写、重新编排或删除相关内容等方法改变文件的内容；知晓虚假的信息；或者提供、隐藏和消除证据。

c) 医疗机构提交申请表后，如果机构有变化，需要修改检查申请表报告的信息，必须在 30 天内或者安排检查日期之前至少 30 天通知 JCI 总部变更的信息。

d）同样在检查间歇，若组织结构、所有权或者服务发生变化时，医疗机构必须在 30 天内通知 JCI 总部。

e）向 JCI 总部报告的内容如下：

   1）组织的名称和/或所有权的改变；

   2）JCI 总部指派员工和/或领导联系信息的任何变化；

   3）JCI 总部指派员工和/或领导的任何人员变化；

   4）服务量的显著扩大或缩减；

   5）增加新类型的医疗服务；

   6）撤销现有的医疗服务；

   7）建筑物或者原场地发生显著改变。

f）JCI 总部要求医疗机构的联络员应为机构聘任的全职员工，并只为该机构工作（但不是合同雇员），而且该员工应是在该岗位上最适合与 JCI 进行联络。这将有助于确保 JCI 总部和医疗机构之间的信息传递的准确性和连续性。

g）JCI 总部限定主要评审相关的联络对象，在申请书上以下三类人员被列入 JCI 评审的主要联络的名单：首席执行官（或角色相当的人员），JCI 评审检查协调员，及负责账目接触的人。以下的针对联络的要求，将适用于被列为三类主要接触的个人：

   1）需要建立 JCI 总部主要联系人制度，以确保 JCI 的评审信息指导能够在规定时间期限内做出回应；

   2）对于非 JCI 总部所指定的医疗机构的员工，JCI 将不会与其就评审相关工作进行交流。JCI 总部只会向指定的主要联络人提供全部信息；

   3）如果医疗机构就信息联络或联络员有任何变动，需要提前 30 天向 JCI 提交新的信息联络表格。该表格可以在 JCI 评审国际网站或 JCI 评审资源中心下载；

   4）通过评审的医疗机构应在每年的第一周内提交完整的机构信息联络表。

h）如果 JCI 总部知晓医疗机构没有遵从以上七项要求中的一项或多项，则 JCI 会立即联系医疗机构来讨论这一问题和 JCI 评审要求。JCI 总部员工会提醒医疗机构的主要负责人，依据 JCI 评审制度所述，他们未遵守该项制度的行为将会使其被列入"处于评审被否定的风险状态"中行政类别。如果医疗机构仍无法满足该要求，员工将会把该机构列入"处于评审被否定的风险状态"的名单中，且 JCI 评审委员会会重新审核该机构的评审结论，并作出最后的决定。

延期政策

当下列的一种或多种事件发生时，医疗机构可以推迟已安排好的检查。

可接受的延期原因：

- 自然灾害或其他不可预见的事件发生，完全或实质性打乱了工作的运行；
- 医疗机构面临大罢工，已停止接收患者，正转移患者到其他医疗机构；
- 在安排的检查期间内，患者、医疗机构或两者同时在搬进另一栋楼。

如果医疗机构在这种情况下继续提供医疗服务，JCI 保留权利开展现场检查。

取消政策

检查可能被任一方取消，而没有惩罚或赔偿，因为以下任何事件使得继续按计划进行不可能、不合法或不合理：
- 自然因素；
- 战争；
- 恐怖事件；
- 政府管制；
- 灾害；
- 罢工；
- 骚乱；
- 其他类似的紧急情况。

由于以上原因的取消，应尽可能地书面通知。此外，在考虑安排检查时，JCI也应听取有关政府部门对安排评审所面临的政治和军事环境的建议。

JCI评审费政策

评审检查费基于下列一些因素而定。这些因素包括医疗机构所提供服务的量和类型、有几个地点或医疗机构需要检查及需要几名检查员和几天时间以评估对JCI医院标准的遵守情况。检查员写报告的时间也包括在总的检查时间中。验证检查不收费。任何要求的专项检查都需要收费（参见下面）

首次和三年一个周期的医院评审费

对多数医院，一个三人小组进行4天的检查即可高效地完成综合性评价。对更大或更小的医院，根据医院的规模，费用相应上调或下调。费用包括：
- 检查流程指南；
- 常规检查日程；
- 所有支持性信息和对现场检查的协助以及标准的翻译等；
- 国际经验丰富的团队包括一个或多个以下人员，根据所提供的服务检查的标准：
  —医生
  —护士
  —管理人员
  —有特长的人员，如临床检验师，医疗运输急救技师或者调度员
- 所有初步和最终报告；
- 评审证书。

专项检查费用。专项检查是当JCI了解到医疗机构不遵守标准、在患者治疗或安全方面出现一些严重问题时，或JCI认为有其他足够理由对已通过检查评审的医疗机构所做的检查。专项检查只针对检查当时或事故报告中未遵守标准和/或国际患者安全目标相关的部分。多数情况下，专项检查只需要一名检查员进行一天的检查。但是，JCI保留权利多派检查员或安排一天以上的检查，视需要检查的标准数量或检查工作量而定。

延期费。偶尔，JCI可能会在权限范围内同意医疗机构延迟检查的请求，由于该机构并不满足上述任何标准（参见"延期制度"），这种情况下，医疗机构可能需要支付一定的成本费。

取消费

医疗机构提出取消。 如果医疗机构由于非前述原因（见第12页"取消政策"）在检查应开始的第一天前30天内取消检查，JCI可能要求支付一半的检查费以承担JCI评审将发生的成本。

JCI提出取消。 无论什么原因，如果JCI取消检查，都不会向医疗机构收费。

与评审检查或专项检查相关的差旅费。 除检查费之外，医疗机构负责支付检查员的所有差旅费，包括交通（机票、火车及汽车）和住宿费，包括每日定额的餐费和额外开支。该定额不会超过当前美国国务院规定的国际旅行费标准。

检查费用的支付时间表。 JCI评审的费用可以通过下列两种方式之一进行支付。医疗机构应选择他们的费用支付方案，并在合同的最后一页签署该方案。

选择一。 在接受本协议的情况下，医疗机构将会在调查启动日期前至少45天收到一张包含100%调查费用（美元）的发票。调查费用至少要在调查开始前21天到账。调查结束后，一旦医疗机构通过了认证，JCI评审通过认证的证书将会马上寄给医院，同时附有最终的官方调研报告。在调查结论出具后的30天内，JCI将会把调查员发生的相关差旅费用账单寄给受评机构。医疗机构在收到调查员费用账单后，需要及时支付。

如果选择方案一，医疗机构应在收到账单后尽快支付相关费用。如果医疗机构没有及时支付相关费用，那么JCI组织将会建议评审委员会将医疗机构的评审认证结果退回JCI，并删除该机构的评审状态。

选择二。 通过两张单独的发票支付调查费；第三份费用票据为检查员的差旅费，将会随后被寄给受评医疗机构。
a) 一旦接受本协议，医疗机构将收到第一张一半检查费的发票。这张包含50%的检查费的发票大约会在调查前45天寄往医疗机构，并且JCI期望能够在检查开始前的21天内收到汇款。JCI财务部门至少要在检查开始的前3周收到评审检查费用的一半。如果JCI没有按时收到汇款，则评审检查开始的日期将会被重新设定。
b) 检查结束时，医疗机构将会收到余下50%的检查费发票。检查结束后的30天内，医疗机构会收到检查员差旅费的费用清单。医疗机构应在收到检查员差旅费费用清单时全部结清。

一旦做出评审决定，并且JCI收到所有评审费用，JCI将会向医疗机构寄出《正式评审检查结果报告》和评审证书。

注： 按时支付相关检查费用是非常重要的，因为JCI制度要求一个阶段的费用结清后方可开展下一阶段的工作。如果首批的一半评审检查费用被延迟支付了，可能会导致医疗机构付出更大的代价，因为航空部门通常会对越接近实际出行日期购买的机票收取更高的票价，从而导致检查员的差旅费增加支出。

当您的单位收到 JCI 的后续费用清单时，应缴清全部的费用。超过了 30 天的话，医疗机构可能会收到额外的罚款单。

现场检查过程

一般信息

（为了获取详细信息，可参见相关的检查过程指南。）

检查员将按计划日期进行现场检查。检查人员可不按日程安排而与任何员工面谈、检查医疗机构的任何部门或地点，或要求获得进一步的信息。该机构必须与检查人员合作并应按标准为检查员提供关于机构和其符合标准程度的准确信息。拖延提供资料被认为不合作，将有可能导致其评审过程的提前终止。

追踪检查法是 JCI 现场检查的基础（参见检查过程指南的解释）。追踪检查法内容如下：

- 整合评审检查申请书中提供的信息；
- 追踪一定数量患者对医疗机构整个医疗流程的体验；
- 允许检查员检查医疗流程中一个或多个环节，或环节衔接处的表现。

在每次检查结束时的领导层会议上，检查员将与申请机构的首席执行官和其他领导者交换意见，告知检查的基本情况，这些信息将严格限定为初步意向，不能视为最终决定。其最终决定由 JCI 总部全面审核而定。

如果在检查期间，检查员认为有威胁公众或患者安全的状况发生，他们必须通知 JCI 总部。JCI 将酌情决定是否直接停止检查否决认证，并将决定是否有必要告知相关的公共主管部门。

观察现场检查过程

JCI 管理人员可以观察评审检查。医疗机构或 JCI 可要求一个或多个人员观察检查过程，要求方必须获得其他方明确的书面同意以方便观察，这份书面同意应在检查前至少 5 天取得。包括医疗机构聘请的顾问和其他机构的员工在内的观察人员，他们在检查过程中不会有互动，因此，他们在检查期间不参与讨论、采访、或者其他活动。与观察相关的费用由要求方承担。

现场检查期间的检查人员培训

JCI 保留权力来分配一个或多个检查人员参与陪同指定检查团的培训，这个（些）人员在检查团队的直接监督和指导下参与检查过程。培训活动相关的所有费用由 JCI 承担。

JCI 专项检查政策

目的。专项检查是指在有限的范围、内容和时间跨度内开展现场检查，旨在收集与某个具体问题，有限数量的标准或者衡量要素相关的信息。

政策。JCI 可在以下情况下开展专项检查：

- 全面检查之后回访（首次或 3 年期）；
- 了解到可能存在严重的遵守标准的问题，或可能存在严重的患者医疗或安全问题；
- 有其他合理的理由检查已经通过评审/获得证书的医疗机构；
- 当医疗机构确定为"处于评审被否定的风险状态"的行政类别（见第 19 页"处于评审被否定的风险状态的政策"）。

多数情况下，专项检查由一名检查员开展，为期 1 天。但是，JCI 总部有权要求多于一名检查员或多于一天进行检查，视待检标准的数量或检查活动的范围而定。

医疗机构不管专项检查的结果如何都应缴费。医疗机构可以与 JCI 总部联系以确定这种检查的费用成本。

专项检查评价医疗机构有两种类型：回访检查和究因检查。每种类型专项检查的原因如下：

跟踪专项检查： 需要检查员现场观察、访谈员工或患者，或检查硬件设施以确定医疗机构是否已经采取足够措施遵守 JCI 标准和/或国际患者安全目标，而这些正是首次检查或 3 年期检查中发现的"不合格"或者"部分合格"的内容。

究因专项检查： 收到有关信息表明已通过评审的医疗机构由于发生某个事件或一系列事件导致以下严重情况：

- 可能存在某种持续的或者直接的对患者、公众、员工健康和安全构成的威胁；
- 确定或者调查使医疗机构被划入"处于评审被否定的风险状态"中的情况，而这种情况并不包含在回访专项检查或"健康和安全制度的威胁"所涉及的情况中。

程序。 跟踪和究因专项程序如下：
1. 在首次检查或 3 年期检查结束时，JCI 会在 10 天内通知医疗机构首席执行官要求回访专项检查以重新评估所有"不符合"的衡量要素。医疗机构在收到《正式评审检查结果报告》90 天内接受回访专项检查。根据需行再评估的调查项目数量和类型、衡量要素的数量，评审办公室会决定检查团队的组成。
2. 医疗机构被划入"处于评审被否定的风险状态"中时，JCI 将通知机构首席执行官在未来 45 天内安排一次究因专项检查。负责评审和标准的高级执行官、项目总监和副总监将评估医疗机构相关信息，并建议 JCI 总裁、首席执行官或评审委员会主席对"处于风险中"的医疗机构采取适当的措施。
3. 当出现以下一种或多种情况时，负责评审和标准的高级执行官、执行官向 JCI 总裁和首席执行官建议究因专项检查，可以在不通知检查对象的情况下进行。
   - 对患者、公众和员工的健康与安全构成了持续的、直接和显著的风险；
   - 在医疗机构的正常日程表和程序之外，对风险情况做最大程度的评价；
   - 在适当的风险评价时，医疗机构的高层领导不需要在场；
   - 医疗机构有策划伪造调查现场或条件的可能，企图对风险的全面分析施加困难或阻止进行；

- JCI 检查人员在医疗机构所在的地区或领域内工作，签证或其他的行政审批都不是问题。

4. 当医疗机构被认为处于潜在的健康与安全威胁的"风险"时，JCI 健康与安全威胁预案将立即生效。

5. 究因专项检查完成后，负责评审和标准的 JCI 高级执行官、项目总监和副总监将审核专项检查报告的结果，并相应地建议 JCI 总裁、首席执行官和 JCI 评审委员会是否对医疗机构授予、否定评审，是否维持现有评审状态，或对已获得的评审予以撤销。

6. JCI 评审委员会将在下列情况下，审核回访专项检查报告：

- 委员会审核医疗机构所有不符合评审决定规则以及员工建议"否定评审"的报告，包括遵循进行回访、究因或者扩展专项检查的报告；
- 委员会审核医疗机构员工认为有特殊或者不寻常达标问题的报告，包括被确定为"处于评审被否定的风险状态"的医疗机构；
- 委员会审核任何机构对《正式评审检查结果报告》内容提出异议的报告。复议请求要遵循被认可的规定，即"对 JCI 否定或撤销评审决定的复议请求"（见第 20 页）。

7. JCI 评审委员会将在下一次会议中考虑 JCI 员工的建议并确定最终评审或认证结论。

8. 医疗机构在完成专项检查后 60 天内、认证委员会召开相应会议 10 天内收到评审或认证结论的通知。员工采取合适的追踪措施。

扩展检查

政策。 当医疗机构有下列情况时，JCI 要安排扩展检查：

- 医疗机构所有权变更；
- 建筑物/原场地有显著的变化；或者有至少有 25% 的服务是在新址或原场地发生显著改变处提供；
- 显著的扩大或者减小服务量；
- 医疗机构扩大服务能力，超过 25%，如患者量，或按其他相关的衡量指标；
- 增加了新类型的医疗服务；
- 撤销了现有的一项医疗服务；
- 医疗机构合并，兼并，或获得涉及 JCI 标准而未经评审过的场所、服务。

程序。 在检查间歇时出现的任何显著变化时，医疗机构必须按 JCI"在检查间隔之间的报告要求"规定（见第 22 页）中 JCI 的要求通知 JCI，JCI 总部员工审核确定是否需要全面或专项检查以评价机构描述的变化。

验证检查

目的。 验证检查的目的是评价 JCI 在评估医疗机构遵守国际标准方面的检查程序的有效性，是我们内部质量改进工作的一部分。志愿参加验证检查的医院不用缴费。

程序。 获得 JCI 评审通过的医疗机构在首次评审或 3 年复查后立刻受邀自愿参加验证检查。验证检查一般在首次评审或 3 年复查后 60 或 180 天内进行。检查内容和时间与该医院最近一次首次评审或 3 年复查的过程一样。指定做验证检查的检查员不知道医院最近 3 年复查的结果，而且医院也被要求不许以任何方式告诉他们有关信息。

按照适用于首次评审或3年复查的决定规则，参与医院的评审结论不受验证检查结果的影响。但是，如果验证检查过程中发现或让人相信存在对公众或患者健康或安全的严重威胁，JCI总部会得到通知并启动JCI威胁健康和安全预案。完成检查后，检查员会口头报告医院领导层有关发现。现场不会留书面报告。

自愿做验证检查的医院不应泄露验证检查的结果给本院以外的任何人或机构。同理，JCI也不会向公众披露该检查结果信息。自愿做验证检查的医院不需交任何费用。

应对威胁健康与安全情况的政策

目的。为JCI检查员提供的程序，可以对他们检查的医疗机构中所发生的对公众和患者的健康及安全有威胁的情况进行处理。

政策。JCI总部考虑检查员发现的、向医疗机构或JCI投诉的、或者其他JCI收到的信息，以决定医疗机构某些方面的运行是否会或可能导致患者、员工及公众受伤、伤害、死亡的情况，并且要立即采取措施。

责任。JCI检查员有责任报告所有他们在医疗机构检查过程中所发现潜在的能导致患者、员工、公众受到严重损伤、伤害、死亡的因素。

程序。处理威胁健康及安全因素的程序如下所示：

1. 检查员一经确认医疗机构存在威胁患者健康与安全的情况，应立即向JCI总部汇报。
2. 如果检查仍在进行，JCI评审项目总监要求检查组的领导协调召开JCI评审项目组和医疗机构的高层领导的会议，以讨论所发现的不良情况。
3. 检查将会继续进行，并且后续的新发现也应立即向JCI评审项目组汇报。
4. JCI负责评审和标准的高级执行官会向JCI的总裁及首席执行官建议是否应当对威胁健康与安全情况公开宣布。
5. 总裁及首席执行官，或评审委员会主席（如果总裁不在），与负责评审和标准的高级执行官商议后可做出决议，向公众宣布所有现存的评审状态失效，且等待JCI评审委员会随后的进一步审查。
6. 总裁及首席执行官，或评审委员会主席，可以发出加急的"评审未通过"决定。
7. 负责评审和标准的高级执行官应及时向医疗机构的首席执行官通知这一决议，及导致这一决议的检查发现（必要时向当地政府机构报告）。
8. JCI评审委员会将会在下一次的会议中确定或撤销这一决定，或是根据威胁健康与安全的程度，在总裁、首席执行官或负责评审和标准的高级执行官的要求下可以召开专场会议来讨论该决议。JCI评审委员会在收到通过评审的医疗机构反馈信息时，决定应该立即终止评审还是采取任何适当的行动。评审委员会会考虑医疗机构的改正行为或对待严重威胁情况的反应态度。在JCI评审委员会考虑作出评审未通过决定之前，医疗机构可以提供相关信息以证明其对威胁健康与安全的情况进行了纠正。

在这种情况下，当不良情况是由单一事件引发的，并且医疗机构能够证明做到下列事情时，其改进行为方可被纳入考量的范围：

- 立即采取行动，以彻底纠正该不良情况；
- 准备详尽且可信的根源分析；
- 通过制度设计，来防止今后再次发生类似的问题；
- 有明确的专项检查来推动上述改进行为的实施。

保密性

JCI 在评审过程中对下列收到的或发生的信息进行保密。

- "正式评审结果报告"，除非医疗机构希望以此来满足政府的要求（例如为了取得执照）。经过通过评审的医疗机构授权，JCI 将会向相关政府部门通告包括"正式评审结果报告"在内的更多信息；
- 在开展评审工作前或过程中收集的有关医疗机构的信息，这些信息是用于判定医疗机构是否符合具体评审标准；
- 针对医疗机构某次警讯事件或 JCI 要求的其他情况，所做出的的根源分析或行动计划；
- 其他可能影响评审结果的材料（例如检查员记录）；
- 书面的分析材料及评审委员会会议记录和议程文本；
- 对评审过的医疗机构进行投诉的个人信息，除非 JCI 收到该投诉人的许可或法律要求。

JCI 将向社会公布下列信息：

- 评审过的医疗机构的状态；包括通过评审，评审未通过，或依据相关要求评审状态被撤销；
- 医疗机构提出的符合 JCI 再审查标准的申诉数量；
- 一个医疗机构的评审状态会被发布在 JCI 的官方网站上，包括通过评审（及日期），或评审被撤回（及日期）。评审被撤回状态的信息将在 JCI 官方网站上被保留一年。

JCI 将会向提交了经审核符合再审标准的申诉请求的个体提供下列信息：

- 经审核的相应标准；
- 经审核的与"改进而建议"相关的任何适宜的标准；
- 该医疗机构的评审状态的任何变化。

评审过的医疗机构可以向任何需要的对象提供更多的评审细节，包括 JCI 正式检查结果报告。当一家医疗机构向社会发布不实的评审信息时，JCI 有权保留向社会发布一些原本应作为保密文件信息的权利。

处于评审被否定的风险状态的政策

目的。 这项政策允许 JCI 总部的员工能够识别通过评审的医疗机构的一些特殊情况，从而单独或集体表明需要增加额外的监督以确保医疗机构的质量和患者安全项目并不是处于危险状态中。

政策。 当 JCI 评审项目人员发现下列七种情况中的一种或更多种发生时，应启动风险评估程序：

1. 医疗机构内存在能直接威胁到患者安全、公众健康、员工安全的因素。

2. 个人缺少执照、注册或认证，便在医疗机构内提供或已提供那些依照法律和法规需要执照、注册或认证方可提供的医疗服务，这种情况会给医疗机构的患者带来严重后果。

3. 医疗机构根据"信息可靠性和真实性规定"的要求，不惜通过提交伪造文件或失真信息来误导 JCI，以寻求获得或保留评审状态。

4. 医疗机构不符合标准（不符合或部分符合）的条数在检查期间超过了平均数（大于等于 3 个标准差），平均数是在过去 24 个月内针对同一项目的检查数据。

5. 医疗机构不具备依照法律和法规应需要的执照、认证或许可，却开展了相应的医疗服务并要求审查。

6. 医疗机构违反了检查间隔之间的报告要求（见第 26 页）。

7. 医疗机构未能在检查的 120 天内提交合格的战略改进计划。

责任。JCI 评审项目人员及检查员会确认上述情况是否发生，包括在进行现场检查时，对检查报告的审查时或检查后的跟踪活动时，或对医疗机构的投诉。检查员将确定上述情况是否发生，不论是在开展现场检查时，还是在进行专项检查时。JCI 评审项目组的意见将会被评审委员会考量。

程序。在上述 7 种情况中有 1 种或更多种被确认后，JCI 评审项目人员要向执行官，JCI 评审，和/或负责评审和标准的高级执行官进行汇报，对该情况进行审核。根据审核结果和所确定的风险应向 JCI 主席和首席执行官报告。

JCI 将会做出一个决定以应对下一阶段的工作，比如要求医疗机构说明确切情况，制定跟踪专项检查，究因专项检查或其他相应检查活动的时间表。

如果检查员发现上述风险确实存在，并且没有得到解决，那么否定评审的建议即会被提交给评审委员会。当 JCI 否定或撤销评审时，该医疗机构有权依据 JCI 申诉制度，来申诉此决定。（见第 24 页）

检查后

正式评审检查结果报告的修改

医疗机构从检查的最后 1 天之后的 7 天内以书面或电子邮件形式提出对相关检查结果内容的修改请求。该修改请求必须附相应的数据和信息支持。JCI 评审委员会将会考虑该修改请求并做出最终决定。

评审结论（结论规则）

JCI 评审委员会根据检查发现作出评审结论。医疗机构可以接到下面两种评审结论中的一种：

评审通过或评审未通过。这些评审结论是基于医疗机构是否符合结论规则。关于结论规则的描述，请参见"检查过程指南"或者登录 JCI 网站。

对 JCI 否定或撤销评审决定的复议请求

如果根据全面检查、专项检查或其他检查或威胁生命的情况做出否定或撤销评审的决定，在收到《正式评审检查结果报告》或撤销评审的通知后，医疗机构有 20 天时间书面或电子邮件通知

JCI，表达其复议意向。

之后医疗机构还有 60 天时间以书面或电子邮件向 JCI 提交可接受的数据和信息支持自己的复议请求。如果 JCI 审议这些提交的材料后仍然决定否定或撤销评审，医疗机构可以直接到 JCI 评审委员会去支持自己的复议主张，但自己承担费用。下面是审议和复议程序概要：

通知医疗机构某些领域违反 JCI 标准或某些威胁生命的情况。 如果 JCI 员工基于检查结果、检查文件和其他相关材料或收到其他来源的信息，按照 JCI 评审委员会同意的有关规则，做出决定建议 JCI 评审委员会否定或撤销该医疗机构的评审，他们会概述其发现和决定。这时医疗机构可以做下列事情：

a）接受检查结果和决定。或

b）向 JCI 提交其遵守标准的证据，这些可能在《正式评审检查结果报告》中没有反映，并附解释说明为什么检查当时没有这些信息。或

c）向 JCI 提交有关威胁生命情况的结果证据。

审议医疗机构的反应。 JCI 将审核提交的材料并按照 JCI 评审委员会同意的规则行事如下：

a）建议 JCI 评审委员会给该医疗机构评审通过。或

b）建议该医疗机构被评审否定。

JCI 评审委员会采取的行动。 JCI 评审委员会可能采取下列行动之一：

a）评审通过该医疗机构。

b）评审否定该医疗机构。

c）延迟决定以收集更多符合标准或威胁生命情况的信息并由 JCI 评审人员审核。或

d）决定对医疗机构进行再次检查或专项检查并由 JCI 评审人员评价检查结果的符合程度。

如果医疗机构在评审检查开始后撤出评审，JCI 评审委员会将根据全面评审检查结果和后续检查做出决定并将决定告知医疗机构。

对公众公布的评审状态的信息

JCI 承诺向公众提供所检查医疗机构的相关的和准确的信息。有关医疗机构表现的信息不仅帮助医务人员改善他们的服务，也帮助医疗机构对患者进行教育，还可帮助患者和付费方在选择医疗机构时做出知情选择。

但是，重要的是某些信息要保密以鼓励评审过程中的透明性。该透明性能有助于改进医疗质量，有利于公众。请参见本章"保密"节关于此问题的具体信息。

评审授予的展示与使用

JCI 在初次评审和再次评审时将为每个机构颁发评审证书。证书无须会费。如需副本，则需与 JCI 联络并承担相应费用。证书及副本均属 JCI 财产，在下列情况下必须归还：

● 该机构公布一份新的证书中名称有了变更；或

● 该机构因任何原因导致评审结论被撤销或未通过。

通过 JCI 评审的医疗机构必须向公众发布准确的授予评审证书的性质和意义等信息。所以，任何机构不得歪曲其的评审状况或有关评审合格的设施和服务。JCI 将给所有评审合格的医疗机构提供如何宣布评审合格的指南。

评审状况的保持

在 3 年评审周期里，JCI 将持续地监测通过评审的医疗机构和认证项目符合所有"国际患者安全目标"和相关的 JCI 标准。

在检查间隔之间的报告要求

目的。 三年评审周期期间，评审通过机构与 JCI 总部保持不断地沟通，以确保医疗机构评审通过后能持续地满足评审的要求。

政策。 医疗机构内部发生显著变化时，评审状态不会自动转移或继续。当医疗机构有下列情况时，这些变化表明有必要进行全面的或专项的评审检查：

● 新设置的服务或项目，JCI 对此已有标准要求，包括增加或撤销此类的医疗服务；
● 医疗机构、项目名称或者所有权变更，包括在管理层和临床人员或经营策略和程序上有显著变化；
● 医疗机构或者项目指派的与所有评审相关沟通的联系人发生了变化；
● 医疗机构或项目的领导和/或任何指定的 JCI 主要联系人发生了变化；
● 有至少 25% 的服务在新址提供或原场地发生显著改变；
● 扩大服务能力，如扩大提供服务或者使用服务的能力，超过 25% 或更多，如床位、患者量、设备数量，或按其他相关衡量指标；
● 缩减服务能力，如缩减提供服务或者使用服务的能力，超过 25% 或更多，如床位、患者量、设备数量，或按其他相关衡量指标；
● 开展了更高水平的服务（例如从门诊心脏康复到住院介入诊断心脏病）；
● 合并、兼并或购并未经评审的场所、服务或项目而 JCI 又有相应标准。
● 一个地方、区域或国家的监管或者许可证发放机构进行了一项调查或检查促使医疗机构改进，甚至由于不良的结果需要医疗机构立即整改（比如，机构或一个部门全部或部分关闭，禁止向患者提供护理服务）。
● 医师的执照、注册或者执业以及对患者提供服务的资格认证已被监管机构或组织撤销、取消、终止或者限制，但是医师仍在医疗机构提供服务。

任何变化发生时，医疗机构必须在 30 天内书面通知 JCI 这些变化。不及时通知 JCI 这些变化，根据"信息准确性和真实性政策"，会将其列为"处于评审被否定的风险状态"中的行政类别。

责任。 JCI 标准办公室确定每本评审手册中都刊载评审政策。这些政策参见手册中前部分的 JCI 评审政策和程序栏。

JCI 警讯事件政策

警讯事件。为支持 JCI 在国际社会提高医疗安全与质量的使命，JCI 在评审过程中审核医疗机构应对警讯事件采取的措施。这包括所有的首次评审检查、3 年评审复查和必要时的专项检查。下列情况适用：

- 警讯事件是一种与患者自然病程或潜在病情无关的、涉及死亡或永久性功能丧失的不可预测的事件；
- 警讯事件可以因错误的部位、错误的操作、错误的患者进行手术而发生；
- 这些事件之所以称为"警讯"是因为它们发出信号急需要立即检查和应对；
- 术语"警讯事件"与"医疗差错"不是同义词；不是所有的警讯事件因差错而发生，不是所有的差错都导致警讯事件。

警讯事件政策的目的。该政策有四个目的：

1. 积极改善提高医疗护理服务质量并预防警讯事件发生。
2. 使经受过警讯事件的医疗机构关注于了解事件背后的原因，并集中精力改进机构内相关系统和流程以减少未来发生类似事件的概率。
3. 总体提高对警讯事件的认识，包括其原因和预防策略。
4. 维护公众和国际范围内评审合格机构对评审程序的信心。

有关警讯事件的标准。本书"质量改进与患者安全"标准包含要求，专门针对警讯事件的管理。

警讯事件的界定。本书关于"质量改进与患者安全"的标准要求每个被评审机构确定哪些是重要的不可预测的事件，并建立对其认真分析的程序。对重要事件的界定必须与本规定中描述的警讯事件的广义定义相一致，但被评审机构可一定程度地对"不可预测"和"重大永久性功能丧失"制订更具体的定义指标，至少应包括下列需接受审核的事件。

- 与患者自然病程或潜在病情无关的不可预测的死亡；
- 与患者自然病程或潜在病情无关的永久性功能丧失；
- 错误的部位、错误的操作、错误的患者进行手术。

医疗机构对警讯事件应有的反应。被评审医疗机构应识别发生的或与其服务相关的所有警讯事件（该医疗机构依据前段确定的），并做出适当反应。适当反应包括进行一次及时、彻底和可信赖的根源分析；制订一套旨在减少风险的整改行动计划；实施该计划；监测整改的效果。

根源分析。根源分析是一个找出导致操作变异的基本因素或原因的过程，包括发生或可能发生的警讯事件。根源分析主要关注相关系统和流程，而不是个体的行为。

行动计划。根源分析的产出是一项行动计划使医疗机构能够实施以减少未来类似事件发生的风险。该计划应该阐明实施责任、监督、试点、时间表以及衡量实施有效性的策略。

检查过程。当进行评审检查时，JCI 寻求评价医疗机构对适用标准的遵守情况并基于整个机构整个时间的表现对那些标准打分（例如，3 年复查前 12 个月或首次检查前 4 个月）。如果，在常规检查过程中，发现警讯事件，检查员会采取下列步骤：

- 通知该院院长该事件已被发现；

- 通知该院院长将向 JCI 评审项目组报告该事件并按警讯事件规定做进一步审核和追踪。

现场检查期间，检查员会评估医疗机构对警讯事件相关标准的遵守情况。方式如下：
- 审核医疗机构对警讯事件的应对程序；
- 与医疗机构的领导和员工面谈，了解他们对发现、报告和应对警讯事件的期望和责任；
- 要求举出一个过去 1 年中做过的根源分析实例，评估医疗机构对警讯事件的应对过程是否充分。
- 如需要，可审核更多的实例更充分地评估医疗机构对根源分析的理解和执行能力。选实例时，医疗机构可以选择"已结案件"来显示其对警讯事件的应对过程。

JCI 如何知道警讯事件。 JCI 鼓励但不要求医院报告符合上述标准需审核的警讯事件，此外可通过其他渠道知道警讯事件，比如通过患者、家属、医院员工、检查员或媒体。

向 JCI 报告警讯事件的理由。 虽然自己报告警讯事件不是必需的，而且在期望的反应、时间段或审核程序是由医院自愿报告警讯事件还是 JCI 通过别的途径知道警讯事件也没什么区别，但自己报告警讯事件有两个明显的好处：
1. 早报告有助于给 JCI 总部人员提供机会帮助制订根源分析和行动计划方案。
2. 医疗机构向公众传递了这样一种积极的信息：医疗机构通过向 JCI 报告并进行合作，了解警讯事件是如何发生的并可采取什么措施来减少将来发生类似事件的风险，尽力确保今后不发生类似事件。

需审核的警讯事件。 "需审核的警讯事件"定义包括各类医疗机构发生的各类事件。这些事件可发生于某个医院。所以下列事件也可发生于你的医院。下列警讯事件需要 JCI 的审核并包括任何符合下列标准的事件：
- 事件导致与患者自然病程或潜在病情无关的不可预测的死亡（如，自杀）；
- 事件导致与患者自然病程或潜在病情无关的重大永久性功能丧失；
- 事件产生于错误部位、错误患者、错误操作的外科手术；
- 事件导致婴儿被盗或被抱错。

对需审核的警讯事件应有的反应。 如果 JCI 知道了符合上述标准的警讯事件（或自愿报告的或其他途径的）而且该事件又发生在某评审过的医疗机构，该机构应采取下列措施：
- 在事件发生或知晓发生后 45 个自然日之内制订一份详尽且可信的行动方案；
- 向 JCI 提交根源分析和行动计划方案，或者另行提供 JCI 自己对警讯事件应对过程的评价。

对根源分析和行动计划的审核。 根源分析具有下列特征时可以接受：
- 该分析主要关注相关系统和程序，而非个体表现；
- 该分析从临床治疗过程的具体原因扩展到整个医疗机构程序的普遍原因；
- 该分析反复深究；
- 该分析确定可能的在系统和程序方面的改进（既可重新设计也可开发新的系统或程序），以减少未来发生类似事件的风险。

所有根源分析和行动计划方案 JCI 都会保密。

跟踪活动。一旦确定某医疗机构已经进行了可接受的根源分析并制订了可接受的行动方案之后，JCI 将通知该医疗机构根源分析和行动方案已被接受并将指派适当的追踪活动，通常 4 个月后应提交书面进展报告。

执行警讯事件的政策。如果医疗机构希望向 JCI 报告需审核的警讯事件，可以通过邮件、电子邮件或传真向 JCI 评审项目组报告。如果应报而未报的需审核警讯事件被 JCI 知道，JCI 将联系该院院长，并且开始对警讯事件做初步评估。如果 JCI 知道事件时已经超过事件发生时间一年以上，通常就不会按警讯事件规定进行审核。这时，一般需要医疗机构提供一份书面应对报告，包括目前使用的预防类似事件的程序小结。

根据收到的有关该事件的实际信息，JCI 员工将运用上述定义来确定事件是否需要按警讯事件规定进行审核。对事件是否需要审核的争议将通过 JCI 的行政总监和 JCI 首席医务官来处理解决。

对警讯事件的首次现场检查。对警讯事件的首次现场检查一般不会进行，除非已确信存在对患者健康和安全潜在持续的直接威胁或潜在明显的违反 JCI 标准的情况。直接威胁生命的事件包括医疗机构违反一项或多项标准对患者已经导致或很有可能导致重大永久性功能丧失、损害或死亡，而且此种情况很有可能继续下去。如果有关信息指出有必要立即采取纠正措施，则应采取行动。所有情况都将立即报 JCI 领导层以获得开展专项检查的授权。一旦进行专项检查，医疗机构就应按现行收费标准适当缴费以覆盖进行该检查的费用。

可公开的信息。如果 JCI 接受询问想了解有过需审核警讯事件的医疗机构的评审结论情况，该机构的评审结论会按惯常方式进行报告而不提及警讯事件。如果询问者特别想了解具体的警讯事件，JCI 将表态说已经知道此警讯事件并正在与该医疗机构一起工作进行该警讯事件的审核过程。

投诉管理／质量监督

对通过 JCI 评审的医疗机构投诉的回应。JCI 质量和安全监督评审办公室将从各个渠道收到的对通过评审的医疗机构的投诉、关注和询问进行分类和审核。这些投诉可来自于患者、家属、医疗机构的从业者、政府机构的报告或者媒体的信息。因此术语"投诉"涵盖了 JCI 评审项目组收到的广泛的信息。

一旦对投诉进行审核后，JCI 评审项目组会采取一些措施。这些措施包括记录趋势目的和未来可能采取行动的信息，取得相关医疗机构对投诉的回应，以及进行究因检查。如果 JCI 评审项目组确定医疗机构应对投诉作出回应，医疗机构将收到通知，回应的要求以电子邮件形式发给医疗机构首席执行官，可参见以下信息：

- 投诉内容；
- 如果投诉人要求匿名，以投诉摘要形式；

如果医疗机构需要回应投诉，一般要求**被通知后的 30 天以内**完成。对于更严重的问题，要求

被通知后 7 天内或更早进行回应。当需要在很短的时间作出回复，该医疗机构会收到相关的通知。

一旦收到回应，需要评价它是否符合 JCI 评审标准。如果需要更多的信息，将另行通知该组织。

医疗机构完成回应并被接受，一封表明接受的电子邮件会发给首席执行官，该项工作被视为结束。

在投诉没有被满意地解决时，JCI 评审项目组要求通过评审的医疗机构与医院员工、来访者和患者进行沟通，个人可以选择向 JCI 评审项目组报告他们的投诉。

JCI 评审项目组政策禁止医疗机构对向 JCI 评审项目组投诉的员工采取报复行动，并禁止 JCI 评审项目组向投诉人员披露投诉是否属实。

评审更新流程

JCI 评审项目组在 3 年评审周期结束前向医疗机构发出再检查要求书。医疗机构在指定日期以前完成并返回再检查要求书给 JCI。JCI 安排检查时间，尽可能将这种 3 年周期期检查安排在过去 3 年评审周期接近期满的时间。JCI 会同该医疗机构和所在国或地区其他机构协作尽量为检查安排合适的日期。医疗机构先前的评审状态在新的全面评审检查后两月内继续有效，以满足后续要求。如果在评审周期内，JCI 得到医疗机构实质性违反当前评审标准的信息，JCI 将确定是否需要重新检查该医疗机构和/或做出新的评审结论。

标准政策的生效日期

目的。界定一个日期，在此之后，通过评审的医疗机构将被期望能够全方位地遵从修订的标准，并且，新寻求评审的医疗机构将基于新的或修订标准的接受检查。

定义。生效日期是发布在新一版医院评审标准封面上的日期，在此之后，所有相关的评审工作都要依据在该日期之后生效的评审标准。

政策

1. 第一版 JCI 评审标准手册的生效日期是其发行的日期。
2. 后续版本的生效日期为正式版本发行六个月之后。
3. 所有类型的评审检查依据当前生效的检查标准进行，检查不会依据已失效或未生效的标准进行。
4. 新的评审标准至少会在生效前 6 个月发布，以便使医疗机构能有足够的时间应对在生效日期到来后完全遵从修订后的标准。

程序。每一版的标准手册在通过 JCI 评审委员会的批准后，都会移交给出版总署来进行最后的校订和印刷。出版总署和 JCI 评审项目组的工作人员一起决定标准手册的预发行日期。官方的生效日期被设定为出版日期之后的第六个月。生效日期将从指定月份的第一天算起，除非另有说明。

第一部分：
以患者为中心的标准

▶ 国际患者安全目标
International Patient Safety Goals（IPSG）

概述

本章阐述了"国际患者安全目标"（IPSG）。自 2011 年 1 月 1 日起，所有接受美国医疗机构评审国际联合委员会（Joint Commission International，JCI）依据《国际医院标准》进行评审的医疗机构，都应执行这些目标要求，达到这些目标的要求。

IPSG 的目的是促进患者安全得到切实的改进。这些目标突显了医疗服务中可能存在问题的领域，并针对这些问题在循证和专家共识的基础上提出公认的解决方案。鉴于健全的系统设计对于提供安全、优质的医疗服务来说是极为重要和必不可少的，这些目标通常尽可能侧重从整个系统的层面提出可行的解决办法。

本章"目标"的阐述结构与其他"标准"的方式相同，包括标准（目标阐述）、含义的阐述和衡量要素。评价是否达到目标的方法类似于其他标准，如"达到（目标）"、"部分达到"或"未达到"。"评审决定规则"包括遵从 IPSG 是一项独立的决定规则。

目标

以下是所有目标的一览表。为便于读者阅读，本节未附其要求、含义或衡量要素。关于这些目标的更多详细信息，请见本章下节："目标、要求、含义和衡量要素"。

IPSG.1　正确识别患者

IPSG.2　改进有效的沟通

IPSG.3　改善高警示用药的安全性

IPSG.4　确保手术部位正确、操作正确、患者正确

IPSG.5　减少医疗相关感染的风险

IPSG.6　减少患者跌倒所致伤害的风险

目标、标准、含义和衡量要素

目标1：正确识别患者

标准 IPSG.1

医疗机构要制订相应措施，提高患者识别的准确性。

IPSG.1 的含义

患者识别的错误事实上几乎在诊断和治疗的各个方面和整个过程中都会发生。患者可能服用了镇静剂，迷失方向，或不完全清醒反应迟钝；患者可能改变了床位、病室或医院内的其他地点；患者可能有感觉能力方面的障碍，或可能有导致错误识别患者的其他情况。这一目标的含义是双重的：第一，要可靠地确认将接受服务或治疗的患者本人；第二，要为该患者提供相符的服务或治疗。

通过合作制订规章制度和/或程序以改进患者识别的过程。尤其，应改进以下操作中的患者识别过程：给药、输血或使用血制品；采集供临床检验使用的血液和其他标本；提供其他治疗或操作。这些规章制度和/或程序要求至少以两种方式来确认一个患者，例如患者的姓名、身份证号码、出生日期、条形码腕带或其他方式。患者的病房号或地点不得用于识别。规章制度和/或程序要明确规定，在医疗机构的不同地点要使用两种不同的标识，例如非住院医疗或其他门诊服务、急诊室或手术室。识别没有身份证明的昏迷患者也包括在内。要通过一个合作的过程来制定规章制度和/或程序，使其能适应所有可能涉及身份识别的情况。

IPSG.1 的衡量要素

1. 患者由两种标识进行认定，但不包括使用患者的病房号或地点。
2. 在为患者给药、输血或使用血制品前应识别患者。
3. 在采集供临床检验（参见 AOP.5.6，衡量要素2）使用的血液和其他标本前应识别患者。
4. 在为患者进行治疗和操作前应识别患者。
5. 规章制度和/或程序要支持在任何环境和地点下持续的标识识别的应用。

目标2：改进有效的沟通

标准 IPSG.2

医疗机构要制订相应措施，改进医护人员之间沟通的效果。

IPSG.2 的含义

有效沟通是指沟通及时、准确、完整、毫不含糊、易于被对方明白。有效沟通能减少失误，从而改善患者的安全。沟通的形式可以是电子的、口头的或书面的等形式。最容易出错的沟通是口头和通过电话下医嘱（假如地方性法规和规章允许）。另一种容易出错的沟通是出现在回报关键性检验结果的过程中，例如临床实验室打电话给的病房报告一项 STAT "立即"检验的结果。

对于口头及电话医嘱，医疗机构要合作制订一项规章制度和/或程序，其中包括：接收该信息的人要把完整的医嘱或检验结果写下来（或输入计算机）；信息接收者要复述该医嘱或检验结果；确认已写下来的和复述的是准确的。规章制度和/或程序要确认可允许的一些替代方法，因为在某些状况下，例如在手术室，以及在急诊室或重症监护病房的紧急情况下，复述内容并非总是可能的。

IPSG. 2 的衡量要素

- ❑ 1. 医嘱或检验结果的接受者要把完整的口头和电话医嘱或检验结果写下来。（参见 MCI. 19. 2，衡量要素 1）。
- ❑ 2. 医嘱或检验结果的接受者要复述完整的口头和电话医嘱或检验结果。（参见 AOP. 5. 3. 1，含义陈述）。
- ❑ 3. 医嘱或检验结果要经由下医嘱或报告检验结果的本人确认。
- ❑ 4. 规章制度和程序支持核实口头和电话沟通准确性的规范操作。（参见 AOP. 5. 3. 1，含义陈述）

目标 3：改善提高高警示用药的安全性

标准 IPSG. 3

医疗机构要制订相应措施，改善提高高警示用药的安全性。

IPSG. 3 的含义

药物治疗是患者治疗计划的组成部分，因此对药品的妥善管理是确保患者安全的关键。高警示用药指使用错误/警讯事件发生率高，副作用风险高，以及外观/药名发音近似容易混淆的药品。世界卫生组织或药品安全使用机构都有颁布"高警示用药目录"。一个经常被引用的安全用药问题是因疏忽而误用浓度过高的电解质溶液［例如，氯化钾（浓度大于或等于 2mEq/ml）、磷酸钾（浓度大于或等于 3 mmol/ml）、氯化钠（浓度高于 0.9%）和硫酸镁（浓度大于或等于 50%）］。当一个医护人员还没有完全熟悉病房情况，或使用合同护士而又尚未完全熟悉情况，或遇紧急情况时，这类错误就有可能发生。减少或消除发生这类错误最有效的办法就是制定一套高警示用药的管理办法，包括把浓缩电解质溶液从病房移至药房。

医疗机构要通过合作制订一项规章制度和（或）程序，以自己的数据库为基础确定本组织的高警示用药目录。该规章制度和（或）程序也要基于专业实践和证据，确定临床必需备用浓缩电解质溶液的区域，如急诊室或手术室，并确定如何明确标记它们，以及在这些区域如何存放它们，适度限制使用，以防止因疏忽而误用。

IPSG. 3 的衡量要素

- ❑ 1. 制定规章制度和（或）程序，以明确高警示药品的辨别、存放位置、标签和储存的要求。

□ 2. 确保规章制度和（或）程序的执行。

□ 3. 浓度过高的电解质溶液不能存放在病房，除非临床上必需备用；在制度允许存放的那些区域要采取措施，以防止疏忽而误用。

□ 4. 浓度过高的电解质溶液存放在病房时，有清楚标签，取用设限。

目标4：确保手术部位正确、操作正确、患者正确

标准 IPSG. 4

医疗机构要制订相应措施，确保手术部位正确、操作正确、患者正确。

IPSG. 4 的含义

手术部位错误、操作错误、患者错误这些事件在医疗机构惊人地常见。这些错误是由于在手术小组成员之间沟通效果不佳或不充分，在标记手术部位时患者没有参与，以及没有核实手术部位的程序所致。此外，患者评估不充分、患者病史记录核查不仔细、医疗机构或科室"文化"不支持手术小组成员之间坦诚沟通以及笔迹潦草和使用缩写等都是导致错误的常见因素。

医疗机构需要合作制定一项规章制度和（或）程序来有效地消除这种令人不安的问题。这种规章制度要包含手术的定义，至少应包括下列操作，如因查明和/或治疗疾病、功能紊乱的需要而进行的诊断性或治疗性切开、切除、改变、植入操作。此规章制度适用于机构内任何地方的操作步骤。

要应用循证规范，如美国联合委员会《通用方案》所提出的防止手术部位错误、手术程序错误以及手术患者错误的那些建议。

《通用方案》提出的基本程序是：

- 标记手术部位；
- 拟订一项术前核查程序；
- 在即将开始手术之前进行一次"暂停"（time – out）。

标记手术部位需要患者参与，而且要做个一目了然的标记。该标记在整个医疗机构应该是一致的，应当由施行手术的人标记，标记应该在病人清醒和知道的情况下进行，并且如有可能的话，在作好患者术前准备和盖好消毒盖布后，该标记必须是明显可见的。所有的手术部位都要标记，包括：偏侧部位、多部位（手指，脚趾，病变部位）或多节段（脊柱）等。

术前核查程序的目的是：

- 核实正确的手术部位，手术程序和接受手术的患者；
- 确保所有有关文件、影像学和检查资料齐备，准确标明并显示；
- 核实所需的特种用途器械和/或植入物是否齐备。

"time – out 暂停"可使任何未答复的问题或疑惑得以解答。"time – out 暂停"是在手术场所、

即将开始手术之前进行，并且要求整个手术小组参与。医疗机构要确定如何简要记录"time – out 暂停"过程。

IPSG. 4 的衡量要素

☐ 1. 医疗机构要使用一个一目了然的标记确认手术部位，在这一标记过程中患者要参与。

☐ 2. 医疗机构要制定一个核对清单或其他程序以便术前核实正确部位、正确操作和正确患者，确保所有必需的文件和器械已齐备，并且是正确和可以使用的。

☐ 3. 整个外科手术团队在手术即将开始之前执行"time – out 暂停"程序并做记录。

☐ 4. 制定规章制度和工作步骤来支持统一程序，以便确保正确部位，正确操作和正确病人，这包括在手术室之外的内科和牙科操作。

目标5：减少医疗相关感染的风险

标准 IPSG. 5

医疗机构要制订相应措施减少医疗相关感染的风险。

IPSG. 5 的含义

对于大多数医疗机构来说，感染的预防与控制都是严峻的挑战。医疗相关感染率上升是患者和医疗从业人员严重关切的问题。医疗机构常见的院内感染包括导尿管引起的泌尿道感染、血流感染和肺炎（常因机械通气所致）。

正确的手部卫生是消除上述感染和其他感染至关重要的措施。国际上认可的一些手部卫生指南，包括世界卫生组织（WHO）、美国疾病控制和预防中心（US CDC）以及其他各国和国际组织所制定的指南所提出的建议。

医疗机构要通过一个合作的过程来制定规章制度和（或）程序，改编或采用目前已出版和普遍认可的手部卫生指南，并在医疗机构实施该准则。

IPSG. 5 的衡量要素

☐ 1. 医疗机构已经采用或改编目前已出版和普遍认可的手部卫生指南。

☐ 2. 医疗机构贯彻执行有效的手部卫生方案。

☐ 3. 制定规章制度和（或）操作程序以支持持续减少医疗相关感染。

目标6：减少患者跌倒所致伤害的风险

标准 IPSG. 6

医疗机构要制订相应措施，降低患者由于跌倒造成伤害的风险。

IPSG. 6 的含义

"跌倒"在住院患者受到的伤害中占了相当一部分比例。医疗机构在其服务的人群、所提供的服务及设施方面，应评估患者出现跌倒的风险，并采取行动以减少患者跌倒的风险，以及减少患者由于跌倒受到的伤害。评估应包括患者以往跌倒的病史、用药和饮酒的情况、步态和平衡测试以及用于患者的扶手设施等。医疗机构要基于相应的规章制度和/或程序，制定一个降低跌倒风险的方案。该方案要监测减少跌倒措施引致的预期和非预期后果。比如，不恰当的限制身体活动，或入液量限制而导致的伤害，或循环系统受损，或皮肤完整性受损害。这一方案要付诸实施。

IPSG. 6 的衡量要素

❑ 1. 医疗机构要实施一项程序，对患者的跌倒风险进行初步的评估，此外，当患者的病情身体状况、用药等方面有所变化时，对患者也要重新进行评估。（参见 AOP. 1.6，衡量要素4）

❑ 2. 对那些经过评估存在的风险，要对相关隐患采取措施以降低患者跌倒的风险。（参见 AOP. 1.6，衡量要素5）

❑ 3. 监测预防跌倒措施的预期及非预期后果。

❑ 4. 规章制度和（或）程序支持在机构内持续性减少患者跌倒所导致伤害的风险。

▶ 医疗可及性与连续性
Access to Care and Continuity of Care（ACC）

概述

医疗机构应把它所提供的医疗服务看作是由服务、医务人员和各层次的诊疗形成的有机体的一部分，构成连续的医疗服务。其目的是使现有的服务与患者的医疗需要相匹配，协调本院为患者提供的各种服务，并做好出院与随访计划。最终结果是改进患者的治疗结果和提高现有资源的使用效率。

信息对于以下情况做出正确判断是非常重要的：

- 医疗机构能满足患者的哪些需要；
- 向患者提供高效的服务流程；以及
- 合理地安排病人转诊或出院。

标准

以下列出的是实现本功能的所有标准。为便于读者阅读，本节未附其含义或衡量要素。关于这些标准的详细信息，请见本章下节：标准、含义和衡量要素。

医疗机构对患者的接受

ACC.1 医疗机构要依据患者明确的医疗需求和本院的功能任务及医疗资源来决定患者入院接受住院治疗或登记接受门诊服务。

    ACC.1.1 医疗机构要有收治住院患者及登记门诊患者的程序。

        ACC.1.1.1 急诊或急需的患者要给予优先评估和诊治。

        ACC.1.1.2 依据住院患者入院时的病情状况，决定采取何种优先措施，如预防性、姑息性、治疗性和康复性等。

        ACC.1.1.3 当患者接受的诊断和/或治疗服务需要等待或延迟时，医疗机构应考虑到患者的临床需要。

    ACC.1.2 住院患者入院时，患者及家属应收到关于医疗方案、预期结果和任何预计治疗费用的信息。

    ACC.1.3 医疗机构要努力减少患者在获得服务时身体、语言、文化和其他方面的障碍。

ACC. 1. 4　患者收入或转入、转出重症监护病房或特殊专科服务病房，要根据已建立的标准来确定。

医疗服务的连续性

ACC. 2　医疗机构要设计和实施相应程序来保证医疗服务的连续性和医务人员之间的协调。

ACC. 2. 1　在住院治疗的各个阶段，要明确一名具有资质的人员负责患者的治疗。

出院，转诊，及后续治疗

ACC. 3　有制度来指导患者的转诊或出院。

ACC. 3. 1　医疗机构与相关的执业医师及院外机构合作，以确保患者及时和恰当地转诊转院。

ACC. 3. 2　住院患者病历包括1份出院小结副本。

ACC. 3. 2. 1　住院患者的出院小结应是完整的。

ACC. 3. 3　门诊患者进一步治疗时，其病历应包括已有重要的诊断，药物过敏史，目前用药，及所有既往手术史和住院治疗情况的小结。

ACC. 3. 4　应向患者，及家属给予通俗易懂的下一步就诊指导。

ACC. 3. 5　医疗机构应有程序来管理和随访那些不接受医疗建议，自行离院的患者。

患者转诊

ACC. 4　根据患者情况及持续诊疗的需求来转诊患者到其他医疗机构。

ACC. 4. 1　转出的医疗机构确认接受医疗机构能满足患者连续的医疗需要。

ACC. 4. 2　转出医疗机构向接受医疗机构提供患者病情及治疗情况的书面小结。

ACC. 4. 3　在直接转院过程中，由1名具有资质的人员监护患者病情。

ACC. 4. 4　转院过程记入病历。

转运

ACC. 5　无论是住院患者还是门诊患者，都有程序应对其转院、转诊，或出院过程，包括对满足患者转运交通需求的规划。

标准、含义和衡量要素

医疗机构对患者的接受

标准 ACC. 1

医疗机构要依据患者明确的医疗需求和本院的功能任务及医疗资源来决定患者入院接受住院治疗或登记接受门诊服务。

ACC. 1 的含义

医疗机构通常在首诊时，通过筛检获取患者的需要与病情状况等信息，以决定该医疗机构的功能任务与资源能否满足患者的需要。筛检方法有分诊标准、视诊、体检，或之前做过的身体的、心理的、临床化验或诊断性影像评估等。筛检可以在转诊机构、急诊转运过程中或患者到达机构时进行。重要的是，只有在得到筛检评估结果后方可做出治疗、转院或转诊的决定。医疗机构收治的入院或登记接受门诊服务的患者，指的是该机构的临床能力能够满足其需求，并与机构的使命一致的就医人群。如医疗机构在收治入院或登记患者之前要求做特别的筛查或评估，应有书面制度说明（参见 AOP.1，含义陈述）。

ACC. 1 的衡量要素

❑ 1. 无论是在医疗机构内部还是外部，在首诊时应进行筛查。
❑ 2. 在筛查结果的基础上，确定医疗机构的功能任务和资源是否满足患者需要（参见 GLD.3.2，衡量要素 2）。
❑ 3. 医疗机构只有在能够提供必要的服务和适当的门诊或住院诊疗场所时，才能收治患者。
❑ 4. 有程序将诊断检查结果提供给那些负责确定患者是否入院、转院或转诊的人员。
❑ 5. 有规章制度明确规定入院前哪些筛查和诊断检验是必做标准检查。
❑ 6. 在决定是否入院、转院或转诊所需的检查结果出来前，不得将患者收治入院、转诊或转院。

标准 ACC. 1. 1

医疗机构要有收治住院患者及登记门诊患者的程序

ACC. 1. 1 的含义

有书面规章制度和程序规范化收治入院患者和登记门诊患者进行诊疗的过程。负责该过程的人员应熟悉和遵循该标准化的过程。

规章制度与程序规定：

* 挂号登记门诊诊疗或收治入院治疗；
* 直接从急诊室入院到病房；
* 患者留院观察的程序。

制度还规定在住院设施有限或无空床或无适当科室安置时，应如何安置管理患者。（参见 COP.1，衡量要素1）

ACC.1.1 的衡量要素

☐ 1. 有规章制度与程序规范门诊患者登记过程。

☐ 2. 有制度与程序规范住院患者入院过程。（参见 GLD.6.1，衡量要素3）

☐ 3. 有制度与程序管理急诊患者进收治入病房。

☐ 4. 有制度与程序规定患者的留院观察。

☐ 5. 有制度与程序规定相应科室或医院内没有空床时如何处理好患者。

☐ 6. 应有书面制度和程序来规范住院患者和门诊患者的收治过程。

☐ 7. 工作人员熟悉并遵循这些规章制度和程序。

标准 ACC.1.1.1

急诊或紧急、立刻需要救治的患者应得到优先检查和治疗。

ACC.1.1.1 的含义

急诊或紧急、立刻需要救治的患者（例如经空气传染的患者）应由基于循证的分诊程序进行确认。一旦被确认为急诊或紧急、立刻需要救治的患者，应尽可能快地对其进行评估和治疗。这类患者应优先尽快地获得医师或其他有资质的人员的评估、诊断检查与及时治疗。必要时，分诊程序还包括基于生理状况的标准。医疗机构培训员工如何甄别需要紧急处置的患者，并对他们予以优先治疗。

当医疗机构不能满足患者的急诊需求或患者需要转院到上一级医疗机构进行诊疗时，转诊医疗机构在患者转运之前应尽其所能给予患者医疗救治以稳定其病情。

ACC.1.1.1 的衡量要素

☐ 1. 医疗机构应有基于循证的分诊程序优先处理急诊患者。

☐ 2. 员工已接受培训使用该标准。

☐ 3. 依据患者需要的紧急程度优先安置患者。

☐ 4. 转运急诊患者前，医疗机构应评估该患者并尽其所能给予患者医疗救治以稳定其病情。（参见 ACC.4，衡量要素1，2，和5，和 ACC.4.2，衡量要素3和4）

标准 ACC.1.1.2

依据住院患者入院时的病情状况，决定采取何种优先措施，如预防性、姑息性、治疗性和康复性等。

ACC.1.1.2 的含义

当患者需要入院时，对患者的筛查评估有助于医务人员明确患者的需要及需要优先采取的医疗措施，如预防性、治疗性、康复性和姑息性等医疗服务，并选择最适当的科室或病房来满足患者最紧急或优先的需求。

ACC. 1. 1. 2 的衡量要素

❏ 1. 筛查评估帮助医务人员明确患者的医疗需求。
❏ 2. 根据筛选评估结果为患者选择诊疗服务或收治科室，以满足其需求。
❏ 3. 确定优先采取的医疗措施，以满足患者对于预防性、治疗性、康复性和姑息性医疗服务的需求。

标准 ACC. 1. 1. 3

当患者接受的诊断及/或治疗服务需要等待或延迟时，医疗机构要考虑患者的需要。

ACC. 1. 1. 3 的含义

当诊断及/或医疗服务已被确知有一个长时间的等候，或计划安排的医疗服务需要排队，患者应被告知相关信息。医疗机构应告诉患者延迟或等候的相关原因，及可行的替代诊疗方案。这项要求适用于接受住院治疗和门诊治疗及/或诊断的患者；如果住院治疗或门诊治疗仅稍有延迟，例如医生没及时按日程安排所导致的延迟则不属此列。对于某些医疗服务而言，例如肿瘤治疗或移植手术，其延迟可能与相关服务在该国的正常标准有关，因此须与其他类服务（如诊断）的延迟区别对待。

ACC. 1. 1. 3 的衡量要素

❏ 1. 护理和/或治疗服务有延迟时，应告知住院患者和门诊患者。
❏ 2. 医疗机构应告知患者延迟或等候的原因，及提供能满足其临床需求的替代诊疗服务项目的信息。
❏ 3. 有关延迟的信息应记录在患者病历中。
❏ 4. 书面的制度和/或程序支持此规范操作。

标准 ACC. 1. 2

住院患者入院时，患者及家属应收到关于医疗方案、预期结果和预计治疗费用的信息。

ACC. 1. 2 含义

在入院过程中，患者及家属应能收到足够的信息以便做出知情决定。医疗机构所提供的信息应包括治疗建议、预期结果和医保之外患者或家属须承担的预期费用。若有关治疗造成经济困难时，医疗机构寻求克服这些困难的途径。所提供的信息可以是书面的或口头的并记入病历。

ACC. 1. 2 的衡量要素

❏ 1. 入院时，医疗机构应向患者及家属提供信息。（参见 MCI. 2，含义陈述）
❏ 2. 信息包括治疗建议。（参见 MCI. 2，衡量要素 1 和 2）
❏ 3. 信息包括预期结果。
❏ 4. 信息包括由患者或家属承担的所有医疗费用。
❏ 5. 该信息足够患者和家属做出知情决定。（参见 AOP. 4. 1，衡量要素 3）

标准 ACC. 1. 3

医疗机构要努力减少患者在获得服务时身体、语言、文化和其他方面的障碍。

ACC. 1. 3 的含义

医疗机构经常为社区的不同人群提供服务。患者可能是老年人、残疾人、使用不同语言或方言、或具有不同文化背景、或有其他障碍，使患者就医存在较大困难。医疗机构应确认这些障碍并采取相应措施为患者消除或减少这些障碍，以及尽力减少这些因素对医疗服务的负面影响。

ACC. 1. 3 的衡量要素

☐ 1. 医疗机构的领导和员工了解其患者人群中最常见的就医障碍。

☐ 2. 有程序克服或减少就医患者的这些障碍。

☐ 3. 有程序减少这些障碍对医疗服务的负面影响。

☐ 4. 这些程序被贯彻执行。

标准 ACC. 1. 4

患者收入或转入、转出重症监护病房或特殊专科服务病房，要根据已建立的标准来确定。

ACC. 1. 4 的含义

重症监护（如外科手术后重症监护病房）或一些特殊专科治疗（如烧伤或器官移植病房）通常费用昂贵且床位和人员有限。另外，急诊留观室和临床研究单位必须确保恰当选择收治患者。所有医疗机构必须制定标准来确定哪些患者需要上述科室和级别的治疗。为了保证一致性，该标准应基于生理状况并具可操作性。急诊科、重症或特殊专科病房应有适当人员参与制定该标准。该标准用于判定患者是否适宜直接收入此类病房，如从急诊直接转入。该标准也用于判定患者在医院内、外的转诊。该标准同样也用来确定患者何时不再需要此类治疗并可以转到其他级别的治疗。

医疗机构在进行某种研究或提供特殊医疗服务或项目时，必须建立相应的标准或研究方案来确定患者是否适合收入或转入这类项目。应有该研究或其他项目的适当人员参与制定该标准或研究方案。患者参与这些项目应在病历上记录，并且包括标准或研究方案所规定的患者收治或转入条件。

ACC. 1. 4 的衡量要素

☐ 1. 医疗机构已制定重症或特殊专科治疗的收治和/或转入标准，包括研究和其他满足特殊患者需求的项目。

☐ 2. 根据生理状况制定合理可行标准。

☐ 3. 由熟悉专业的适当人员参与制定该标准。

☐ 4. 已培训员工应用该标准。

☐ 5. 收治或转入重症和特殊专科治疗的患者应符合收治标准，并在病历中记录。

☐ 6. 不再符合入住重症和特殊专科治疗标准的患者，应转出或出院，并在其病历中做相应记录。

医疗服务的连续性

标准 ACC. 2

医疗机构要设计和实施相应程序来保证医疗服务的连续性和医务人员间的协调。

ACC. 2 的含义

患者从入院至出院或转院期间，可能会涉及多个科室与部门以及众多不同的医务人员。在治疗的各个阶段，医疗机构应提供适宜的内部资源，有时包括外部资源以满足患者的需要。医院需要利用已建立的标准或规章制度来规范医疗机构内的转科程序（参见 ACC. 1. 4 中关于重症监护或特殊专科病房的收治或转出标准）。

为使患者的治疗无缝化，医疗机构应设计并实施相关程序，保证医师、护士以及其他医务人员提供以下服务时的连续性和协调性：
- 急诊与入院；
- 诊断与治疗；
- 手术与非手术治疗；
- 门诊治疗项目；以及
- 其他医疗机构和其他治疗场所。

不同部门的领导应共同设计并实施上述程序。这些程序有明确的转科或转院标准或相应规章制度、流程或指南的支持。医疗机构指定专人协调各项服务。由这些人员负责协调所有患者的治疗（如科室之间）或个别患者的治疗（如病例管理）。

ACC. 2 的衡量要素
☐ 1. 不同部门的领导设计并实施各项程序以支持治疗的连续性和协调性，包含含义陈述中指明的那些内容。
☐ 2. 有标准或规章制度保障院内转科的适宜性。
☐ 3. 能证明连续性与协调性贯穿于患者治疗的各个阶段。
☐ 4. 患者能感受到治疗的连续性与协调性。（参见 PFR. 2，衡量要素 1，和 PFR. 2. 1，衡量要素 2）

标准 ACC. 2. 1

在住院患者治疗的各个阶段，要明确一名具有资质的人员负责患者的治疗。

ACC. 2. 1 的含义

为了保障患者整个住院期间的治疗连续性，对患者的治疗负有全面协调和连续性责任或对患者某一阶段负有责任的医务人员应能清晰地加以确定。此人可以是医师，也可以是其他具有资质的人员。这个责任人应反映在病历中或其他方式使医疗机构的员工知晓。责任人能够提供与患者诊疗方案相关的全部文字资料。由单一医务人员监管整个住院期间的治疗将有助于改善医疗服务的连续性、协调性、患者满意度、质量以及可能的预后；这样也有利于某些复杂患者和医疗机构确定的其他患者。这个责任人还需要与其他医务人员配合与沟通。另外，当责任人放假，度假或有其他不在岗位时间时，医疗机构应有相关制度来规范将患者由该责任人转交到另一个责任人的过程。制度还要确定相关会诊医生、值班医师、医师临时代理人及其他相关人员，并规定他们如何来承担责任，及记录他们的参与情况/负责内容。

患者从一个治疗阶段进入另一个治疗阶段时（如从手术到康复治疗），患者的责任医务人员可以改变，也可以由同一个人继续监管患者的整个治疗。

ACC. 2.1 的衡量要素

☐ 1. 住院患者的全部医疗过程需明确责任人负责协调患者的医疗服务。（参见 COP. 2.1，衡量要素5 医师的责任，及 PFR. 6.1，衡量要素2）

☐ 2. 此人有资格承担患者治疗的责任。

☐ 3. 此责任人应被本院员工知晓。

☐ 4. 责任人能提供患者诊疗方案相关的全部临床记录。

☐ 5. 医疗机构的规章制度应明确患者责任人发生改变时，责任人之间有交接的责任。

出院、转诊和随访

标准 ACC. 3

有制度来指导患者恰当的转诊或出院。

ACC. 3 的含义

根据患者的健康状况和连续治疗或服务的需要，患者转诊或出院至院外其他医疗专业人员、医疗机构或回家。负责患者治疗的医师或责任人，基于医院所制定的转诊和出院标准，以决定患者是否可以出院。标准也可用于判断患者是否可以出院。连续性需要可以是转诊到某专科医生、康复治疗师，甚至是在家里由家属协助进行一些预防保健措施。整个过程需要是有组织的，以确保适当的专业人员或其他医疗机构能满足患者的连续性需要。需要时，该过程还包括将患者转至区域外其他可以提供医疗的地方。一旦确定，医疗机构尽早制定患者继续治疗的计划。根据患者的需要，家属应参与制定出院计划。

若医疗机构允许患者临时离院一段时间，如周末"请假"，应有制度和程序指导这一过程。

ACC. 3 的衡量要素

☐ 1. 转诊和/或出院是根据患者病情和连续性治疗的需要。（参见 AOP. 1.10，衡量要素1；AOP. 1.11，衡量要素1；和 GLD. 6.1，衡量要素3）

☐ 2. 患者是否出院取决于是否符合相关标准及确保患者安全的指征。

☐ 3. 在治疗早期就制定转诊和/或出院计划。适当时，让家属参与。（参见 AOP. 1.11，衡量要

素 2；AOP. 2，衡量要素 2；及 PFR. 2，衡量要素 1）

❑ 4. 患者是否转院和/或出院根据他们的需要。（参见 AOP. 1. 11，衡量要素 2；AOP. 2，衡量要素 2）

❑ 5. 医疗机构有政策指导患者在计划疗程中经批准作短期的"请假"离院。

标准 ACC. 3. 1

医疗机构与相关的执业医师及院外机构合作以确保患者及时和恰当地转诊转院。

ACC. 3. 1 的含义

需要制定计划，及时将患者转诊至其他能最佳满足患者连续性需要的执业医师或医疗机构。医疗机构应熟悉其社区内的其他医疗服务提供者，了解他们所治疗患者的类型和所提供服务的类型，并与他们建立正式或非正式的关系。如果患者来自于其他社区，医疗机构应将患者转诊至其居住社区的具有资质的医务人员或医疗机构。

另外，患者出院时可能需要支持性服务与医疗服务。例如，患者可能需要社会的、营养的、经济的、心理的或其他方面的支持。这些支持性服务的可得性与实际利用，在很大程度上决定着患者对连续性医疗服务的需要。出院计划应考虑所需支持性服务的类型和这类服务的可得性。

ACC. 3. 1 的衡量要素

❑ 1. 出院计划考虑支持性服务与连续性医疗服务两方面的需要。

❑ 2. 医疗机构了解其社区中与本院服务及患者群最相关的医疗服务提供者、机构和人（参见 PFE. 3，衡量要素 2）

❑ 3. 转诊应尽可能考虑转至患者居住社区的具体人员和机构。

❑ 4. 转诊时应尽可能考虑提供支持服务。

标准 ACC. 3. 2

患者病历包括 1 份出院小结副本。

ACC. 3. 2 的含义

医疗机构应为出院患者准备出院小结。任何有资质的人员均可撰写出院小结，如患者的主管医师、住院医师或秘书。

出院小结的副本应载于患者病历中。依据医疗机构的制度或符合法律和文化的常规做法，应提供 1 份出院小结副本给患者或恰当的家属。出院小结的副本同样也要提供给将要负责患者连续性治疗或随访的医务人员。

ACC. 3. 2 的衡量要素

❑ 1. 出院时由具有资质的人员准备出院小结。

❑ 2. 出院小结包括随访内容。

❑ 3. 病例中存有 1 份出院小结副本。

❑ 4. 除非有悖于医疗机构的制度、法律或文化，患者应得到 1 份出院小结的副本。

☐ 5．出院小结副本应提供给负责患者连续或随访的医务人员。

☐ 6．有制度和程序规定出院小结必须完成并且载于病历中。

标准 ACC. 3. 2. 1

住院患者的出院小结应是完整的。

ACC. 3. 2. 1 的含义

出院小结是对患者住院期间诊疗情况的一个概括。出院小结能够帮助为患者提供后续医疗服务的医师。出院小结包括下列内容：

a）入院原因、诊断及并发症。

b）重要的体检和其他发现。

c）已施行的诊断性和治疗性操作。

d）重要的药品治疗，包括出院带药（即所有带回家的药物）。

e）患者出院时的状态。

f）随访指导。

ACC. 3. 2. 1 的衡量要素

☐ 1．出院小结包括入院原因，诊断及并发症。

☐ 2．出院小结包括重要的体检和其他发现。

☐ 3．出院小结包括已施行的诊断性和治疗性操作。

☐ 4．出院小结包括重要的药品治疗，包括带回家的药物。

☐ 5．出院小结包括患者出院时的状态。

☐ 6．出院小结包括随访指导。

标准 ACC. 3. 3

门诊患者接受持续诊疗服务时，其病历包括有 1 份所有已知的重要诊断、药物过敏史、目前的用药情况，以及所有既往手术史和住院情况的病史总结。

ACC. 3. 3 的含义

当医疗机构为门诊患者提供持续的医疗服务时，随着时间的推移，必然累积了一定的诊断，用药，及病情变化记录和体检结果。保持患者现有病史的总结对于向患者提供持续的医疗服务具有非常重要的意义。病史总结包含下列内容，例如：

● 重要的诊断；

● 药物过敏反应；

● 现行用药情况；

● 既往手术史；

● 既往住院情况。

医疗机构必须规定病史总结的格式和内容，以及哪种接受连续性治疗的患者要开始写病史总结（如患者由于很多问题接受了很长时间的治疗，多次往返不同的科室等等）。医疗机构也要对现有病史做出定义，以及病史总结如何保持更新，由谁来更新。

ACC. 3. 3 的衡量要素
- [ ] 1. 医疗机构要确定针对哪些接受连续性治疗的患者需要写病史总结。
- [ ] 2. 医疗机构要确定病史总结如何保持更新及由谁来更新。
- [ ] 3. 医疗机构已明确规定病史总结的格式和内容。
- [ ] 4. 医疗机构须对现有病情做出定义。
- [ ] 5. 病历包括机构所规定完整的完整病史总结列表。

标准 ACC. 3. 4
　　向患者及恰当的家属提供清晰明了的随访指导。

ACC. 3. 4 的含义
　　对于不是直接转诊或转院到另一医疗服务提供者的患者，应给予清晰明了的随访指导，包括在何地、如何接受继续治疗，这对于保障最佳的治疗效果、满足患者的全部治疗需求是必不可少的。

　　该指导包括继续治疗的地点、名称，是否需要返回原医疗机构进行后续诊疗，以及何时需要紧急治疗。如果患者因病或能力有限不理解随访指导，家属应参与进来。如果家属在连续治疗过程中也发挥了重要作用，应将他们包括在内。

　　医疗机构提供给患者和家属的指导应该简单、易于理解，这种指导以书面或最易理解的形式提供给患者。

ACC. 3. 4 的衡量要素
- [ ] 1. 随访指导以易于理解的形式和方式提供给患者和/或家属。
- [ ] 2. 指导包括返院进行随访治疗。
- [ ] 3. 指导包括何时需要紧急治疗。
- [ ] 4. 针对患者的病情，同时对患者家属进行适宜的指导。

标准 ACC. 3. 5
　　医疗机构已有程序对拒绝诊疗建议、自行离院的患者进行管理和随访。

ACC. 3. 5 的含义
　　当住院或门诊患者拒绝诊疗建议而自行离院时，因未进行完全地治疗，极有可能给患者带来永久伤害甚至是死亡。医疗机构需要了解患者拒绝诊疗建议的原因以更好地与他们进行沟通。如果医疗机构能联系到该患者的家庭医师，应通知该医师，以减少患者受到伤害的风险。该程序应与法律和规章制度保持一致性。

ACC. 3. 5 衡量要素
- [ ] 1. 医疗机构有程序来对拒绝诊疗建议、自行离院的门诊或住院患者进行管理或随访。（参见

PFR.2，衡量要素1，和PFR.2.2，含义陈述）

☐ 2. 如果有可联系到患者的家庭医师，应通知该医师。（参见PFR 2.2，衡量要素1和2）

☐ 3. 该程序与法律和规章制度保持一致性。

患者转院

标准 ACC. 4

根据患者的状况和其连续的医疗需要决定患者的转院。

ACC. 4 的含义

依据患者的病情与连续性治疗需要决定患者转院与否。转院可能是为了向患者提供专科会诊和治疗、紧急治疗或降级别医疗服务如亚急性治疗或长期康复治疗。（参见 ACC.1.1.1，衡量要素4）应有转诊程序以确保其他医疗机构能满足患者连续治疗的需要。这种程序强调：

- 医务人员间和医疗机构间医疗责任如何转移；
- 何时必须转院以满足患者医疗需求的标准；
- 转运过程由谁负责；
- 转运过程中需要哪些设备与供应；及
- 不能转运到其他医疗机构时该如何处置。

ACC. 4 的衡量要素

☐ 1. 转院是根据患者连续治疗的需要。（参见 ACC.1.1.1，衡量要素4，和GLD.6.1，衡量要素3）

☐ 2. 有程序要强调相关人员或机构间责任的转移。（参见 ACC.1.1.1，衡量要素4，和GLD.6.1，衡量要素3）

☐ 3. 有程序强调转院期间由谁负责，及要准备哪些供应和设备。（参见 GLD.6.1，衡量要素3）

☐ 4. 有程序强调不能转院的情况。（参见 GLD.6.1，衡量要素3）

☐ 5. 患者被妥善地转院至其他医疗机构。（参见 ACC.1.1.1，衡量要素4）

标准 ACC. 4. 1

转出医疗机构确认接受医疗机构能满足患者连续的医疗需要。

ACC. 4. 1 的含义

将患者转院时，转出机构必须确认接受机构提供的服务能满足患者的需要，且有能力接受患者。应事先进行确认，并在正式或非正式的附件或协议中描述接受患者的意愿和转诊条件。这种事先的确认能保证治疗连续性并满足患者的治疗需要。

ACC. 4. 1 的衡量要素

☐ 1. 转出医疗机构确认接受医疗机构有能力满足转诊患者的需要。

2. 如经常将患者转诊到某些接受医疗机构，应与这些接受机构签订正式或非正式的协议安排。（参见 GLD.3.3.1，含义陈述）

标准 ACC. 4. 2

转出医疗机构向接受医疗机构提供患者病情及治疗情况的书面小结。

ACC.4.2 的含义

为保障治疗连续性，患者信息随患者同时转移。出院小结副本或其他书面临床小结随患者转诊提供给接收医疗机构。小结包括患者的临床病情或状态、已施行的操作和其他干预措施，以及患者的连续性治疗需要。

ACC.4.2 的衡量要素

1. 患者的临床信息或临床小结随患者一同转移。
2. 临床小结包括患者状况。
3. 临床小结包括已施行的操作和其他干预措施。（参见 ACC.1.1.1，衡量要素4）
4. 临床小结包括患者的连续性治疗需要。（参见 ACC.1.1.1，衡量要素4）

标准 ACC. 4. 3

在直接转院过程中，由1名具有资质的人员监护患者病情。

ACC.4.3 的含义

对一个神智清楚且能表述的患者而言，其转院过程可能是比较简单的。而对一个昏迷患者则需要连续的护理或医疗监护。尽管两者均需监护，但监护者水平要求有很大不同。因此，要根据患者病情合理配备具有相应资质的监护人员。

ACC.4.3 的衡量要素

1. 所有患者在直接转院过程中都要有监护。
2. 监护人员的资质要符合患者病情。

标准 ACC. 4. 4

转院过程记入病历。

ACC.4.4 的含义

转院患者的病历中应有转院记录。记录内容包括同意接受患者的机构名称和人员姓名，转院的原因，以及转院的所有特殊情况（如接受方何时有空床，或患者状态）。同样，要注明在转运过程中患者病情变化（如患者死亡或需要复苏）。医疗机构制度规定的其他记录（如接收护士或医师签名，转运过程中监护人员姓名）均包括在病历中。

ACC.4.4 的衡量要素

1. 转院记录中注明同意接受患者的医疗机构的名称和人员姓名。

☐ 2. 转院记录包括转出医疗机构的制度所要求的其他信息。

☐ 3. 转院记录注明转院原因。

☐ 4. 转院记录注明与转院有关的所有特殊情况。

☐ 5. 转院记录注明转院过程中患者病情或状况的任何变化。

交　通

标准 ACC.5

无论是住院患者还是门诊患者，其转院、转诊，或出院的程序中都包括为如何满足患者的交通需求的计划。

ACC.5 的含义

机构所制定的患者转诊、转院、出院的程序均应考虑到患者转运的交通的需求。转运的交通工具多种多样，可以是医院的救护车或其他车辆，也可是家属或朋友提供的交通工具。交通工具的选择取决于患者的病情和状况。

如果转运车辆属于医疗机构，车辆的驾驶、车况及保养均应按照适宜的法律和规章制度来执行。如果转运过程存在传染的风险，医疗机构应识别有感染风险的转运并运用相应策略来降低感染的风险。（参见 PCI 章节，应用适宜的感染控制标准）。转运患者的类型决定了转运车辆应配置哪些药物，药物治疗，及其他需要的用品。例如，把老年患者从门诊送往家里和把一位有传染性疾病或烧伤的患者送往另一家医院是有很大不同的。

如果医院签约将转运工作外包出去，医院必须确认承包商有类似的保障患者和车辆安全的标准。

医院负责评估所有转运服务的质量和安全，包括接受、评价转运及回应对转运安排的投诉。

ACC.5 的衡量要素

☐ 1. 对患者转运需要进行评估，包括患者转送到另一部门、另一个机构，或住院或门诊病人计划返家时。

☐ 2. 为患者提供的交通工具适合病情需要和患者状态。

☐ 3. 医院转运车辆的驾驶、车况和保养符合相应的法律和规章制度要求。

☐ 4. 外包的转运服务符合医院关于转院质量和安全的要求。（参见 GLD.3.3.1，含义陈述）

☐ 5. 所有用于转运的车辆，包括外包的或医院拥有的，都配备适宜的设备、供给和相应的药物来满足患者转运期间的需要。

☐ 6. 有程序来监测医院提供或安排的转运过程中的质量和安全问题，包括投诉程序。（参见 GLD.3.3.1，含义陈述）

▶ 患者与家属的权利
Patient and Family Rights（PFR）

概述

每个患者都各不相同，有其各自的需求、能力、价值观和信仰。医疗机构要与患者建立互信，开展坦诚的沟通，并且理解和维护每个患者在文化、社会心理以及精神上的需要。

如果患者（必要时，包括其家属或能代表患者为其治疗作决定的人）以适合他们文化习俗的方式参与治疗的决策和过程，患者治疗的效果会更好。

为保障医疗机构内患者的权利，医疗机构首先要明确规定这些权利，并对患者和医疗机构的员工进行相关教育。应告知患者他们有哪些权利以及如何行使这些权利。要教育员工理解并尊重患者的信仰与价值观，向患者提供周到、体贴、能够维护患者尊严的医疗服务。

本章重点阐述以下程序：
- 明确、维护和促进患者的权利；
- 告知患者他们应享有的权利；
- 必要时，患者的家属应参与有关患者治疗的决定；
- 获得知情同意；
- 对员工进行有关患者权利的教育。

这些程序在一个医疗机构内如何实施，取决于所在国的法律、法规以及国家批准的有关人权方面的国际公约、协定或协议。

这些程序关系到一个医疗机构如何根据所在国的医疗服务系统的结构和医疗服务的筹资机制，公平地提供医疗服务。此外，本章还将阐述临床研究以及人体器官和组织的捐献和移植所涉及的患者与家属的权利问题。

标准

以下列出的是实现本功能的所有标准。为便于读者阅读，本节未附其含义或衡量要素。关于这些标准的详细信息，请见本章下节："标准、含义和衡量要素"。

PFR. 1　医疗机构负责提供相应程序以支持患者及其家属在接受医疗服务期间的权利。

PFR. 1.1　医疗服务对患者关爱体贴，并尊重其个人的价值观和信仰。

PFR. 1. 1. 1 医疗机构有相应的程序，对患者及其家属的牧师服务或类似的有关患者精神和宗教信仰方面的要求做出回应。

PFR. 1. 2 医疗服务尊重患者隐私。

PFR. 1. 3 医疗机构采取措施保护患者的财物免于失窃或丢失。

PFR. 1. 4 保护患者人身不受到伤害。

PFR. 1. 5 儿童、残疾人、老年人以及其他高危人群受到适当的保护。

PFR. 1. 6 患者的信息要保密。

PFR. 2 医疗机构支持患者及其家属参与治疗过程的权利。

PFR. 2. 1 医疗机构以患者和家属明白的语言及方式告知有关的程序，包括：他们如何获知患者的病情和任何已确定的诊断，如何获知医疗服务与治疗计划，以及如何参与医疗决策和想要参与的程度。

PFR. 2. 1. 1 医疗机构告知患者及其家属如何获知治疗与护理的结果（包括意外结果），以及由谁来告诉他们。

PFR. 2. 2 医疗机构告知患者及其家属拒绝或终止治疗的权利和责任。

PFR. 2. 3 医疗机构尊重患者拒绝复苏和放弃或停止维持生命治疗的愿望和选择。

PFR. 2. 4 医疗机构支持患者要求对其疼痛进行适宜评估和处理的权利。

PFR. 2. 5 医疗机构支持患者在临终时要求获得有尊严的和富有同情心的医疗服务的权利。

PFR. 3 医疗机构告知患者及其家属本机构受理投诉、纠纷和针对医疗的不同意见的程序，以及患者参与这些过程的权利。

PFR. 4 教育员工如何理解患者的价值观和信仰并维护患者的权利。

PFR. 5 以患者能够理解的方式和语言，告知所有患者他们应有的权利和责任。

知情同意

PFR. 6 按照医疗机构规定的程序，并由受过培训的医务人员以患者能够理解的语言进行沟通获得患者的知情同意。

PFR. 6. 1 患者及其家属能获知有关疾病、治疗计划和医护人员的充分信息，以便其对治疗做出决定。

PFR. 6. 2 如由他人而非患者本人授予知情同意，医疗机构依据现行的法律和文化习俗制定相应的程序。

PFR. 6. 3 患者被收治住院或首次门诊就诊时，医院对治疗的一般知情同意有明确的范围和限定。

PFR. 6. 4 在手术、麻醉、输血、使用血制品以及其他高危治疗和操作前，获得患者的知情同意。

PFR. 6. 4. 1 医疗机构列出需要获得特定知情同意的治疗和操作类目。

研究工作

PFR. 7 医疗机构告知患者及其家属，如何参与以人体为对象的临床研究、调查或临床试验。

PFR. 7. 1 医疗机构告知患者及其家属，在选择参与临床研究、调查或临床试验时患者将如何得到保护。

PFR. 8 在患者参与临床研究、调查和试验前，获得患者的知情同意。

PFR. 9 医疗机构设有一个委员会或以其他方式，监督所有在医疗机构内进行的以人体为对象的研究。

器官捐献

PFR. 10 医疗机构告知患者及其家属，如何决定捐献人体器官和其他人体组织。

PFR. 11 医疗机构对人体器官和组织的摘取和移植进行监督。

标准、含义和衡量要素

标准 PFR. 1

医疗机构负责提供相应程序以支持患者及其家属在接受医疗服务期间的权利。

PFR. 1 的含义

医疗机构领导层的首要责任是确定医疗机构如何对待其患者。因此，领导者需要知道并理解患者与家属的权利以及医疗机构在法律和法规上所应承担的责任。领导者应指导医疗机构内的全体员工承担起维护患者及其家属权利的职责。为了有效地维护和促进患者的权利，领导者要与医疗机构所服务的社区加强合作并了解应承担的职责。

医疗机构应尊重患者（在某些情况下也包括患者家属）决定哪些与医疗服务相关的信息以及在何种情况下这些信息可以提供给患者家属或其他人的权利。例如，患者可能不希望将某一诊断结论告知其家属。

患者与家属的权利是医疗机构、员工和患者及其家属之间所有关系的基本要素。因此，要制定并实施相应的制度和程序，保证医疗机构的所有员工在与患者沟通和为其提供医疗服务时，了解患者与家属应有的权利并对其做出回应。医疗机构要通过一个合作和广泛参与的过程来制定相应的制度和程序，必要时，患者及其家属应参与这个过程。（参见 ACC. 6. 1，衡量要素 7）

PFR. 1 的衡量要素

- ☐ 1. 医疗机构的领导者通过加强合作，致力于维护和促进患者及其家属的权利。
- ☐ 2. 领导者了解法律和法规所规定的以及与医疗机构所服务的社区或个人的文化实践有关的患者与家属的权利。（参见 GLD. 6，衡量要素 1）
- ☐ 3. 医疗机构尊重患者（在某些情况下也包括患者家属）决定哪些与医疗服务相关的信息以及在何种情况下这些信息可以提供给患者家属或其他人的权利。
- ☐ 4. 医疗机构的员工熟知有关患者权利的制度和程序，并能说明他们在维护患者权利方面的责任。
- ☐ 5. 制度和程序指导和支持患者及其家属在医疗机构的权利。

标准 FR. 1. 1

治疗要对患者关爱体贴，并尊重其个人的价值观和信仰。

标准 PFR. 1. 1. 1

医疗机构有相应的程序，对患者及其家属的牧师服务或类似的有关患者精神和宗教信仰方面的要求做出回应。

PFR. 1. 1 和 PFR. 1. 1. 1 的含义

每一名患者都有其自己的一套价值观和信仰，并影响他们的医疗过程。某些价值观和信仰通常为所有的患者都持有，并通常起源于文化习俗和宗教。而有些价值观和信仰则是某名患者特有的。应鼓励所有的患者在尊重他人信仰的基础上表达他们的信仰。

强烈持有的价值观和信仰可能影响医疗过程以及患者对医疗服务的反应。因此，每名医疗服务从业人员都应力求在了解患者的价值观和信仰的基础上提供医疗服务。

如果患者或其家属想要与某位与其宗教信仰或精神需要相关的人员进行交谈，医疗机构应制定相关程序对这方面的要求做出回应。这个程序可能会通过所在医疗机构的宗教人员、本地的或由家属请来的宗教人员来进行。但是，如果患者或其家属提出的要求可能涉及医疗机构或国家并未正式"承认"的某种宗教或信仰，或没有相应的宗教服务人员，做出回应的程序就会较为复杂。

PFR. 1. 1 的衡量要素

☐ 1. 有一种程序来确定并尊重患者（在适用情况下，包括其家属）的价值观与信仰。（参见 PFE. 2. 1，衡量要素 1 和 COP. 7，衡量要素 1）

☐ 2. 员工要依照该程序，提供尊重患者价值观与信仰的医疗服务。

PFR. 1. 1. 1 的衡量要素

☐ 1. 医疗机构制定了对患者有关宗教或精神支持的常规/复杂要求做出回应的程序。

☐ 2. 医疗机构对患者关于宗教或精神支持的要求做出回应。

标准 PFR. 1. 2

医疗服务尊重患者隐私。

PFR. 1. 2 的含义

患者的隐私，尤其是在临床问诊、检查、操作/治疗以及转运的时候，是很重要的。患者可要求其隐私不为其他医务人员、其他患者、甚至其家属所知。此外，患者可能不愿意被拍照、被录音、或参与评审调查的访谈。尽管对于维护患者隐私有一些共通的方法，但是有的患者根据情况可能有不同的或另外的维护其隐私的期望和需求，而且这些期望和需求可能随着时间而改变。因此，医务人员在为患者提供治疗和服务时，应向患者询问有关治疗或服务对隐私的需求和期望。这种医务人员与其患者之间的沟通应基于互信和坦诚，并不需要加以记录。

PFR. 1. 2 的衡量要素

☐ 1. 医护人员确定患者在护理和治疗时对隐私的期望和需求。（参见 PFR. 2. 5）

☐ 2. 在所有的临床问诊、检查、操作/治疗以及转运时，患者表达的对隐私的需求受到尊重。

标准 PFR. 1. 3

医疗机构要采取措施保护患者的财物免于失窃或丢失。

PFR. 1. 3 的含义

医疗机构要将其保护患者财物安全的职责（如果有的话）告知患者及其家属。医疗机构应对患者带入医疗机构的任何或所有个人财物的安全负责，为此应制定相应的程序负责这些财物的安全，确保它们不致丢失或被窃。该程序要顾及急症患者、非住院手术患者、住院患者以及无其他妥善保管办法的患者和不能对他们的财物做出决定的患者。

PFR. 1. 3 的衡量要素

☐ 1. 医疗机构对保护患者财物安全所承担的责任范围已做出明确规定。

☐ 2. 患者应获知医疗机构对保护个人财物的责任范围。

☐ 3. 无论医疗机构负责还是在患者无能力负责的情况下，患者的财物都得到保护。

标准 PFR. 1. 4

保护患者人身不受到伤害。

PFR. 1. 4 的含义

医疗机构要负责保护患者人身不受到探视者、其他患者和员工的伤害，尤其是婴儿、儿童、老年人以及其他无能力保护自己或发出求助信号的人。医疗机构要通过制定的程序努力预防人身伤害的发生，例如对在医疗机构内无身份证明的人要进行查问，对医疗机构的僻静或隔离区要进行监控，以及对有可能受到伤害的人员及时采取措施。

PFR. 1. 4 的衡量要素

☐ 1. 医疗机构已制定保护患者不受伤害的程序。

☐ 2. 制定的程序尤其要强调保护婴儿、儿童、老年人以及其他低能或无能力保护自己的患者。

☐ 3. 对无身份证明的人进行查问。

☐ 4. 对医疗机构的僻静或隔离区进行监控。

标准 PFR. 1. 5

儿童、残疾人、老年人以及其他高危人群要受到适当的保护。

PFR. 1. 5 的含义

每一医疗机构都要确定其弱势和高危患者人群，并制定程序保护这些人群中每一个人的权利。弱势的患者人群和医疗机构的职责须以法律或法规做出规定。员工应了解他们在这些程序中的职责。至少，儿童、残疾人、老年人和其他高危患者人群，包括在医疗机构内就诊的昏迷患者以及精神或情感异常患者都要受到保护。对这些弱势的患者人群，除了保护其不受到人身伤害以外，还要保护其他方面的安全，例如避免遭受虐待、治疗疏忽、拒绝服务或发生火灾时不予援救。

PFR. 1. 5 的衡量要素

☐ 1. 医疗机构确定其弱势的患者人群。（参见 COP. 3. 1—COP. 3. 9）

☐ 2. 儿童、残疾人、老年人以及其他由医疗机构确定的患者人群都受到了保护。（参见 COP. 3. 8）

☐ 3. 医疗机构的员工了解他们在这些保护程序中所承担的职责。

标准 PFR. 1. 6

患者的信息要保密。

PFR. 1. 6 的含义

记载和收集的患者医疗与其他的健康信息，对于随时了解患者及其需求和为其提供医疗服务都是很重要的。此类信息可以书面形式或电子方式或两者结合的方式记载。这些信息是机密的，医疗机构要视这些信息为保密信息，并通过实施制度和程序，保护此类信息不致丢失或滥用。该制度和程序还要反映出：按照法律法规的要求披露信息。

医疗机构的员工要尊重患者的秘密，不得将患者保密的信息张贴在病室门上或护理站，不得在公共场所讨论有关患者的事情。员工应了解有关信息保密性的法律法规，并告知患者医疗机构将如何尊重信息的保密性，以及在什么时候和在什么情况下可能披露信息，并说明如何获得患者的许可。

医疗机构应制定规章制度，说明患者是否有权看到本人的健康信息；如获得允许，将通过何种途径。（参见 MCI. 10，衡量要素 2 和 MCI. 16，含义陈述）

PFR. 1. 6 的衡量要素

❏ 1. 要告知患者他们的信息将如何保密，以及有关披露患者信息及其保密要求的法律和法规。
❏ 2. 对除法律法规规定以外的患者信息的公开，也征得患者的同意。
❏ 3. 医疗机构应尊重患者的健康信息，并予以保密。

标准 PFR. 2

医疗机构要支持患者及其家属参与治疗过程的权利。

PFR. 2 的含义

患者及其家属应参与治疗的过程，如参与医疗决策、询问其医疗问题、甚至可拒绝接受诊断操作和治疗。医疗机构要制定并实施相关的制度和程序，支持和促进患者及其家属参与其治疗的各个方面。规章制度和程序应明确患者有权寻求第二种专家意见而无需害怕会影响在本医疗机构内或机构外的医疗。对所有的员工都要进行有关这些制度和程序及其职责的培训，以支持患者及其家属参与治疗过程的权利。

PFR. 2 的衡量要素

❏ 1. 制定制度和程序，支持和促进患者及其家属参与治疗过程。（参见 ACC. 2，衡量要素 4；ACC. 3. 5，衡量要素 1；COP. 7. 1，衡量要素 5；PFE. 2，衡量要素 5；PFE. 5，衡量要素 2；PFR. 2，和 ACC. 3，衡量要素 3）
❏ 2. 规章制度和程序应表达患者有权在本医疗机构内或机构外寻找第二种专家意见而无需害怕影响目前的医疗。
❏ 3. 对员工要进行有关制度和程序及其职责的培训，支持患者及其家属参与治疗过程。

标准 PFR. 2.1

医疗机构应以患者及其家属能够明白的方式和语言告知有关的程序，包括：他们如何获知患者病情和任何已确定的诊断，如何获知医疗服务与治疗计划，以及如何以他们想要参与的程度来参与医疗决策。

PFR. 2.1 的含义

由于患者及其家属须参与医疗决策，他们需要了解有关其医疗的基本信息，如：在患者评估时获得的医疗情况，适当的时候，包括任何已确定的诊断，以及其医疗服务与治疗计划。患者及其家属需要了解他们什么时候可获知这些信息以及由谁负责告诉他们。患者及其家属需要了解，就其医疗必须做出哪些决定，以及如何参与这些决策。另外，患者及其家属需要了解医疗机构有关获得知情同意的程序以及哪些医疗过程、检验、操作和治疗须经得他们的同意。

虽然有些患者本人未必想知道已确定的诊断或参与关于其医疗的决策，但是他们可以选定一位家属、朋友或代理人参与决策。（参见 PFE.5，衡量要素3）

PFR. 2.1 的衡量要素

☐ 1. 患者及其家属了解他们如何以及什么时候获知有关其医疗的情况（适当的时候）及其任何已确定的诊断。（参见 AOP.4.1，衡量要素 2 和 PFE.2，衡量要素 6）

☐ 2. 患者及其家属了解他们如何以及什么时候获知治疗与治疗计划。（参见 AOP.4.1，衡量要素 3 和 ACC.2，衡量要素 4）

☐ 3. 患者及其家属了解什么时候须获得他们的同意，以及签署知情同意书的程序。（参见 PFE.2，衡量要素 4）

☐ 4. 患者及其家属了解，他们有权参与治疗决策和想要参与的程度。（参见 PFR.2，衡量要素 1；AOP.4.1，衡量要素 3；COP.7.1，衡量要素 5；ACC.3，衡量要素 3；和 PFE.2，衡量要素 7）

标准 PFR. 2.1.1

医疗机构要告知患者及其家属如何获知治疗与护理的结果（包括意外结果），以及由谁来告诉他们。

PFR. 2.1.1 的含义

在医疗过程中，患者（有时也包括其家属）有权获知治疗与护理计划的结果。而且，很重要的是他们还应被告知治疗与护理的任何意外结果，例如在手术中、或由于处方用药、或其他治疗发生意想不到的事件。患者应该清楚，他们如何获知以及由谁来告诉他们预期的和任何未预料到的结果。

PFR. 2.1.1 的衡量要素

☐ 1. 患者及其家属了解，他们如何获知以及由谁来告诉他们治疗与护理的结果。 （参见

COP. 2.4，衡量要素 1）

❑ 2. 患者及其家属了解，他们如何获知以及由谁来告诉他们治疗与护理的任何意外结果。（参见 COP. 2.4，衡量要素 2）

标准 PFR. 2. 2

医疗机构要告知患者及其家属拒绝或终止治疗的权利和责任。

PFR. 2. 2 的含义

患者或那些能代替他们做决定的人在患者的治疗或护理已经开始后，可以决定不继续进行计划中的治疗或护理，或继续治疗或护理。医疗机构要告知患者及其家属做出这些决定的权利、可能的结果以及由此承担的责任。应告知患者及其家属现有可供选择的任何其他护理和治疗方案。（参见 ACC. 3.5，衡量要素 1）

PFR. 2. 2 的衡量要素

❑ 1. 医疗机构要告知患者及其家属拒绝或终止治疗的权利。（参见 ACC. 3.5，衡量要素 2）
❑ 2. 医疗机构要告知患者他们所做决定的后果。（参见 ACC. 3.5，衡量要素 2）
❑ 3. 医疗机构要告知患者及其家属做出这些决定应承担的责任。
❑ 4. 医疗机构要告知患者现有的可供选择的治疗和护理方案。

标准 PFR. 2. 3

医疗机构应尊重患者拒绝复苏和放弃或停止维持生命治疗的愿望和选择。

PFR. 2. 3 的含义

关于拒绝复苏或放弃、停止维持生命治疗的决策是患者、家属、医务人员和医疗机构面临的最困难的选择之一。没有一个程序可以预料必须做出这种决策的各种情况。因此，重要的是医疗机构为做出这种困难的决策要制定一个框架。这一框架：

- 要帮助医疗机构确定对这些问题的立场；
- 确保医疗机构的立场符合当地公众的宗教和文化习俗以及任何法律或法规的规定，尤其是当法律有关复苏的规定不符合患者的意愿时；
- 认识到在治疗过程中决定发生变化的情况；
- 指导医务人员处理在执行这样的患者意愿的过程中遇到的伦理和法律问题。

为确保执行患者意愿的决策程序能连贯一致地得以实施，医疗机构要通过一个有许多专业人员参与、听取各方意见的过程来制定相应的制度和程序。该制度和程序要明确各种义务和责任，以及如何将相关过程记入患者病历。

PFR. 2. 3 的衡量要素

❑ 1. 医疗机构对患者拒绝复苏，放弃或停止维持生命治疗的决定有明确的立场。
❑ 2. 医疗机构的立场符合当地的宗教和文化习俗以及法律法规的规定。
❑ 3. 医疗机构指引医务专业人员在考虑伦理和法律的前提下完成患者的心愿。

☐ 4. 患者或者家属关于复苏服务的决定被记录于病历。

☐ 5. 规章制度和程序能支持持续性工作。

标准 PFR. 2. 4

医疗机构要支持患者要求对其疼痛进行适宜评估和处理的权利。

PFR. 2. 4 的含义

疼痛是患者常见的一种感受，持续的疼痛会对身体和心理产生不利影响。患者对疼痛的反应常受社会准则、文化和宗教习俗的影响。因此，应鼓励和支持患者诉说疼痛。医疗机构的治疗程序应认识到和反映所有患者要求对其疼痛进行适宜评估和处理的权利。（参见 COP. 6）

PFR. 2. 4 的衡量要素

☐ 1. 医疗机构要尊重和支持患者要求对其疼痛进行适宜评估和处理的权利。（参见 COP. 7.2，衡量要素 1）

☐ 2. 医疗机构的员工了解到个人、文化和社会影响到患者诉说疼痛的权利，并准确地评估和处理其疼痛。

标准 PFR. 2. 5

医疗机构要支持患者在临终时要求获得有尊严的和富有同情心的医疗服务的权利。

PFR. 2. 5 的含义

临终患者特别需要获得有尊严的和富有同情心的医疗服务。应考虑患者的舒适和尊严，以此规范临终期间的各项医疗服务。为此，所有的员工都要知道患者在临终时的特殊需求。这些需求包括：对原发和继发症状的治疗；疼痛处理（参见 COP. 6）；对患者及其家属关心的心理、社会、情感、宗教和文化方面的问题做出回应（参见 PFR. 1. 1 和 PFR. 1. 1. 1）；以及参与医疗的决定（参见 COP. 7）。

PFR. 2. 5 的衡量要素

☐ 1. 医疗机构认识到临终患者具有一些特殊需求。

☐ 2. 医疗机构的员工应尊重临终患者在治疗过程中满足其特殊需求的权利。

标准 PFR. 3

医疗机构要告知患者及其家属本机构受理投诉、纠纷和针对医疗的不同意见的过程，以及患者参与这些过程的权利。

PFR. 3 的含义

患者有权对医疗服务进行投诉，且有权要求医疗机构受理并（在可能时）解决这种投诉。医疗决定有时也会引发问题、纠纷以及其他困扰医疗机构和患者、家属或其他的决策人的难题。这些问题可能形成于就医、治疗或出院等过程。有些问题有时非常棘手，例如可能涉及患者拒绝复苏或放弃或停止维持生命治疗等问题。

医疗机构要制定相应的程序，努力解决这种难题和投诉，并在制度和程序中确定由谁来负责处理，以及患者及其家属如何参与。

PFR. 3 的衡量要素
- □ 1. 患者应被告知如果要投诉、有冲突和不同意见的表达程序。
- □ 2. 投诉、冲突和不同意见应由医疗机构调查核实。
- □ 3. 在医疗期间的投诉、冲突和不同意见应及时解决。
- □ 4. 患者应参与解决过程；适当时，家属也参与其中。
- □ 5. 规章制度和程序支持规范操作。

标准 PFR. 4

教育员工如何理解患者的价值观和信仰并维护患者的权利。

PFR. 4 的含义

医疗机构要对全体员工进行有关患者及其家属权利的教育。通过教育要使员工理解在医疗服务中他们持有的价值观和信仰可能与患者不同。该教育包括如何使每一位员工在医疗服务过程中了解和尊重患者的价值观及信仰。

PFR. 4 的衡量要素
- □ 1. 医疗机构的员工理解要在医疗过程中确定患者及其家属的价值观和信仰，并知道如何尊重这些价值观和信仰。
- □ 2. 医疗机构的员工要理解他们在维护患者及其家属权利中的职责。

标准 PFR. 5

要以患者能够理解的方式和语言，告知所有患者他们应有的权利和责任。

PFR. 5 的含义

到医疗机构就医时，无论住院患者或是门诊患者常感到惊恐和迷惑，他们很难在就医过程中了解和行使自己的权利，明白自己的责任。因此，医疗机构要为患者准备一份有关患者及其家属权利和责任的书面告示，在他们住院或在门诊就诊时给他们，并在每次就诊或住院时都能看到。例如，该告示可以张贴在医院内。

该告示要适合患者的年龄、理解能力和语言。当书面沟通无效或不适宜时，要以他们能够理解的方式和语言告知患者与家属的权利和责任。（参见 MCI. 3，衡量要素 1 和 2）

PFR. 5 的衡量要素
- □ 1. 对每一位患者都要以书面形式告知他们的权利和责任。
- □ 2. 患者权利和责任的声明应张贴出来或随时可从员工处获取。

❏ 3. 当书面沟通无效或不适宜时，医疗机构要以其他方式告知患者他们应享有的权利和责任。

知情同意

标准 PFR. 6

按照医疗机构规定的程序，并由受过培训的医务人员用患者可以理解的语言交流获得患者的知情同意。

PFR. 6 的含义

患者参与其治疗决策的一个主要方式就是享有知情同意权。要患者同意某项治疗决定，他必须知道与该治疗计划有关的那些因素。知情同意可在医疗过程的某几个环节获得。例如，在患者收治住院时，以及在某些高危操作或治疗前。知情同意的过程要由医疗机构在制度和程序中做出明确规定。这些制度和程序要符合相关的法律和法规。

要告知患者及其家属，哪些检验、操作和治疗需要获得患者同意，以及他们以什么方式给予同意（例如，口头同意、签署知情同意书、或通过某些其他的方式）。患者及其家属要知道除了患者本人外，还有谁可以给予同意。要对指定的医务人员进行有关告知患者、获得患者同意以及提供文件证明患者同意等制度和程序的培训。

PFR. 6 的衡量要素

❏ 1. 医疗机构要在制度和程序中明确规定知情同意的过程。
❏ 2. 为实施这些制度和程序，要对指定的医务人员进行培训。
❏ 3. 患者给予知情同意要符合制度和程序。

标准 PFR. 6. 1

患者及其家属能获知有关疾病、治疗计划和医疗从业人员的充分的信息，以便其对治疗做出决定。

PFR. 6. 1 的含义

医务人员要向患者，必要时要向其家属清楚地解释任何治疗计划或操作。提供的信息包括：
a）患者的病情。
b）治疗计划。
c）提供治疗的人员姓名。
d）可能的治疗效果和缺点。
e）可供选择的方案。
f）成功的可能性。
g）有关恢复期可能出现的问题。
h）不进行治疗可能产生的结果。

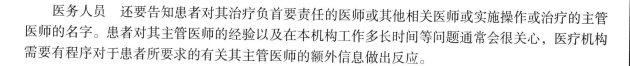

医务人员 还要告知患者对其治疗负首要责任的医师或其他相关医师或实施操作或治疗的主管医师的名字。患者对其主管医师的经验以及在本机构工作多长时间等问题通常会很关心,医疗机构需要有程序对于患者所要求的有关其主管医师的额外信息做出反应。

PFR. 6. 1 的衡量要素

❑ 1. 通过上述 a) 至 h) 的要素告知患者相关的病情和治疗计划。
❑ 2. 患者知道负责其治疗的医师或其他相关医师的名字。(参见 ACC. 2. 1,衡量要素 1)
❑ 3. 有程序对患者关于其主管医师的额外信息的咨询做出反应。

标准 PFR. 6. 2

如由他人而不是患者本人授予知情同意,医疗机构要依据现行的法律和文化习俗制定相应的程序。

PFR. 6. 2 的含义

在就患者的治疗作决定时,有时需要由其他人员而不是患者本人(或,除患者以外还需有其他人共同)授予知情同意。这在以下情况尤其适用:患者在精神上或身体上没有能力做出治疗决定;文化或习俗要求由其他人就其治疗作决定;或,患者系一名儿童。当患者不能就其治疗作决定时,代替作决定的人要予以确认。在由他人而不是患者本人授予知情同意时,该人应记入患者病历。

PFR. 6. 2 的衡量要素

❑ 1. 医疗机构要针对由他人而不是患者本人授予知情同意的情况制定相应的程序。
❑ 2. 该程序尊重法律、文化和习俗。
❑ 3. 代替患者授予知情同意的人记入患者的病历。

标准 PFR. 6. 3

某个患者被收治住院或首次门诊就诊时,医院对治疗的一般知情同意有明确的范围和限定。

PFR. 6. 3 的含义

许多医疗机构在患者被收治住院或首次门诊就诊时,都获得患者对治疗的一般知情同意(而不仅仅依据暗示同意)。在获得一般知情同意时,要告知患者有关一般知情同意的范围,例如一般知情同意包括哪些检验和治疗。还要告知患者那些需要分别获得知情同意的检验和治疗。如有医学生及其他实习医生参与医疗过程,该一般知情同意也应予以说明。医疗机构应明确规定,一般的知情同意将如何记入患者病历。

PFR. 6. 3 的衡量要素

❑ 1. 在医疗机构获得一般知情同意时,告知患者及其家属一般知情同意的范围。
❑ 2. 医疗机构要明确规定一般知情同意应如何记入患者病历。

标准 PFR. 6. 4

在手术、麻醉、输血、使用血制品以及其他高危治疗和操作前，要获得患者的知情同意。

PFR. 6. 4 的含义

如果计划的治疗方案包括手术或创伤性操作、麻醉（包括中度和深度镇静）、输血、使用血制品或其他高危治疗或操作，要分别获得患者的知情同意。该知情同意程序要提供 PFR. 6. 1 标准规定的信息，并以书面的形式记录该信息提供者的身份。

PFR. 6. 4 的衡量要素

☐ 1. 在手术或创伤性操作前，要获得知情同意。（参见 ASC. 7. 1 的含义）

☐ 2. 在麻醉（包括中度和深度镇静）前，要获得知情同意（参见 ASC. 5. 1 的含义和衡量要素 1）。

☐ 3. 在输血和使用血制品前，要获得知情同意。

☐ 4. 在实施其他高危操作和治疗前，要获得知情同意。

☐ 5. 向患者及其家属提供这些信息的人员身份要记入患者的病历。（参见 PFR. 8，衡量要素 2）

☐ 6. 知情同意要以签署知情同意书或口头同意记录的方式，记入患者病历。（参见 PFR. 8，衡量要素 2）

标准 PFR. 6. 4. 1

医疗机构列出需要获得特定知情同意的治疗和操作类目。

PFR. 6. 4. 1 的含义

并非所有的治疗和操作都需要分别获得特殊的知情同意。每一个医疗机构都要确定那些高危的、易出问题的或其他必须获得知情同意的操作和治疗。医疗机构要列出这些操作和治疗的目录，并指导医务人员如何确保获得知情同意的程序的一致性。该目录要由那些医师和其他提供这些治疗或施行这些操作的医师合作制定。该目录应包括在门诊患者和住院患者基础上提供的操作和治疗。

PFR. 6. 4. 1 的衡量要素

☐ 1. 医疗机构要列出需要分别获得知情同意的操作和治疗目录。

☐ 2. 该目录要由医师和其他提供这些治疗或施行这些操作的医师合作制定。

研 究 工 作

标准 PFR. 7

医疗机构要告知患者及其家属，如何参与以人体为对象的临床研究、调查或临床试验。

PFR. 7 的含义

一个医疗机构要进行以人体为对象的研究、调查或临床试验，须向患者及其家属提供如何参与和患者治疗需要有关的那些活动的信息。当要求患者参与时，患者需要获得相关信息以决定是否参与。这些信息包括：
- 预期效果；
- 可能的不适和风险；
- 其他可能有助患者治疗的可供选择的方案；
- 必须遵循的程序。

要告知患者，他们可以拒绝或终止参与，并且他们的拒绝或终止不会影响其获得该医疗机构的服务。

医疗机构要制定向患者及其家属提供这些信息的制度和程序。

PFR. 7 的衡量要素
☐　1. 确定合适的患者及其家属，并告知他们如何参与和患者治疗需要相关的研究、调查或临床试验。
☐　2. 把预期的效果告知参与的患者。
☐　3. 把可能的不适和风险告知参与的患者。
☐　4. 把其他可能有助他们治疗的替代方案告知参与的患者。
☐　5. 把应遵循的程序告知参与的患者。
☐　6. 向患者保证，他们拒绝或终止参与研究不会影响其获得该医疗机构的服务。
☐　7. 以制度和程序指导信息的提供和决策过程。

标准 PFR. 7. 1
医疗机构要告知患者及其家属，在选择参与临床研究、调查或临床试验时患者将如何得到保护。

PFR. 7. 1 的含义
医疗机构要进行以人体为对象的研究、调查或临床试验，必须知道其首要责任是要保护患者的健康与福利。

医疗机构要预先告知患者及其家属已制定的下列程序：
- 审查研究方案；
- 权衡参与对象的风险和利益；
- 获得参与对象的知情同意；
- 终止参与。

这些信息要与患者及其家属进行沟通，以便帮助他们决定是否参与。

PFR. 7. 1 的衡量要素
☐　1. 把医疗机构审查研究方案的程序告知患者及其家属。
☐　2. 把医疗机构权衡参与对象的利益和风险的程序告知患者及其家属。

3. 把医疗机构获得知情同意的程序告知患者及其家属。

4. 把医疗机构终止参与的程序告知患者及其家属。

标准 PFR. 8

在患者参与临床研究、调查和试验前，获得患者的知情同意。

PFR. 8 的含义

如果患者及其家属决定参与临床研究、调查或临床试验，要授予知情同意。在决定患者参与时，向患者提供的信息要符合知情同意的基本要求（参见 PFR. 6 的含义）。提供信息者和获得知情同意者均要记入患者的病历。

PFR. 8 的衡量要素

1. 在患者决定参与临床研究、调查或临床试验时，获得患者的知情同意。

2. 记录"知情同意"的决定，注明日期，并遵循 PFR. 6. 4，衡量要素 5 和 6 规定的信息。

3. 提供信息者和获得知情同意者均记入患者病历。

4. 知情同意要以签署知情同意书或口头同意记录的方式，记入患者病历。

标准 PFR. 9

医疗机构要设有一个委员会或以其他方式，监督所有在医疗机构内进行的以人体为对象的研究。

PFR. 9 的含义

如果医疗机构要进行以人体为对象的临床研究、调查或试验，须建立一个委员会或其他机制，监督所有在医疗机构内进行的这类活动。医疗机构要明确阐述监督活动的目的。监督活动包括对所有研究方案的审查程序，衡量患者相对风险和利益的程序，以及有关研究信息保密和安全的程序。

PFR. 9 的衡量要素

1. 医疗机构设立一个委员会或其他机制，监督所有在医疗机构内进行的研究。

2. 医疗机构要明确阐述监督活动的目的。

3. 监督活动包括审查程序。

4. 监督活动包括衡量患者相对风险和利益的程序。

5. 监督活动包括提供研究信息的保密和安全程序。

器 官 捐 献

标准 PFR. 10

医疗机构要告知患者及其家属，如何决定捐献人体器官和其他人体组织。

PFR. 10 的含义

医疗机构要支持患者及其家属为医学研究和人体器官移植捐献人体器官和其他人体组织的选择。要提供相关信息，其中既包括捐献程序，也包括说明该医疗机构是否系纳入社区、地区或国家的人体器官获取机构或网络的获取点。

PFR. 10 的衡量要素

❑ 1. 医疗机构支持患者及其家属捐献人体器官和其他人体组织的选择。
❑ 2. 医疗机构提供支持这种选择的信息

标准 PFR. 11

医疗机构应对人体器官和组织的摘取和移植进行监督。

PFR. 11 的含义

制度要符合法律、法规＊，并尊重当地公众的宗教及文化习俗。医疗机构要对医务人员进行实施这些制度和程序的培训，以支持患者及其家属的选择。对医务人员还应就当前人体器官捐献与移植体的可获得性等问题进行培训，例如，人体器官和组织供体短缺、非法买卖人体器官以及未经同意从死因或死亡患者摘取人体器官。医疗机构有责任确保获得活体器官捐赠者的有效知情同意书，并且有效保护患者避免迫于压力而捐献器官。医疗机构要与社区内其他负责人体器官的获得、储存、运输或移植的全部或部分过程的组织和机构合作。

PFR. 11 的衡量要素

❑ 1. 制度和程序要规范人体器官获得和捐献的程序。
❑ 2. 制度和程序要规范人体器官移植的程序。
❑ 3. 要对医务人员进行这些制度和程序的培训。
❑ 4. 对医务人员就当前人体器官捐献与移植体的可获得性等问题进行培训。
❑ 5. 医疗机构要获得活体捐赠者的知情同意书。
❑ 6. 医疗机构要与社区内有关的组织和机构合作，尊重和实施捐献人体器官的选择。

＊ 在某些国家，法律规定除非有特殊情况，每个人都是器官捐赠者。

▶ 患者评估
Assessment of Patients （AOP）

概述

有效的患者评估过程可以决定患者是否需要进行急诊、择期或计划诊疗等迫切的和持续性治疗的需要，即使在患者的病情发生变化时也可作为判断依据。患者评估是一个连续、动态的过程，在住院和门诊以及科室和诊所各环节中进行。患者评估包括 3 个基本程序：

- 收集患者的身体、精神、社会状况以及病史的信息和数据；
- 分析数据和信息，包括实验室和影像诊断检查结果，以确定患者的诊疗需求；
- 制订诊疗计划以满足所确认的患者需要。

只有充分考虑到患者的病情、年龄、健康需要以及他或她的要求与偏好时，对患者的评估才是合适的。只有与患者相关各专业医务人员共同协作，这些程序的实施才能最为有效。

标准

以下列出的是关于（患者评估）功能的所有标准。为便于读者阅读，本节未附其含义或衡量要素。有关这些标准的详细信息，请见本章下节："标准、含义和衡量要素"。

AOP. 1　医疗机构依据已建立的评估程序来确定其所服务的所有患者的医疗需求。

　　　AOP. 1.1　医疗机构根据适用的法律、法规和专业标准，决定评估最基本的内容。

　　　AOP. 1.2　每一位患者的初始评估包括对身体、心理、社会及经济等诸因素的评估，包括体格检查和健康史病史询问。

　　　AOP. 1.3　通过初始评估确定患者的医疗和护理需求并记录在临床记录中。

　　　　　　AOP. 1.3.1　急诊患者的初始医疗和护理评估是基于患者的需求和病情状况。

　　　AOP. 1.4　在医疗机构规定的时间框架内完成评估工作。

　　　　　　AOP. 1.4.1　初始医疗和护理评估在患者入院后 24 小时内完成，或根据患者的病情或医院的制度在更短时间完成。

　　　AOP. 1.5　评估所见记入患者病历，随时供患者责任医护人员查阅。

　　　　　　AOP. 1.5.1　初始医疗评估在麻醉或手术前完成记录。

AOP. 1. 6   对患者的营养状况和功能康复需求进行筛查，必要时请专科会诊作进一步评估和治疗。

AOP. 1. 7   所有的住院患者和门诊患者均要进行疼痛筛查和有疼痛时要进行评估。

AOP. 1. 8   医疗机构对本机构服务的特定人群进行个体化的初始评估。

AOP. 1. 9   对濒临死亡的病人和他们的家属要根据他们的个性化需求进行评估和再评估。

AOP. 1. 10   初始评估包括确定是否需要增加专科评估。

AOP. 1. 11   初始评估包括确定是否需要制订出院计划。

AOP. 2   所有患者都要在适当的时间间隔内基于他们的病情和治疗进行再评估，以判定他们的治疗效果，并制订进一步的治疗或出院计划。

AOP. 3   由具有资质的人员进行评估和再评估。

AOP. 4   医生、护士和其他负责患者治疗的人员和部门合作对患者评估进行分析和整合。

AOP. 4. 1   要确认最紧急或重要的治疗需要。

实验室服务

AOP. 5   可以提供实验室服务以满足患者的需要，而且所有这些服务都符合适用的地方和国家标准、法律和法规。

AOP. 5. 1   有实验室安全方案，遵照执行并记录在案。

AOP. 5. 2   由适当资质和经验的人员负责实施检验并且解释其结果。

AOP. 5. 3   按医疗机构规定的时间范围及时获得实验室检验结果。

AOP. 5. 3. 1   有危急检验结果的报告程序。

AOP. 5. 4   对所有使用的实验室设备进行定期检查、维护和校准，并对这些活动保留适当的书面记录。

AOP. 5. 5   基本试剂和其他供应品均可定期获得并对保证检验结果准确度和精确度进行评价。

AOP. 5. 6　遵循规定的程序进行标本的收集、核对、处理、安全转送以及销毁工作。

AOP. 5. 7　使用已建立的参考值和范围解释并报告临床实验室检验结果。

AOP. 5. 8　由具有资质的人员负责管理临床实验室服务或病理实验室服务工作。

AOP. 5. 9　有实验室质控程序，遵照执行并记录在案。

　　　　　AOP. 5. 9. 1　有实验室室间质控程序。

AOP. 5. 10　医疗机构定期审核外部实验室服务的质控结果。

AOP. 5. 11　必要时，医疗机构有获得专科诊断专家服务的渠道。

放射及影像诊断服务

AOP. 6　放射和影像诊断服务可满足患者需要，而且所有这些服务均符合适用的地方和国家标准、法律及法规。

AOP. 6. 1　医疗机构提供放射和影像诊断服务，或者有可以利用外部资源获得这些服务。

AOP. 6. 2　有放射安全方案，遵照执行并记录在案。

AOP. 6. 3　由具有适当资质和经验的人员负责做影像诊断、解释结果、并报告结果。

AOP. 6. 4　按医疗机构规定的时间范围及时获得放射和影像诊断结果。

AOP. 6. 5　对所有放射和影像诊断设备进行定期检查、维护和校准，并对这些活动保留适当的记录。

AOP. 6. 6　X 线胶片和其他供应品均可定期获得。

AOP. 6. 7　由具有资质的人员负责管理放射和影像诊断服务工作。

AOP. 6. 8　有质量控制程序，遵照执行并记录在案。

AOP. 6. 9　医疗机构定期审核所有外部机构诊断服务的质控结果。

AOP. 6. 10　必要时，医疗机构有渠道获得专科诊断领域的专家服务。

标准、含义和衡量要素

标准 AOP.1

医疗机构依据已建立的评估程序来确定其所服务的所有患者的医疗需要。

AOP.1 的含义

门诊患者或住院患者到医疗机构登记或入院后，医务人员应对其全面评估以确认患者就医原因。医疗机构在这个阶段需要的具体信息，以及获取这些信息的步骤取决于患者的需求和提供医疗服务的场所（例如，是住院还是门诊诊疗）。医疗机构的制度和程序规定了该过程如何进行以及需要收集和记录什么信息。（参见 ACC.1，含义陈述）。

AOP.1 的衡量要素

☐ 1. 医疗机构的制度和程序对住院患者获取评估信息有规定。
☐ 2. 医疗机构的制度和程序对门诊患者获取评估信息有规定。
☐ 3. 医疗机构的制度有明确规定要记录评估信息。

标准 AOP1.1

医疗机构根据适用的法律、法规和专业标准，确定评估的最基本的内容。

AOP.1.1 的含义

为规范地评估患者需要，医疗机构有制度规定医生、护士和其他医务人员对患者进行最基本的评估内容。每个专业要根据它的从业范围、执照、适用的法律法规或资质证明进行评估。只有合格的人员才能进行这些评估。任何评估形式都应在该制度规范下进行。医疗机构规定对住院和门诊患者的评估要在提供诊疗服务地点进行。医疗机构规定所有评估的基本共同内容，如允许，要对普通诊疗和专科诊疗服务评估范围差别明确界定。制度规定的评估可以由多个具有资质的人员且在不同的时间点完成。所有评估内容必须在治疗开始以前完成。

AOP.1.1 的衡量要素

☐ 1. 有制度规定各临床科室实施评估并具体说明所要求病史和体格检查要素的评估的最基本内容（参见 ASC.3，ME3，ASC.4，衡量要素1）。
☐ 2. 只有具有执业资质、适当的法律法规允许的人员才能实施这种评估。
☐ 3. 住院病人实施评估的最基本的内容在制度上有规定。（参见 AOP.1.2，衡量要素1）
☐ 4. 门诊病人实施评估的最基本的内容在制度上有规定。

标准标准 AOP.1.2

每一位患者的初始评估包括对身体、心理、社会及经济等诸因素的评估，包括体格检查和病史询问。

AOP.1.2 的含义

一个门诊或住院患者的初始评估对于确认他/她的医疗需求及开始诊疗过程是极为重要的。初始评估提供以下信息以便：

- 了解患者就医需求；
- 为患者选择最佳的诊治场所；
- 形成初步诊断；
- 了解患者以往治疗的效果。

为了提供这些信息，初始评估包括通过体格检查和病史询问获得的对患者病情状况的评估。心理评估确定患者的情感状况（例如，他或她是否处于抑郁、恐惧或易激惹状态，是否会自伤或他伤的情况）。收集患者的社会信息并不意味着将患者进行"分等级"，而是因为患者的社会、文化、家庭和经济状况都是影响他们对疾病和治疗反应的重要因素。家属在患者的愿望和偏好评估领域及在评估过程中了解它们是非常有帮助的。在住院或即将出院时，如果患者或其家属需要承担全部或部分医疗费时，经济因素可作为社会评估的一部分或可单独进行评估。许多不同的具有资质的医务人员可能参予评估的过程。最重要的因素是评估结果是完整的并可随时提供给负责患者治疗的医务人员使用。（参见 AOP. 1. 7，衡量要素 1，关于疼痛评估）

AOP. 1. 2 的衡量要素

❑　1.　所有住院和门诊患者要有一个初始评估，包括符合医疗机构制度要求的病史询问和体格检查。（参见 AOP. 1. 1，衡量要素 3）

❑　2.　每位有需要的患者接受初始心理评估。

❑　3.　每位有需要的患者接受初始社会和经济状况评估。

❑　4.　通过初始评估得出初步诊断。

标准 AOP. 1. 3

通过初始评估确定患者的医疗和护理需要并记录在临床记录中。

AOP. 1. 3. 1

急诊患者的初始医疗和护理评估是基于患者的需要和病情状况。

AOP. 1. 3 和 AOP. 1. 3. 1 的含义

从患者初始评估中得到的基本结果是了解患者医疗和护理需求，从而开始医疗护理工作。为了完成这项工作，医疗机构明确初始医疗、护理和其他评估的最基本内容（参见 AOP. 1. 1）、完成评估的时间框架（参见 AOP. 1. 4）及对评估进行记录的要求（参见 AOP. 1. 5）。医疗和护理评估对于启动诊疗来说是基本的，也可以有其他医疗服务从业人员提供的附加评估，包括特殊评估（参见 AOP. 1. 8）和个性化评估（参见 AOP. 1. 7）。这些评估必须予以整合（参见 AOP. 4），并且确定最迫切的诊疗需要（参见 AOP. 4. 1）。

急诊时，初始医疗和护理评估可仅限于患者外显性的需求和病情状况。此外，如果急诊患者急需手术，没有时间记录完整的病史和体格检查，手术前也要有简短记录和术前诊断记录。

AOP. 1. 3 的衡量要素

☐ 1. 通过初始评估、所记录的病史和体格检查以及基于患者已确定需求的其他评估来确定患者的医疗需求。

☐ 2. 通过护士所记录的初始评估、医疗评估及基于患者需求所进行的其他评估确定患者的护理服务需求。

☐ 3. 所确定的患者医疗需求要记录在患者的临床记录中。

☐ 4. 所确定的患者护理需求要记录在患者的临床记录中。

☐ 5. 规章制度和程序支持所有服务领域的规范操作。

AOP. 1. 3. 1 的衡量要素

☐ 1. 急诊患者的医学评估基于他们的需求和病情状况。

☐ 2. 急诊患者的护理评估基于他们的需求和病情状况。

☐ 3. 急诊手术时，在术前至少要记录简要病史和术前诊断。

标准 AOP. 1. 4

在医疗机构规定的时间框架内完成评估工作。

AOP. 1. 4 的含义

为了尽快开始正确的治疗，初始评估必须尽快完成。医疗机构规定完成评估的时间框架，特别是医疗和护理评估。精确的时间框架取决于各种因素，包括医疗机构所服务的患者类型、复杂性及其诊疗时间跨度，以及诊疗期间的病情变化情况。根据这些医疗机构可以针对不同专科领域或服务项目制定不同评估时间框架。

当部分或全部评估在医疗机构外部完成时（例如在某外科医生诊所），住院患者入院时要审核和/或核实所有的评估所见，以准确反映患者从院外评估到入院时（参见 AOP. 1. 4. 1）的变化、重要的检查发现、患者的复杂性以及所制定的诊疗和治疗计划（例如，通过审核明确诊断和诊治疗计划；手术所需的放射影像备齐；病情是否变化如血糖控制情况等；以及确定需要重做的关键实验室检查项目）。

AOP. 1. 4 的衡量要素

☐ 1. 对所有诊治场所和服务项目规定了适当的评估时间框架。

☐ 2. 在医疗机构规定的时间框架内完成评估。

☐ 3. 在住院患者入院时，审核和/或核实所有院外评估发现。（参见 AOP. 1. 4. 1 中对超过 30 天的医学评估须部分更新或重复；参见 MCI. 6，衡量要素 1）

标准 AOP. 1. 4. 1

初始医疗和护理评估在患者入院后 24 小时内完成，或根据患者的病情或医院的制度在更短时间内完成。

AOP. 1. 4. 1 的含义

在患者入院后 24 小时内完成医疗和护理评估，供所有提供患者诊疗的医务人员使用。如果患者的病情需要，则应在更短时间内完成初始的医学和/或护理评估。因此，急诊患者要立即评估，并有制度规定哪些患者人群应该在短于 24 小时内得到评估。

在医师的私人诊所或其他医院门诊进行的初始医疗评估必须是在入院前 30 天之内完成的。如果住院时患者的医疗评估超过 30 天，病史必须要更新并且体格检查重新进行。对于在入院前 30 天以内完成的医疗评估，入院时必须注明上次评估以后发生的所有显著变化。上述病史更新和重复体检可由具有资质的医务人员完成（参见 AOP. 4 的含义陈述）。

AOP. 1. 4. 1 的衡量要素

❑ 1. 初始医疗评估已在住院患者入院后 24 小时内完成或根据患者病情或医院制度的要求在更短的时间内完成。

❑ 2. 初始护理评估已在住院患者入院后 24 小时内完成或根据患者病情或医院制度的要求在更短的时间内完成。

❑ 3. 入院前或在本院门诊完成的初始医学评估有效期为 30 天，否则需更新病史且重复体格检查。

❑ 4. 对于 30 天内的评估，自上次评估以后到入院时，患者病情发生的任何明显变化都已记入患者病历。

标准 AOP. 1. 5

评估所见记入患者病历，随时供患者责任医护人员查阅。

AOP. 1. 5 的含义

评估所见用于整个诊疗过程以评价患者的病情进展并了解是否需要再评估。因此，医疗、护理和其他有意义的评估信息记录完好是基础并使患者的责任医护人员能够快速容易地从患者病历或所规定其他地方查阅到并用于诊疗。特别是患者的医疗和护理评估要在住院患者入院后 24 小时之内记入病历。这并不排除将其他更加详细的评估信息置于病历以外的地方，只要这些评估结果能随时提供给那些责任医务人员所用即可。

AOP. 1. 5 的衡量要素

❑ 1. 评估发现已记入患者病历。（参见 MCI. 19. 1，衡量要素 1）

❑ 2. 责任医护人员需要时能够从病历或其他规定的地方发现和查阅评估结果。（参见 MCI. 7，衡量要素 2）。

❑ 3. 医疗评估在入院后 24 小时内记入患者病历。

❑ 4. 护理评估在入院后 24 小时内记入患者病历。

标准 AOP1. 5. 1

初始医疗评估在麻醉或手术前完成记录。

AOP. 1. 5. 1 的含义

在实施麻醉或手术操作前，医学评估和诊断性检查结果记入患者病历。

AOP. 1. 5. 1 的衡量要素

☐ 1. 择期手术患者在术前已完成医学评估（参见 ASC. 7，衡量要素 1 和 2）。

☐ 2. 手术患者在术前已完成医学评估的记录。

标准 AOP. 1. 6

对患者的营养状况和功能状况需求进行筛查，必要时请专科会诊作进一步评估和治疗。

AOP. 1. 6 的含义

根据筛查标准，初始医学和（或）护理评估中收集的信息可能提示患者需要作进一步或更深入的营养状况或者功能状况的评估，包括跌倒/坠床风险评估。更深入的评估可能是必要的以确定需要营养干预的患者和需要康复服务的患者，或确定需要其他帮助他们恢复独立功能或挖掘最大潜力的相关服务的患者。

确认患者营养状况或功能需求的最有效方法是制定筛查标准。例如，初始护理评估表要包含筛查标准。由具有资质的人员制订筛查标准，这有助于对每一病例作进一步评估，并在必要时提供所需要的患者治疗。例如，营养风险筛查标准由使用该标准的护士、能提供膳食干预建议的膳食师和能够整合患者的营养需求要与其他需要的营养师来共同制定。（参见 COP. 5）

AOP. 1. 6 的衡量要素

☐ 1. 由具有资质的人员制订标准，筛查患者是否需要进一步营养评估。

☐ 2. 患者营养风险筛查要作为初始评估的一部分。

☐ 3. 根据筛查标准，有营养问题风险的患者接受营养评估。

☐ 4. 由具有资质的人员制订标准，筛查患者是否需要进一步功能评估。（参见 IPSG. 6，衡量要素 1，关于跌倒风险评估）

☐ 5. 筛查患者是否需要进一步功能评估要作为初始评估的一部分。（参见 IPSG. 6，衡量要素 2）

☐ 6. 根据筛查标准，需要做功能评估的患者已接受专科会诊。

标准 AOP1. 7

对所有住院和门诊患者进行疼痛筛查，有疼痛时要进行评估。

AOP. 1. 7 的含义

在初始评估期间和任何一次再评估过程中，使用筛查程序来确认有疼痛的患者。疼痛确认后，患者可以在该医疗机构接受治疗或转院治疗。根据诊疗场所和所提供的服务决定治疗范围。

若患者在本院治疗，应进行更加全面的评估。评估应适合患者的年龄并测量疼痛的强度和性质，如疼痛的特征、频率、部位和持续时间。根据本院制定的标准和患者需求记录评估的结果，以利于定期的再评估和随访。

AOP. 1. 7 的衡量要素

☐ 1. 对患者进行疼痛筛查。（参见 COP. 6，衡量要素 1）

☐ 2. 当初步筛查确认存在疼痛时，患者被转诊或医疗机构进行一次适合患者年龄、并测量疼痛强度和性质的全面的评估，如疼痛的特征、频率、部位和持续时间。

☐ 3. 根据本院制定的标准和患者需记录评估的结果，以利于定期的再评估和随访。

标准 AOP. 1.8

医疗机构对本机构服务的特定人群进行个体化的初始评估。

AOP. 1.8 的含义

在医疗机构服务的社区中，需要对某些类型患者或某些特定患者群体的初始评估程序进行调整。这种调整应依据各患者人群的独特的特征或需求。每个医疗机构了解这些特定患者团体或患者群体的特殊情况，并适当地调整其评估程序以满足他们的特殊需求。特别是当医疗机构，为下列人群提供服务时，医疗机构应为他们做如下的个性化评估：

- 儿童
- 青少年
- 虚弱的老人
- 临终期患者
- 有强烈或慢性疼痛患者
- 产妇
- 终止妊娠孕妇
- 有情感或精神疾患的患者
- 疑似药物和（或）酒精依赖的患者
- 遭受虐待和忽视的受害者
- 有感染性或传染性疾病患者
- 接受化疗和放疗患者
- 免疫系统缺乏免疫力的患者

对疑似药物和（或）酒精依赖患者的评估及对遭受虐待和忽视的患者的评估往往受患者群文化特征的影响。这些评估的目的并不在于积极主动地发现病例，而是用一种文化上可接受的并予以保密的方式对患者的需要和病情状况做出反应。

对评估程序的调整应符合当地有关这些人群和情况的法律、法规和专业标准并在适当或必要时有家属参与。

AOP. 1.8 的衡量要素

☐ 1. 医疗机构有明文规定在什么情况下需要进行额外的、专科的或更深层特殊需求的评估。

☐ 2. 对特殊需求患者群体的评估程序适当地进行调整以反映他们的需求。

标准 AOP. 1.9

对濒临死亡的病人和他们的家属要根据他们的个性化需求进行评估和再评估。

AOP. 1.9 的含义

在患者生命进入终末期时，评估和再评估要个性化以满足患者和家属的需求。对患者病情进行的评估和再评估应根据患者的下列情况：

a）恶心和呼吸窘迫症状；

b）缓解和加重身体症状的因素；

c) 当时症状处理和患者的反应；

d) 患者和家属的宗教信仰以及参与过任何宗教组织（视情况而定）；

e) 患者和家属精神上的考量或需求，如绝望、痛苦、有罪感或宽恕；

f) 患者和家属心理社会状况，如家庭关系、如在家庭提供护理服务家庭环境是否适宜、应对机制以及患者和家庭成员对疾病的反应；

g) 患者、家属或其他看护人员对生命支持性或延缓期间的服务需求；

h) 需要另选其他诊疗场所或护理级别；

i) 幸存者风险因素，如家庭应对机制和病理性哀伤反应的可能性。

AOP. 1. 9 的衡量要素

☐ 1. 对濒临死亡的病人和他们的家属根据其确定的需求，从 a) 到 i) 陈述的要素进行评估和再评估。

☐ 2. 评估结果指导诊疗和所提供的服务。（参见 AOP. 2，衡量要素 2）

☐ 3. 评估结果要记录在病历中。

标准 AOP. 1. 10

初始评估包括确定是否需要增加专科评估。

AOP. 1. 10 的含义

初始评估过程中可发现需要开展的其他评估，如牙科、听力、眼，等等。如果病人在医疗机构或社区内，医疗机构直接向患者问诊这些评估的情况。

AOP. 1. 10 的衡量要素

☐ 1. 当需要对患者增加专科评估时，可将患者转到机构内（其他科室）或机构外进行诊疗。（参见 ACC. 3，衡量要素 1）

☐ 2. 完成了在医疗机构内所进行的专科评估并记入患者病历。

标准 AOP. 1. 11

初始评估包括确定是否需要制订出院计划。

AOP. 1. 11 的含义

治疗的连续性要求为某些患者做好特殊准备和考虑，例如制订出院计划。医疗机构建立一种机制，如一份标准的清单，以确认需要制订出院计划的患者，特别是由于年龄、行动不便、需要连续的医疗和护理以及日常生活辅助等因素，他们的出院计划至关重要。安排出院可能需要一些时间，所以评估过程和制订计划过程应在患者一入院就尽快启动。

AOP. 1. 11 的衡量要素

☐ 1. 有程序确认对于哪些患者安排出院计划是至关重要的。（参见 ACC. 3，衡量要素 2）

☐ 2. 在这些患者入院后尽早开始制定出院计划。（参见 ACC. 3，衡量要素 4）

标准 AOP. 2

所有患者都要在适当的时间间隔内基于他们的病情和治疗进行再评估，以判定他们的治疗结

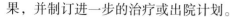

果，并制订进一步的治疗或出院计划。

AOP. 2 的含义

再评估是所有诊治过该病人的医务人员了解治疗决策是否恰当和有效的关键。在整个治疗过程中，基于患者的需要和诊疗计划，或医疗机构的制度或程序所规定，每隔一段适当的时间间隔进行一次再评估。患者再评估的结果记入病历，以便所有责任医护人员使用。（参见 MCI. 19. 1，衡量要素 5）

医师进行再评估是患者继续治疗的有机组成部分。医师对急性期患者的评估至少每天进行一次，包括周末，以及患者病情发生显著变化时。

再评估完成后应将其结果记入患者病历：

- 治疗过程中定期进行（如护理人员根据患者病情状况定期记录生命体征）；
- 医师对急性期患者每天进行再评估或按医疗机构规定的时间进行；
- 对患者病情状况的明显变化做出反应；
- 如果患者的诊断发生改变，就要修订治疗计划；
- 确定药物治疗或其他治疗是否成功，患者是否可以转院或出院。

AOP. 2 的衡量要素

☐ 1. 患者进行再评估以判定他们对治疗的反应。（参见 ASC. 5. 3，衡量要素 1 和 2；ASC. 7. 3，衡量要素 1 和 2；MMU. 7，衡量要素 1；COP. 5，衡量要素 3）

☐ 2. 患者进行再评估以规划继续治疗或出院。（参见 ACC. 3，衡量要素 2 和 3；以及 COP. 7. 1，衡量要素 2；ASC. 5. 3，衡量要素 1 和 2；及 AOP. 1. 9，衡量要素 2）

☐ 3. 患者定期再评估，时间间隔基于患者的病情状况以及当他们的病情、诊疗计划、个人需要有显著变化时或者按照医疗机构的规章制度和程序。（参见 ASC. 3，衡量要素 1；ASC. 5. 3，衡量要素 1）

☐ 4. 医师对急性期的患者至少每天进行一次再评估，包括周末。

☐ 5. 对非急性期患者，医疗机构要规定哪些情况、患者或患者群的类型需要医师的评估可以少于每天一次，并且明确规定对这些患者进行再评估的最低时间间隔。

☐ 6. 再评估记入患者病历。

标准 AOP. 3

由具有资质的人员进行评估和再评估。

AOP. 3 的含义

患者的评估和再评估是关键程序，需要经过专门教育、培训、知识和技能。因此，对每一类型的评估，要以书面形式明确规定实施评估的具有资质的人员以及他们的职责。尤其是，对那些从事急诊评估或护理需求评估的人员资质要明确规定。在每个专业进行评估要在其执业务、执照、适用法律法规或认证资格的范围内进行。

AOP. 3 的衡量要素

☐ 1. 医疗机构对进行患者评估和再评估的具有资质的人员有确定。

2. 只有那些符合执照、适用法律法规或认证资格的人员才能进行患者评估。

3. 由具有资质的人员进行急诊评估。

4. 由具有资质的人员进行护理需求评估。

5. 对实施患者评估和再评估工作的具有资质的人员要以书面形式明确他们的职责（参见 SQE.1.1，衡量要素 1 和 2；SQE.10，衡量要素 1）

标准 AOP.4

医生、护士和其他负责患者治疗的人员和部门合作对患者评估进行分析和整合。

标准 AOP.4.1

要确认最紧急或重要的治疗需求。

AOP.4 和 AOP.4.1 的含义

一位患者可能会接受院内和院外不同部门和服务项目的多种评估。因此，该患者病历中可能有许多不同的信息、检验结果和其他数据。（参见 AOP.1.4.1 的含义陈述）当负责患者诊疗的医护人员一起工作、分析评估所见并将这些信息整合成患者的整体情况，患者受益最大。通过合作，可以明确患者的需求、确定诊疗的优先顺序并做出治疗决策。此时，整合评估结果有利于协调治疗工作。（参见 COP.2）

如患者需求不复杂，合作的过程就比较简单，也不那么正式。如患者需求较复杂或不明确时，则可能需要采用正式的治疗小组会议、患者病情讨论会诊以及查房等。需要时，患者及其家属和其他患方决策人都应适当地参与决策过程。

AOP.4 的衡量要素

1. 对患者的评估数据和信息进行分析和整合。（参见 COP.1，衡量要素 1）

2. 负责患者诊疗的医护人员参与该过程。

AOP.4.1 的衡量要素

1. 根据评估结果对患者需求进行优先排序。

2. 在适当的时候，告知患者及其家属评估结果及已确定的诊断。（参见 PFR.2.1，衡量要素 1）

3. 告知患者及其家属治疗计划，使其参与决定哪些需求应优先满足。（参见 PFR.2.1，衡量要素 2 和 4 和 ACC.1.2，衡量要素 5）

实验室服务

标准 AOP.5

有实验室服务满足患者的需要，而且所有这些服务都符合适用的地方和国家标准、法律和法规。

AOP. 5 的含义

医疗机构根据患者群体、所提供的临床服务和医务人员临床需要、建立实验室服务体系，包括临床病理服务。组织和提供实验室服务要符合适用的地方和国家标准、法律和法规。

实验室服务，包括急诊需要的，可由本院提供或通过合同关系由外院提供，或两者并存。正常工作时间之外要保证为急诊患者提供实验室服务。

外部实验室服务对患者要方便可得。医疗机构基于实验室主任或其他负责人的推荐选择外部服务。外部实验室服务符合适用的法律法规并有可接受的准确和及时服务的良好记录。如转诊医师是外部实验室服务所有者时应告知患者。

AOP. 5 的衡量要素

☐ 1. 实验室服务符合适用的地方和国家标准、法律和法规。
☐ 2. 有足够的、常规的和方便的实验室服务满足需要。
☐ 3. 有急诊实验室服务，包括正常工作时间之外。
☐ 4. 外部实验室服务的选择依据可接受的记录并遵守法律法规。
☐ 5. 告知患者转诊医师与外部实验室服务之间的任何关系。（参见 GLD. 6.1，衡量要素 1）

标准 AOP. 5. 1

有实验室安全方案，有执行并记录在案。

AOP. 5. 1 的含义

根据实验室的风险和危害程度，实验室有相应级别的有效的安全方案。该方案强调安全操作和对实验室人员、其他人员和患者的预防措施（如洗眼装置、溢洒处理套件等等）。该方案与全院的安全管理方案协调一致。

实验室安全管理方案包括：
- 保证遵守适用标准和法规的书面制度和程序；
- 处理和销毁感染和危险材料的书面制度和程序（参见 FMS. 5，衡量要素 2，和 PCI. 7. 2，衡量要素 1 和 2）；
- 根据实验室操作及暴露的危害，配备相应的安全防护设施；
- 所有实验室人员均接受安全程序和操作的岗前培训；
- 对新程序及新获得或新发现的危险材料进行在岗培训。

AOP. 5. 1 的衡量要素

☐ 1. 实验室安全方案阐明实验室内外提供服务的地点的潜在安全风险的应对。（参见 FMS. 4 和 FMS. 5）
☐ 2. 该方案是医疗机构安全管理方案的一部分，且向机构安全组织至少进行年度报告或有安全事件时即时报告。（参见 FMS. 4，衡量要素 2）
☐ 3. 有书面制度和程序阐明感染和危险材料的处理和销毁。（参见 FMS. 5，衡量要素 2）

- [ ] 4. 通过特定程序及/或设施降低已经确定的安全风险。（参见 FMS.5，衡量要素 5）
- [ ] 5. 实验室人员接受过安全程序和操作的岗前培训。（参见 FMS.11，衡量要素 1 和 GLD.5.4，衡量要素 1 和 2；和 GLD.6.1，衡量要素 1）
- [ ] 6. 实验室人员接受关于新程序和新获得或新发现的危险材料方面的教育。（参见 SQE.8，衡量要素 3 和 4）

标准 AOP.5.2

由适当资质并富有经验的人员负责实施检验并且解释检验结果。

AOP.5.2 的含义

医疗机构明确哪些实验室人员能够开展检验，哪些被指定从事床边筛查检验（POCT），以及哪些负责指导和监管实施检验工作的人员。实验室管理人员和技术人员经过良好和适当的培训，有经验和技术，并且受过岗前教育。对技术人员的工作安排要符合其培训内容和经验。此外，需要有数量充足的人员及时完成检验工作，并在整个工作时间和急诊时间提供必要的实验室人员配备。

AOP.5.2 的衡量要素

- [ ] 1. 明确哪些人员从事检验工作和哪些人员负责指导与监管检验工作。
- [ ] 2. 有适当资质和有经验的人员从事检验工作。（参见 SQE.4，衡量要素 1）
- [ ] 3. 有适当资质和有经验的人员解释检验结果。（参见 SQE.4，衡量要素 1）
- [ ] 4. 有足够的工作人员满足患者的需求。
- [ ] 5. 监管人员有适当的资格和经验。

标准 AOP.5.3

按医疗机构规定的时间范围及时获得实验室检验结果。

AOP.5.3 的含义

医疗机构规定实验室检验结果的报告时间。检验结果报告的时间规定要依据患者需求、提供的服务和临床人员的需求，包括急诊检验、下班后和周末检验的需要。紧急检验结果，例如来自急诊、手术室和重症监护病房的检验结果要在质量监测过程中给予特别关注。此外，通过合同由外部机构提供实验室服务时，也要按本院规定或合同及时报告结果。（参见 AOP.5.3.1）

AOP.5.3 的衡量要素

- [ ] 1. 医疗机构已规定预期的报告结果的时间。
- [ ] 2. 对报告紧急或急诊检验结果的及时性有监控。
- [ ] 3. 实验室检验结果已在满足患者需求的时间框架内进行报告。（参见 ASC.7，衡量要素 1）

标准 AOP.5.3.1

有对诊断性检验危急结果的报告程序。

AOP.5.3.1 的含义

诊断性检验危急值的报告是对患者安全有重要意义。明显超出正常值范围的结果可能表示高度危险或危及生命的情况。建立一个正式报告系统明确规定如何让医务人员知道诊断性危急值及怎样记录此项沟通对医疗机构很重要。(参见 IPSG.2,衡量要素 2 和 4,以及 AOP.5.3)

针对诊断性检验危急值管理,医疗机构要制定流程指导医务人员在急诊或 STAT 情况下如何要求与获取检验结果。该流程也包括每种类型的重要检验和危急值的定义、危急检验结果报告者和接获者,以及监测流程遵守情况的方法。(STAT 由拉丁词"statim"衍生,是"立即"的意思。)

AOP.5.3.1 的衡量要素

❑ 1. 要用协作方式建立报告诊断性检验危急值的流程。
❑ 2. 该流程对每种检验危急值进行界定。
❑ 3. 该流程确定诊断性检验危急值报告者和接获者
❑ 4. 该流程确定记录在病历中的内容
❑ 5. 该程序对流程遵守情况进行监测并根据监测结果进行修正。

标准 AOP.5.4

对所有的实验室设备进行定期检查、维护和校准,并对这些活动保留适当的书面记录。

AOP.5.4 的含义

实验室人员的工作要确保所有的设备,包括床旁检查(POCT)所用的设备,运行于可接受的功能水平并且处于对操作者安全的运行方式。实验室设备管理方案提供:

- 选择和采购设备;
- 确认和编制设备库存清单;
- 通过检查、测试、校准和维护评估设备使用情况;
- 监测设备危险警报、召回、事故报告、问题和故障,并采取措施;
- 记录这些管理活动。

测试、维护、校准工作的频率取决于这些设备在实验室的使用情况以及记录的使用年限。

AOP.5.4 的衡量要素

❑ 1. 有实验室设备管理方案并且得到执行。(参见 FMS.8,衡量要素 1)
❑ 2. 该方案包括设备的选择和采购。
❑ 3. 该方案包括列出设备库存清单。(参见 FMS.8,衡量要素 2)
❑ 4. 该方案包括设备的检查和测试。(参见 FMS.8,衡量要素 3)
❑ 5. 该方案包括设备的校准和维护。(参见 FMS.8,衡量要素 4)
❑ 6. 该方案包括设备的监测和追踪。(参见 FMS.8,衡量要素 5)
❑ 7. 设备的所有的测试、维护和校准工作都完整地记录在案。(参见 FMS.8.1,衡量要素 1)

标准 AOP. 5. 5

基本试剂和其他供应品均可定期获得且接受评估，以保证检验结果的准确度和精确度。

AOP. 5. 5 的含义

医疗机构已确认定期提供患者实验室服务所必需的试剂和供应品。订货或确保基本试剂和供应品的程序是有效的。所有试剂的储存和分发都依照规定的程序。对所有试剂定期进行评价以确保结果的准确和精确。有书面指南确保试剂和溶剂的标签完整和准确以及所有结果的准确性和精确性。

AOP. 5. 5 的衡量要素

1. 基本试剂和供应品已确认。（参见 FMS.5，衡量要素 1）
2. 基本试剂和供应品保证供应，试剂无法取得时有相应的程序来处理。
3. 所有试剂根据制造商的指南或包装说明书储存和分发。（参见 FMS.5，衡量要素 2）
4. 实验室持有且遵循对所有试剂进行评价的书面指南，确保检验结果的准确性和精确性。
5. 所有试剂和溶剂都有完整和准确的标签。（参见 FMS.5，衡量要素 7）

标准 AOP. 5. 6

遵循规定的程序进行标本的采集、核对、处理、安全转送以及销毁工作。

AOP. 5. 6 的含义

为以下目的制订和执行有关程序：

- 开具检验医嘱；
- 采集并核对标本；
- 运送、储藏和保存标本；
- 接收、登记和追踪标本。

当送标本到外部机构做检验时，同样遵守这些程序。

AOP. 5. 6 的衡量要素

1. 有程序指导开具检验医嘱。
2. 有程序指导标本的采集和核对。（参见 IPSG.1，衡量要素 3）
3. 有程序指导标本的运送、储藏和保存。
4. 有程序指导标本的接收和追踪。
5. 程序得以执行。
6. 当利用外部机构的实验室服务时仍遵守这些程序。

标准 AOP. 5. 7

使用已建立的参考值和范围解释并报告临床实验室检验结果。

AOP. 5. 7 的含义

对每一个检验项目，实验室都有参考值区间或“正常值”范围。这个范围包括在临床记录中，既可作为检验报告的一部分，也可另附一份实验室主任批准的参考值清单。由外部机构完成检验项目时，由其提供参考值范围。这些参考值范围符合医疗机构所在地的地理和人口学特征并在检验方法改变时进行审核和更新。

AOP.5.7 的衡量要素

☐ 1. 实验室已建立每个检验项目的参考值范围。

☐ 2. 报告检验结果时，临床报告中已包括参考值范围。

☐ 3. 由外部机构完成检验项目时，由其提供参考值范围。

☐ 4. 参考值范围符合医疗机构所在地的地理和人口学特征。

☐ 5. 必要时对参考值范围进行审核和更新。

标准 AOP.5.8

由具有资质的人员负责管理临床实验室服务或病理实验室服务工作。

AOP.5.8 的含义

临床实验室服务的负责人应具有资质，具备有记载的培训、专业知识和经验，并且符合适用法律和法规。该负责人员对实验室设施及在该实验室内外提供的服务承担专业责任，包括床旁检验（POCT）。监管实验室外的检验工作包括确保全院范围内制度和程序的一致性，例如培训、供应管理及其他等，而不是对这些活动的日常监管。日常监管是开展这些检验项目部门或单位领导的职责。

该人员若提供临床咨询和医学建议，他或她应是一位临床医师，最好是一位病理学医师。专科和亚专科实验室服务应在具有相应资质的人员指导下进行。实验室主任的职责包括：

- 制订、实施和完善制度和程序；
- 行政监管；
- 完善必要的质量控制方案；
- 推荐外部的实验室服务机构；
- 监督和审核所有实验室服务项目。

AOP.5.8 的衡量要素

☐ 1. 全院的临床实验室和其他实验室服务在一个或多个具有资质的人员的指导和监管之下。（参见 GLD.5，衡量要素 1）

☐ 2. 制订、实施和维持制度与程序的责任明确并被遵照执行。

☐ 3. 行政监管的责任明确并被遵照执行。

☐ 4. 维持质量控制方案的责任明确并被遵照执行。

☐ 5. 推荐外部实验室服务的责任明确并被遵照执行。 （参见 GLD.3.3，衡量要素 4；GLD.3.3.1，衡量要素 2）

☐ 6. 监督和审核所有院内外的所有实验室服务的责任明确并被遵照执行。（参见 GLD.3.3，衡量要素 1 和 3；GLD.3.3.1，ME1）

标准 AOP. 5. 9

有实验室质控程序，有执行并记录在案。

AOP. 5. 9. 1

有实验室室间质控程序。

AOP. 5. 9 和 AOP. 5. 9. 1 的含义

健全的质量控制系统对于提供优质的病理学和临床实验室服务是至关重要的。质量控制程序包括：

- 验证所使用检验方法的准确性、精确性和报告值范围；
- 由具有资质的实验室人员对结果进行日常监测；
- 发现缺陷时及时予以纠正；
- 试剂的测试（参见 AOP. 5.5）；
- 结果和纠正措施的记录。

室间质控（PT）是判定一个实验室的检验结果与其他使用同样方法的实验室的检验结果之间的可比性。这样的测试能发现内部机制不能发现的操作问题。所以，实验室应尽可能参加一个已批准的室间质控项目。如没有已批准的项目，作为替代方案，实验室可与另一机构的实验室交换标本，以达到同行比对检验的目的。实验室应保存参加室间质控的累积记录。所有专科实验室项目都应尽可能参与室间质控项目或替代方案。

AOP. 5. 9 的衡量要素

- ☐ 1. 有临床实验室的质量控制方案。
- ☐ 2. 该方案包括检验方法的验证。
- ☐ 3. 该方案包括对检验结果的日常监测。
- ☐ 4. 该方案包括对缺陷的及时纠正。
- ☐ 5. 该方案包括对结果和纠正措施的记录。
- ☐ 6. 含义陈述中描述的 a）至 e）部分得以执行。

AOP. 5. 9. 1 的衡量要素

- ☐ 1. 实验室参加室间质控项目或替代项目，包括所有专科服务和检验项目。
- ☐ 2. 保存所有参与室间质控的累积记录。

标准 AOP. 5. 10

医疗机构定期审核所有外部实验室服务的质控结果。

AOP. 5. 10 的含义

当医疗机构使用外部实验室服务时，他们应定期收到并审核外部实验室服务的质控结果。具有资质的人员审核质控结果。

AOP. 5. 10 的衡量要素

☐ 1. 医疗机构决定外部实验室服务的质量控制数据的频率和类型。

☐ 2. 由具有资质实验室质量控制负责人或指定人员负责审核外部实验室服务质量控制结果。

☐ 3. 有资质的实验室质量控制责任人或指定人员根据质量控制结果采取行动。

☐ 4. 要给领导提供外部实验室的质量控制数据年度报告以利于合同管理和续签。

标准 AOP. 5. 11

必要时，医疗机构有获得专科诊断专家服务的渠道。

AOP. 5. 11 的含义

必要时，医疗机构能够确定并联系到某些专科诊断领域的专家，例如寄生虫学、病毒学或毒理学。医疗机构应保留一份这些专家的名单。

AOP. 5. 11 的衡量要素

☐ 1. 医疗机构已保留一份专科诊断领域的专家名单。

☐ 2. 必要时联系到专科诊断领域的专家。

放射和影像诊断服务

标准 AOP. 6

提供放射和影像诊断服务满足患者需要，而且所有这些服务均符合适用的地方和国家标准、法律及法规。

标准 AOP. 6. 1

医疗机构提供放射和影像诊断服务，或者有可以利用外部资源获得这些服务。

AOP. 6 和 AOP. 6. 1 的含义

医疗机构根据患者群体、所提供临床服务及医务人员的临床需求，建立放射和影像诊断服务体系。放射和影像诊断服务符合所有适用的地方和国家标准、法律及法规。

放射和影像诊断服务，包括急诊所需服务，既可由本院提供，也可通过协议由其他机构提供，或两者并存。对正常工作时间之外的急诊仍可提供放射和影像诊断服务。

外部服务对患者方便可得，并可及时收到报告以支持服务的连续性。医疗机构根据放射和影像诊断服务主任或其他负责人的推荐选择外部服务。外部放射和影像诊断服务符合适用的法律和法规，并有可接受的准确和及时服务的记录。医师将患者转至其拥有的外部影像诊断服务机构时应告知患者。

AOP. 6 的衡量要素

☐ 1. 放射和影像诊断服务符合适用的地方和国家标准、法律和法规。

☐ 2. 有适宜的、常规的和方便的放射和影像诊断服务满足患者需要。

☐ 3. 正常工作时间之外的急诊患者也可以得到放射和影像诊断服务。

AOP. 6.1 的衡量要素

☐ 1. 外部服务机构的选择是根据主任的推荐和可接受的及时工作记录，并遵守适用的法律和法规。

☐ 2. 患者已被告知转诊医师和外部放射和/或影像诊断服务机构之间的关系。（参见 GLD.6.1，衡量要素1）

标准 AOP. 6.2

有放射安全方案，有执行并记录在案。

AOP. 6.2 的含义

医疗机构有现行的放射安全方案，包括全院所有放射和影像诊断服务的组成部分，如肿瘤放射学和心导管室等。根据面临的风险和危害程度，建立相应的放射安全方案。该方案强调安全操作和对放射和诊断影像工作人员、其他人员及患者的防护措施。该方案与全院的安全管理方案协调一致。

放射安全管理方案包括：

- 遵守适用标准、法律和法规的书面制度和程序；
- 处理和销毁感染和危险材料的书面制度和程序；
- 根据日常操作和暴露的危害，配备相应的安全防护设施；
- 所有放射和诊断影像人员接受安全程序和操作的岗前教育；
- 对新程序和新获得或新发现的危险材料的在岗教育。

AOP. 6.2 的衡量要素

☐ 1. 有放射安全方案来处理部门内外面临的潜在安全风险和危害。（参见 FMS.4 和 FMS.5）

☐ 2. 该安全方案是全院安全管理方案的一部分且向机构安全组织至少进行年度报告或有安全事件时即时报告。（参见 FMS.4，衡量要素2）

☐ 3. 书面制度和程序已阐明遵守适用的标准、法律和法规。

☐ 4. 书面制度和程序已阐明感染和危险材料的处理和销毁。（参见 FMS.5 和衡量要素2和4）

☐ 5. 通过减少安全风险的特定程序及/或设施（如铅围裙、放射标识等等）来降低已经确定的放射安全风险。（参见 FMS.5，衡量要素5）

☐ 6. 放射和影像诊断工作人员受过安全程序和操作的岗前教育。（参见 FMS.11，衡量要素5和 GLD.5.4，衡量要素1和2）

☐ 7. 放射和影像诊断工作人员接受关于新程序和危险材料方面的教育。（参见 SQE.8，衡量要素3和4）

标准 AOP. 6. 3

由具有适当资质并富有经验的人员负责做影像诊断、解释结果和报告结果。

AOP. 6. 3 的含义

医疗机构确定哪些放射和影像诊断工作人员能够开展影像诊断、允许哪些人员实施床旁检查、哪些人员有资格解释结果或核实与报告结果，以及哪些人员负责指导和监管。监管人员和技术人员拥有充分的和适当的培训、经验和技术，并已受过岗前教育。技术人员的工作安排与他们所接受的培训和经验相符。此外，有数量充足的人员及时完成放射诊断、解释和报告，并能在整个工作时间及急诊时有必要的人员配备。

AOP. 6. 3 的衡量要素

☐ 1. 确认了哪些人员可从事影像诊断及哪些人员从事指导或监管。
☐ 2. 有适当资质和经验的人员从事影像诊断。（参见 SQE. 4，衡量要素 1）
☐ 3. 有适当资质和经验的人员解释诊断结果。（参见 SQE. 4，衡量要素 1）
☐ 4. 有适当资质人员核实和报告诊断结果。
☐ 5. 有足够的工作人员满足患者需要。（参见 GLD. 5. 2，衡量要素 3，及 SQE. 6，衡量要素 3）
☐ 6. 监管人员有适当的资质和经验。

标准 AOP. 6. 4

按医疗机构规定的时间范围及时获得放射和影像诊断结果。

AOP. 6. 4 的含义

医疗机构规定报告放射诊断和影像诊断结果的时间周期。报告结果的时间框架要依据患者需求、提供的服务及临床人员的需要，也包括急诊和下班后以及周末时间的需要。紧急放射和影像诊断（如急诊室、手术室和重症监护病房的）的结果，应在质量监测过程中给予特别关注。通过合同由外部机构提供的放射和影像诊断，也要按本院制度或合同要求进行报告。

AOP. 6. 4 的衡量要素

☐ 1. 医疗机构已规定预期的结果报告时间。
☐ 2. 对紧急/急诊情况的结果报告的及时性有监测。
☐ 3. 放射和影像诊断结果在预定的时间框架内报告以满足患者需要。（参见 ASC. 7，衡量要素 1）

标准 AOP. 6. 5

对所有用于放射和影像诊断设备进行定期检查、维护和校准，并对这些活动保留适当的记录。

AOP. 6. 5 的含义

放射和影像诊断人员要确保所有设备处于可接受的功能水平运行，并保障操作者安全。放射和影像诊断设备管理方案要提供：

- 选择和采购设备；
- 确认和编制设备库存清单；
- 通过检查、测试、校准和维护评估设备使用情况；
- 监控并处理设备危险警报、召回、事故报告、问题和故障；
- 记录该管理方案实施情况。

测试、维护和校准工作的频率取决于设备的使用情况及其记录的使用年限。（参见 FMS.8，含义陈述）

AOP.6.5 的衡量要素

☐ 1. 有放射和诊断影像设备管理方案并贯彻执行。（参见 FMS.8，衡量要素1）
☐ 2. 该方案包括设备的选择和采购。
☐ 3. 该方案包括列出设备库存清单。（参见 FMS.8，衡量要素2）
☐ 4. 该方案包括设备的检查和测试。（参见 FMS.8，衡量要素3）
☐ 5. 该方案包括设备的校准和维护。（参见 FMS.8，衡量要素4）
☐ 6. 该方案包括设备的监控和追踪。（参见 FMS.8，衡量要素5）
☐ 7. 设备所有测试、维护和校准都完整记录在案。（参见 FMS.8.1，衡量要素1）

标准 AOP.6.6

X 线片和其他供应品均可定期获得。

AOP.6.6 的含义

医疗机构确认为患者定期提供放射和影像诊断服务所必要的胶片、试剂和供应品。订货或确保基本胶片、试剂和其他供应品的程序是有效的。所有供应品的储存和分发都依照所规定的、结合供应商推荐意见的程序。根据供应商推荐意见，定期评价所有试剂以确保结果的准确性和精确性。（参见 AOP.6.8，含义陈述）

AOP.6.6 的衡量要素

☐ 1. 已确定基本的 X 线片、试剂和供应品。（参见 FMS.5，衡量要素1）
☐ 2. 保证基本的 X 线片、试剂和供应品供应。
☐ 3. 所有供应品按指南储存和分发。（参见 FMS.5，衡量要素2）
☐ 4. 对所有供应品做定期评价确保检查结果的准确性。
☐ 5. 所有供应品都有完整和准确的标签。（参见 FMS.5，衡量要素7）

标准 AOP.6.7

由具有资质的人员负责管理放射和影像诊断服务工作。

AOP.6.7 的含义

医疗机构内任何场所提供的放射和诊断影像服务都应有一位具有资质，具备有记录的培训、专业知识和经验的人员来指导，且符合适用法律和法规。该负责人对放射和诊断影像服务设施及其所提供的服务承担专业责任。若该人员提供临床咨询或医学建议，他或她应是一名医师，最好是一名放射医师。放射治疗或其他专门服务应在具有相应资质的人员指导下进行。放射和影像诊断科主任的职责包括：

- 制订、实施并完善制度和程序；
- 行政监管；
- 完善必要的质量控制方案；
- 推荐院外放射和影像诊断服务；
- 监督和审查所有放射和影像诊断服务项目。

AOP. 6. 7 的衡量要素

☐ 1. 放射和影像诊断服务要在一个或多个具有资质的人员的领导下开展工作。（参见 GLD. 5，衡量要素 1）

☐ 2. 制订、实施和维持制度和程序的责任明确并被遵照执行。

☐ 3. 行政监管的责任明确并被遵照执行。

☐ 4. 维持质量控制方案的责任明确并被遵照执行。

☐ 5. 推荐院外放射和影像诊断服务的责任明确并被遵照执行。（参见 GLD. 3. 3，衡量要素 4）

☐ 6. 监督和审核所有放射和影像诊断服务的责任明确并被遵照执行。（参见 GLD. 3. 4，衡量要素 1）

标准 AOP. 6. 8

有质量控制程序，有执行并记录在案。

AOP. 6. 8 的含义

健全质量控制系统对提供优质的放射和影像诊断服务是至关重要的。

质量控制程序包括：

- 校验检测方法的准确性和精确性；
- 由具有资质的放射学人员进行日常影像诊断结果的监测；
- 发现缺陷时及时纠正；
- 对试剂和溶剂进行测试（参见 AOP. 6. 6）；
- 结果和纠正措施的记录。

AOP. 6. 8 的衡量要素

☐ 1. 有放射和影像诊断服务的质量控制方案并贯彻执行。

☐ 2. 质量控制包括校验检测方法。

☐ 3. 质量控制包括对影像诊断结果进行日常监测。

☐ 4. 质量控制包括及时纠正发现的缺陷。

☐ 5. 质量控制包括测试试剂和溶剂。

☐ 6. 质量控制包括记录结果和纠正措施。

标准 AOP. 6. 9

医疗机构定期审核外部机构诊断服务的质控结果。

AOP. 6. 9 的含义

当医疗机构使用外部放射和影像诊断服务时，定期收到并审查外部放射服务的质量控制结果。由合格人员审查该质量控制结果。难以获得外部诊断影像的质量控制时，主任制定替代措施监管质量。

AOP. 6. 9 的衡量要素

❏ 1. 医疗机构确定外部放射服务的质量控制数据的类型和频率。
❏ 2. 由具有资质的放射质量控制负责人或指定人员审核外部放射服务质量控制结果。
❏ 3. 责任人和有资质指定人员根据质量控制结果采取行动。
❏ 4. 外部放射服务质量控制数据年度报告提供给领导以利于合同管理和续签。

标准 AOP. 6. 10

必要时，医疗机构有渠道获得专科诊断领域的专家服务。

AOP. 6. 10 的含义

必要时，医疗机构能够确认和联系到专科诊断领域的专家服务，例如放射物理学、放射肿瘤学或核医学。医疗机构保留这些专家的名单。

AOP. 6. 10 的衡量要素

❏ 1. 医疗机构保留专科诊断领域的专家名单。
❏ 2. 医疗机构必要时联系专科诊断领域的专家。

患者治疗
Care of Patients（COP）

概述

医疗机构主要目的是为患者诊疗。在一个支持性环境中针对每个患者独特的需求提供最适宜的诊疗服务需要高水平的计划和协作。患者的诊治过程中有些活动是基本的。为患者提供诊疗的所有科室都包含这些基本活动：

- 为每一位患者制定并实施诊疗计划；
- 监测患者了解诊疗结果；
- 必要时修订诊疗计划；
- 完成诊疗计划；
- 制定随访计划。

许多医生、护士、药剂师、康复治疗师和其他医务人员都要完成这些任务。每个医务人员在患者治疗中都有一个明确的角色。其角色定位取决于相应的执照、证书、资格、法律法规、个人特殊技能、知识和经验以及机构规章制度或岗位职责。有些护理可由患者、家属或其他受过训练的陪护人员来执行。

患者评估（AOP）标准（参见第 67 – 90 页）描述了提供医疗服务的基础——根据对每个患者需求评估而制订的一套诊疗方案。该医疗服务可以是预防性的、姑息性的、根治性的或康复性的，可以包括麻醉、手术、用药、支持疗法或这些方法的组合。仅有治疗方案还不足以取得理想的预后。医疗服务必须将为患者提供服务的所有人员给予协调与整合。

标准

以下列出的是实现本章功能的所有标准。为便于读者阅读，本节未附其含义或衡量要素。关于这些标准的详细信息，请见本章下节："标准、含义和衡量要素"。

对所有患者的诊疗服务

COP. 1　有规章制度和程序和适用法律法规指导对所有患者统一规范的诊疗。

COP. 2　对每个患者的诊疗有整合与协调流程。

　　　COP. 2. 1　对每个患者要有诊疗计划并写入病历。

　　　COP. 2. 2　有权给患者开具医嘱者应在病历统一位置书写医嘱。

　　　COP. 2. 3　执行过的操作要写入病历。

COP. 2. 4　患者和家属应知情诊疗结果包括意外结果。

高风险患者的诊疗和高风险服务的提供
COP. 3　有规章制度和程序指导高危患者的诊疗和高风险服务的提供。

COP. 3. 1　有规章制度和程序指导急诊患者诊疗。

COP. 3. 2　有规章制度和程序指导全院的心肺复苏服务。

COP. 3. 3　有规章制度和程序指导血液及血液制品的处理、使用和输入。

COP. 3. 4　有规章制度和程序指导依赖生命支持患者或昏迷患者的治疗。

COP. 3. 5　有规章制度和程序指导传染病患者和免疫抑制患者的治疗。

COP. 3. 6　有规章制度和程序指导透析患者的治疗。

COP. 3. 7　有规章制度和程序指导约束具的使用和对使用约束具患者的治疗。

COP. 3. 8　有规章制度和程序指导老年患者、残疾人、儿童和易受虐待人群的治疗。

COP. 3. 9　有规章制度和程序指导化疗或其他高风险用药患者的治疗。

食物和营养治疗
COP. 4　根据患者的营养状况及其临床治疗需要，为患者常规提供多种多样和适宜的食物选择。

COP. 4. 1 食物准备、处理、储存和派送应是安全的并遵守法律、法规和目前惯例。

COP. 5　存在营养风险的患者能接受到营养治疗。

疼痛管理
COP. 6　患者获得有效疼痛管理的支持。

临终关怀
COP. 7　医疗机构提供临终关怀服务。
COP. 7. 1　对临终患者的治疗应最大程度地满足其舒适和尊严。

标准、含义和衡量要素

对所有患者的诊疗服务

标准 COP. 1

有规章制度和程序和适用法律法规指导对所有患者统一规范的治疗。

COP. 1 的含义

有同样健康问题和诊疗需求的患者有权接受到整个医疗机构同样质量的服务。贯彻"同等水平医疗质量"的原则需要医院领导规划和协调患者的诊疗。特别是就诊在不同科室的相似患者群体接受的服务应有规章制度和程序的指导，以确保服务的统一性。另外，医院领导应确保每周的每一天和每天的所有工作班组都有同等水平的医疗护理。那些规章制度和程序符合适用的法律法规，该法律法规是在广泛合作的基础上制订出来用于指导医疗服务过程。统一规范的患者诊疗主要反映在以下方面：

a）就医可及性和医疗护理的适宜性与患者的支付能力或支付来源无关。

b）在每周每日每时刻都能获得具有资质的医务人员的适宜医疗服务。

c）病情急重程度决定资源分配以满足患者需要。

d）整个医疗机构为患者均提供同等水平的治疗（例如麻醉服务）。

e）整个医疗机构为有相同护理需要的患者均提供同等水平的护理服务。

统一规范的患者治疗有利于资源高效利用，有利于全医院类似诊疗效果评价。

COP. 1 的衡量要素

❑　1.　医疗机构的领导合作制订统一规范的治疗程序。（参见 ACC. 1. 1 和 AOP. 4，衡量要素 1；和 ASC. 2，衡量要素 1）

❑　2.　规章制度和程序指导统一规范的医疗服务并反映相关法律法规。

❑　3.　统一规范的医疗服务应满足含义解释中第 a）～e）的要求。（参见 ASC. 3，衡量要素 1）

标准 COP. 2

对每个患者的诊疗有整合与协调流程。

COP. 2 的含义

患者治疗过程是动态的并涉及众多医务人员、多个部门、科室和服务部门。整合协调各种患者诊疗活动是为了取得高效治疗过程、更有效地利用人力和其他资源，以及产生更好的患者预后的目标。因此，医院领导应利用各种工具和技术，更好地整合协调给患者的诊疗服务（比如诊疗小组、多科联合查房、联合诊疗计划表、一体化病历和病例管理者等）。（参见 AOP. 4 含义陈述）

病历应有利于并反映诊疗的整合与协调。特别是每个医护人员都在病历中记录其对患者的观察

和治疗。同样，患者诊疗小组会议的所得出的结果或结论或类似的病例讨论结果都应写入病历。（参见 COP.5，衡量要素2）

COP.2 的衡量要素

☐ 1. 整合与协调不同地点、科室和服务部门所制定的诊疗计划。（参见 ACC.2，衡量要素3）
☐ 2. 整合与协调不同地点、科室和部门诊疗的提供
☐ 3. 任何患者治疗小组会议或其他病例会诊的结果或结论都应写入病历。

标准 COP.2.1

对每个患者要有诊疗计划并写入病历。

COP.2.1 的含义

患者诊疗过程应仔细做好计划以取得最佳效果。制订计划过程应利用首次评估和定期再评估的数据来确定治疗、操作、护理和其他治疗措施，并按轻重缓急进行排序实施，以满足患者需求。患者和家属应参与诊疗计划的制订过程。该计划要记入病历。诊疗计划应在住院患者入院后24小时内完成。根据主管医务人员的再评估，诊疗计划应更新以恰当反映患者病情变化。

为患者所制订的诊疗计划一定要针对其实际需要。患者需要可能因临床病情改善而改变，也可能在常规的再评估有新发现（如异常的实验室或放射影像检查结果）或因病情突变（如意识丧失）而改变。因为需求改变，患者的治疗方案也要随之发生变化。这些变化应写入病历，作为首次计划的补充或修订，或作为新的诊疗目标，或制定全新的诊疗方案。

注意：一个整合的、各专业有明确的可衡量的预期进度的诊疗方案优于各医生分别制定的各自诊疗方案。每个患者的诊疗方案应反映个体化的、客观的和实际的治疗目标以有利于再评估和诊疗方案的修订。

COP.2.1 的衡量要素

☐ 1. 住院患者诊疗计划应在入院后24小时内由其责任医生、护士和其他医务人员制订完成。
☐ 2. 治疗方案要个体化并依据患者首次评估数据。
☐ 3. 每个患者的诊疗计划要以可衡量的进度（目标）形式写入患者病历。
☐ 4. 根据医务人员对患者的再评估要对预期的进度（目标）适当更新或修订。
☐ 5. 责任医师对每个患者的诊疗计划进行复阅和核实并在进度记录中予以标注。 （参见 ACC.2.1，衡量要素1）
☐ 6. 所订诊疗计划得以落实。（参见 COP.2.3，含义陈述）
☐ 7. 为患者提供的诊疗应由提供治疗的医务人员写入患者病历。（参见 ASC.5.2，衡量要素1；ASC.7.2，含义陈述；和 COP.2.3，衡量要素1）

标准 COP.2.2

有权给患者开具医嘱者应在病历统一位置书写医嘱。

COP. 2. 2 的含义

患者诊疗活动包括各类医嘱，如实验室检查、用药、护理和营养治疗。有关诊断性、手术性和其他操作性医嘱由具有资质的人员作出。这些医嘱如需及时执行则应保证其可及性。将医嘱写在常用医嘱单上或病历中统一固定的位置以利于医嘱执行。书面医嘱帮助员工理解医嘱的具体要求，何时执行和由谁执行等。医嘱可写在（单独）医嘱单上，定期或出院时转抄到患者病历中。

各医疗机构决定：

- 哪些医嘱必须是书面而非口头；
- 哪些影像诊断和临床实验室检查的医嘱必须说明临床适应证/理由；
- 任何专科的例外比如急诊室和重症监护病房（ICU）；
- 谁有权写医嘱；
- 医嘱应写在病历的什么位置。

COP. 2. 2 的衡量要素

☐ 1. 医嘱书写按本单位要求及规章制度执行。（参见 MMU. 4，衡量要素 1）

☐ 2. 需要作出解释时，影像诊断和临床实验室检查医嘱应包括临床适应证/理由。

☐ 3. 只有有授权者才可以写医嘱。

☐ 4. 医嘱应在病历中统一的位置。

标准 COP. 2. 3

执行过的操作要写入病历。

COP. 2. 3 的含义

已实施的诊断和其他操作及其结果应写入患者病历。这些操作包括内镜、心导管和其他侵入和非侵入性的诊断和治疗操作。（外科手术操作参见 ASC. 7. 2，衡量要素 2 和 COP. 2. 1，衡量要素 6）

COP. 2. 3 的衡量要素

☐ 1. 已执行的操作写入患者病历。（参见 COP. 2. 1，衡量要素 7）

☐ 2. 已执行的操作的结果写入患者病历。

标准 COP. 2. 4

患者和家属应知情诊疗结果包括意外结果。

COP. 2. 4 的含义

医疗护理过程是一个持续不断评估和再评估、计划和提供治疗以及评估预后的循环。患者及其家属应知情评估过程结果，知情所制订的护理与治疗计划并参与诊治决策。这样，要完成与患者的信息沟通，患者就要对护理和诊治结果知情。这包括对任何意外的诊治结果知情。

COP. 2. 4 的衡量要素

☐ 1. 患者和家属对其护理与治疗结果知情。（参见 PFR. 2. 1. 1，衡量要素 1）

☐ 2. 患者和家属对其护理与治疗的任何意外结果知情。（参见 PFR. 2. 1. 1，衡量要素 2）

高危患者诊疗和高风险服务的提供

标准 COP. 3

有规章制度和程序指导高危患者诊疗和高风险服务的提供。

COP. 3 的含义

医疗机构为具有不同医疗需求的广大患者提供医疗护理服务。有些患者因为其年龄、病情或其需求的危急性被认为是高危患者。儿童和老人通常被归入这类患者，因为他们常常不能自述病情，不理解诊疗程序，无法参与自己诊疗的决策。同样地，受惊吓的、迷惑或昏迷的急诊患者也不明白诊疗过程，而对他们的治疗又必须高效快速地进行。

医疗机构提供广泛的医疗服务，有些服务被认为是高风险的，因为抢救生命所用的复杂设备（如透析患者）、治疗的特性（如血液和血制品的使用）、对患者的潜在伤害（如约束具）或某些高风险药物的毒副作用（如化疗）。

规章制度和程序是重要的工具，使医务人员理解这些高危患者和高风险服务，从而能够以彻底的、合理的和统一规范的方式进行处理。医院领导有责任：
- 确定本院的高危患者和高风险服务；
- 运用合作方式来制订有关规章制度和程序；
- 培训员工执行这些规章制度和程序。

如医院有 COP. 3.1 到 COP. 3.9 条款中所确定的（高危）患者和（高风险）服务，则应包括在该程序中。如有其他高危患者和高风险服务，也应包括其中。

医疗机构也许希望明确与任何操作或诊疗方案相关的风险（比如需要预防深静脉血栓形成、压疮和跌倒等）。若存在这些风险，可以通过教育员工和制订适当的规章制度和程序来加以预防。（参见 PFR. 1.5，衡量要素 1 和 2）

COP. 3 的衡量要素
☐ 1. 医疗机构的领导们已确定本院的高危患者和高风险服务。
☐ 2. 领导们制订适当的规章制度和程序。
☐ 3. 员工们已经受过培训并运用这些规章制度和程序指导治疗。

标准 COP. 3. 1

有规章制度和程序指导急诊患者的诊疗。

标准 COP. 3. 2

有规章制度和程序指导全院的心肺复苏服务。

标准 COP. 3. 3

有规章制度和程序指导血液及血液制品的处理、使用和输入。

标准 COP. 3. 4

有规章制度和程序指导依赖生命支持患者或昏迷患者的治疗。

标准 COP. 3. 5

有规章制度和程序指导传染病患者和免疫抑制患者的治疗。

标准 COP. 3. 6

有规章制度和程序指导透析患者的治疗。

标准 COP. 3. 7

有规章制度和程序指导约束具的使用和对使用约束具患者的治疗。

标准 COP. 3. 8

有规章制度和程序指导老年患者、残疾人、儿童和易受虐待人群的治疗。

标准 COP. 3. 9

有规章制度和程序指导化疗或其他高风险用药患者的治疗。

标准 COP. 3. 1 至 COP. 3. 9 的含义

针对特殊的高危患者群或高风险服务必须制订相应的规章制度和程序，以便于适当有效地降低相关风险。尤为重要的是规章制度和程序要明确：

a）如何制订计划，包括如何明确成人和儿童人群的区别以及其他特殊考量；

b）对诊疗团队所要求的文件，以便于有效地合作与沟通；

c）适当时，知情同意方面的特殊考量；

d）患者监测要求；

e）参与诊疗疗过程的医务人员应具备的特殊资质或技能；

f）特殊设备的准备和使用。

临床指南和临床路径常常有助于制订规章制度和程序，可结合应用（参见 PFR. 1. 4，衡量要素 2；PFR. 1. 5，衡量要素 1 和 2；及 AOP. 1. 7）

注：标准 COP. 3. 1 至 COP. 3. 9，含义的要素 a）至 f）必须在所要求的规章制度和程序中有所反映。

COP. 3. 1 的衡量要素

- ❒ 1. 有适当的规章制度和程序指导急诊患者的诊疗。
- ❒ 2. 患者接受的治疗符合规章制度和程序。

COP. 3. 2 的衡量要素

- ❒ 1. 有适当的规章制度和程序指导全院统一均质的心肺复苏服务。
- ❒ 2. 所实施的心肺复苏服务符合规章制度和程序。

COP. 3. 3 的衡量要素

- ❒ 1. 有适当的规章制度和程序指导血液和血制品的处理、使用和输入。
- ❒ 2. 血液和血制品的输入符合规章制度和程序。

COP. 3. 4 的衡量要素

- ❒ 1. 有适当的规章制度和程序指导昏迷患者的治疗。
- ❒ 2. 有规章制度和程序指导依赖生命支持患者的治疗。
- ❒ 3. 昏迷患者和依赖生命支持患者接受的治疗符合规章制度和程序。

COP. 3. 5 的衡量要素

- ❒ 1. 有适当的规章制度和程序指导传染病患者的治疗。
- ❒ 2. 有适当的规章制度和程序指导免疫抑制患者的治疗。
- ❒ 3. 免疫抑制患者和传染病患者接受的治疗符合规章制度和程序。

COP. 3. 6 的衡量要素

- ❒ 1. 有适当的规章制度和程序指导透析患者的治疗。
- ❒ 2. 透析患者接受的治疗符合规章制度和程序。

COP. 3. 7 的衡量要素

- ❒ 1. 有适当的规章制度和程序指导约束具的使用。
- ❒ 2. 使用约束具的患者接受的治疗符合规章制度和程序。

COP. 3. 8 的衡量要素

- ❒ 1. 有适当的规章制度和程序指导依赖性的年老体弱患者的治疗。
- ❒ 2. 依赖性的年老体弱患者接受的治疗符合规章制度和程序。
- ❒ 3. 有适当的规章制度和程序指导依赖性年幼儿童的治疗。
- ❒ 4. 依赖性年幼儿童接受的治疗符合规章制度和程序。
- ❒ 5. 易受虐待患者群已被确定并有适当的规章制度和程序指导其治疗。
- ❒ 6. 确定的易受虐待患者群接受的治疗符合规章制度和程序。

COP. 3. 9 的衡量要素

- ❒ 1. 有适当的规章制度和程序指导化疗或其他高风险用药患者的治疗。

☐ 2. 化疗或其他高风险用药患者接受的治疗符合规章制度和程序。

食物和营养治疗

标准 COP. 4

根据患者的营养状况及其临床治疗需要，为患者常规提供多种多样和适宜的食物选择。

COP. 4 的含义

合适的食物和营养对患者健康和康复十分重要。适合于患者年龄、文化和饮食偏好以及治疗计划的食物要能常规提供。患者参与制订饮食计划和选择食物，患者家属，如适宜，也可参与提供符合文化、宗教和其他传统习惯的食物。根据患者需求的评估和治疗计划，患者的责任医生或其他具有资质的医务人员为患者开具食物或其他营养医嘱。如由患者家属或其他人为患者提供食物，他们应受到饮食方面的教育，包括根据患者治疗需要和计划哪些食物应禁忌以及食物和药物相互作用的信息。有可能的情况下，患者可以选择到与其营养状况相符合的各类食物。

COP. 4 的衡量要素

☐ 1. 可常规提供对患者适宜的食物或营养。
☐ 2. 所有住院患者饮食医嘱在患者餐饮前就已记录在病历中。
☐ 3. 饮食医嘱符合患者的营养状况和治疗需要。
☐ 4. 患者可以选择符合其病情和治疗的各类食物。
☐ 5. 如由家属提供食物，他们已接受到教育并了解患者的饮食禁忌。

标准 COP. 4. 1

食物准备、处理、储存和派送应是安全的并遵守法律、法规和目前惯例。

COP. 4. 1 的含义

食物准备、储存和派送受到监控以确保安全并遵守法律、法规和目前惯例。食物准备和储存方法应减少污染和腐烂的风险。食物在规定的时间发送到患者。有食物和营养制品包括肠内营养制品能满足特殊患者需要。

COP. 4. 1 的衡量要素

☐ 1. 用减少污染和腐烂风险的方式准备食物。
☐ 2. 用减少污染和腐烂风险的方式储存食物。
☐ 3. 肠内营养制品的储存要符合厂家建议。
☐ 4. 食物派送准时并满足某些特殊要求。
☐ 5. 实际做法符合相应的法律、法规和惯例。

标准 COP. 5

存在营养风险的患者能接受营养治疗。

COP.5 的含义

首次评估筛查要确定出那些有营养风险的患者。将这些患者转诊给营养师做进一步评估。一旦确定某患者有营养风险，就要制订营养治疗方案。治疗过程应得到监测并记入病历。医生、护士、营养部门，以及（合适时）患者家属，合作制订营养治疗计划并实施。（参见 AOP.1.6，含义陈述）

COP.5 的衡量要素

- ☐ 1. 对评估有营养风险的患者接受到营养治疗。
- ☐ 2. 通过合作的方式，制定计划、提供营养服务并监测营养治疗。（参见 COP.2，内含陈述）
- ☐ 3. 监测患者对营养治疗的反应。（参见 AOP.2，衡量要素 1）
- ☐ 4. 患者对营养治疗的反应记入其病历。（参见 MCI.19.1，衡量要素 5）

疼痛管理

标准 COP.6

患者应获得有效疼痛管理的支持。

COP.6 的含义

疼痛是患者常见的一种感受；未缓解的疼痛对身心均有不利影响。患者有权得到恰当的疼痛评估和管理并受到尊重和支持（参见 PFR.2.5，含义陈述）。基于医疗机构的服务范围，应有程序恰当地评估和管理疼痛，包括：

- a）在首次评估和再评估中确认疼痛患者；
- b）遵循指南和常规提供疼痛管理；
- c）对患者及家属有关疼痛和症状管理进行沟通和教育，应尊重他们个人、文化和宗教信仰。（参见 PFR.1.1，衡量要素 1）
- d）教育医务人员如何开展疼痛评估和管理。（参见 PFR.2.4）

COP.6 的衡量要素

- ☐ 1. 基于医疗机构的服务范围，建立疼痛患者确认程序。（参见 AOP.1.7，衡量要素 1）
- ☐ 2. 疼痛患者接受的治疗符合疼痛管理指南。
- ☐ 3. 基于医疗机构的服务范围，有对患者及家属有关于疼痛知识的沟通和教育程序。（参见 PFE.4，衡量要素 4）
- ☐ 4. 基于医疗机构的服务范围，有对员工有关于疼痛教育的程序。（参见 SQE.3，衡量要素 1）

临终关怀

接近生命终末期的患者及其家属需要针对其特殊需求的诊疗服务。临终患者感受的症状与疾病过程或治疗措施有关，或者需要帮助以处理与死亡和临终相关的社会心理、精神和文化问题。家属与其他陪护人员可能需要舒缓其照护临终亲人的痛苦或需要帮助以应对失去亲人的悲伤。

医疗机构提供临终关怀的目标要考虑治疗或服务的环境（比如晚期病人的安养院或姑息治疗病区）、服务类型和服务的患者群体。医疗机构应制订管理临终关怀的程序。这些程序应：
- 保证患者的症状得到评估和恰当的处理；
- 保证临终患者能够有尊严并尊重地得到治疗；
- 按需要经常评估患者以发现其他症状；
- 制订预防性和治疗性措施计划以处理其他症状；
- 教育患者和员工有关管理其他症状的知识。

标准 COP. 7

医疗机构提供临终关怀服务。

COP. 7 的含义

疼痛或临终患者特别需要有尊重和富有同情心的治疗。要做到这一点，所有医务人员应该了解生命终末期患者的特殊需求。对患者舒适和尊严关心就应该指导临终期间方方面面的服务工作。医疗机构提供的临终关怀服务包括：
- a）根据患者和家属的愿望，提供恰当的治疗减轻症状；
- b）谨慎处理诸如尸解和器官捐献等敏感问题；
- c）尊重患者的价值观、宗教和文化取向；
- d）让患者和家属参与治疗的所有方面；
- e）对患者和家属的心理、情感、精神和文化需要予以关注。

要达到这些目标，所有医务人员应该了解生命终末期患者的特殊需要（参见 PFR. 2.5，含义陈述）。医疗机构通过评价家属和员工对所提供的临床关怀感受来评价其服务质量。

COP. 7 的衡量要素

☐ 1. 医务人员了解生命终末期患者特殊需求。（参见 PFR. 1.1，衡量要素 1）

☐ 2. 医疗机构提供的临终关怀针对临终患者的需求，至少包括含义陈述中所提到的要素 a）到 e）的评价。

☐ 3. 临终关怀的质量由家属和员工评价。

标准 COP. 7. 1

对临终患者的治疗应最大程度地满足其舒适和尊严。

COP. 7. 1 的含义

医疗机构应该确保疼痛或临终患者得到恰当的治疗，通过：
- 干预管理疼痛和原发或继发症状；
- 尽可能合理地预防症状和并发症；
- 干预处理患者和家属有关临终和悲伤的社会心理、情感和精神需要；
- 干预处理患者和家属的宗教和文化方面的需要；

- 让患者和家属参与治疗决策。

COP. 7. 1 的衡量要素

☐ 1. 实施干预管理疼痛和原发或继发症状。（参见 PFR. 2. 4，衡量要素1）

☐ 2. 尽可能合理地预防症状和并发症。（参见 AOP. 2，衡量要素2）

☐ 3. 实施干预处理患者和家属有关临终和悲伤的社会心理、情感和精神需求。

☐ 4. 实施干预处理患者和家属的宗教和文化方面的需求。（参见 PFR. 2，衡量要素1，和 PFR. 2. 1，衡量要素4）

☐ 5. 患者和家属已参与治疗决策。（参见 PFR. 2，衡量要素1 和 PFR. 2. 1，衡量要素4）

麻醉和外科治疗
Anesthesia and Surgical Care（ASC）

概述

麻醉、镇痛和手术干预的应用在医疗机构中是既常见又复杂的医疗过程。它们都需要全面、综合的患者评估、整体的治疗计划、持续的患者监测以及按指征进行转诊以便后续治疗、康复及最后转院和出院。

麻醉和镇静通常被视为从轻度镇静到全麻的连续过程。鉴于患者的反应在这一连续过程中可有不同变化，麻醉和镇静的应用是以整体化的方式来组织。因此，本章将着重阐述麻醉和中度/深度镇静，因为在此过程中患者维持通气功能的保护性反射随时可能受到抑制。本章将不涉及轻度镇静（解除焦虑）的使用。因此，"麻醉"一词在本章中只包括中度镇静和深度镇静。

注：在任何采用麻醉和/或中度或深度镇静的场所以及在任何施行需要签署知情同意书（参见PFR.6.4）的手术或其他有创操作时，均适用麻醉和手术标准。此类场所包括医院手术室、日间手术间或日间病房、牙科和其他门诊诊室、急诊科、加强监护区或其他区域等。

标准

以下列出的是实现本功能的所有标准。为便于读者阅读，本节未附其含义或衡量要素。关于这些标准的详细信息，请见本章下节："标准、含义和衡量要素"。

组织和管理

ASC.1 麻醉服务（包括中度和深度镇静）可满足患者的需要，且所有这些服务符合适用的地方和全国性标准、法律法规和专业标准。

ASC.2 由具有资质的人员负责管理麻醉服务（包括中度和深度镇静）。

镇静治疗

ASC.3 有规章制度和程序指导接受中度和深度镇静的患者的治疗。

麻醉治疗

ASC.4 由具有资质的人员开展麻醉前评估和诱导前评估。

ASC.5 每例患者的麻醉治疗是有计划的，并记入病历。

    ASC.5.1 与患者、家属或为患者的监护人讨论麻醉的风险、益处和替代措施。

    ASC.5.2 施行的麻醉和麻醉技术记入患者病历。

    ASC.5.3 麻醉期间持续监测每例患者的生理状态并记入病历。

ASC.6 每例患者的麻醉后状态予以监测和记录，患者经具有资质的人员同意后或根据业已制订的标准离开麻醉恢复室。

手术治疗

ASC. 7　　根据评估结果，对每例患者制订手术治疗计划并做记录。

ASC. 7. 1　　与患者、家属或患者的监护人讨论手术的风险、益处和替代措施。

ASC. 7. 2　　患者病历中有手术报告或操作简要记录，以利于继续诊疗。

ASC. 7. 3　　在手术期间和手术后持续监测每例患者的生理状态并记入病历。

ASC. 7. 4　　制定术后患者的治疗计划并做记录。

标准、含义和衡量要素

组织和管理

标准 ASC. 1

麻醉服务（包括中度和深度镇静）可满足患者的需要，且所有这些服务符合适用的地方和全国性标准、法律法规和专业标准。

ASC. 1 的含义

医疗机构根据患者人群、临床服务项目和医务人员的需求，建立提供麻醉服务（含中度镇静和深度镇静）的体系。麻醉服务（含中度镇静和深度镇静）符合适用的地方和全国性标准和法律法规。

麻醉服务（含中度镇静和深度镇静以及急诊所需相关服务）可在医疗机构内部或通过协议由其他机构提供，或两者兼备。在正常工作时间之外也有急诊麻醉服务（含中度镇静和深度镇静）。

使用外部麻醉服务应根据麻醉科主任或其他麻醉/镇静服务负责人的建议。外部服务符合适用的法律法规，并具备良好的质量和患者安全记录。

ASC. 1 的衡量要素

☐ 1. 麻醉服务（含中度镇静和深度镇静）符合适用的地方和全国性标准和法律法规。

☐ 2. 有适当的、常规的和方便的麻醉服务（含中度镇静和深度镇静）以满足患者的需要。

☐ 3. 在正常工作时间之外也有急诊麻醉服务（含中度镇静和深度镇静）。

☐ 4. 选择外部麻醉服务应根据麻醉科主任的建议、良好的工作记录，并遵守适用的法律法规。

标准 ASC. 2

由具有资质的人员负责管理麻醉服务（包括中度和深度镇静）。

ASC. 2 的含义

麻醉服务（含中度和深度镇静）应根据适用的法律法规的要求，在一名或多名经过专业训练、有专业知识、有经验的人员的指导下进行。该人员对所提供的麻醉服务承担专业责任。相关责任包括：

- 制订、实施和完善规章制度；
- 行政监督；
- 维持所有必要的质控方案；
- 推荐可用的外部麻醉服务（含中度和深度镇静）；
- 监督和审核所有麻醉服务（含中度和深度镇静）。

ASC. 2 的衡量要素

☐ 1. 在机构内部有规范的麻醉服务（含中度和深度镇静）。（参见 COP. 1，衡量要素 1）

☐ 2. 麻醉服务（含中度和深度镇静）在一名或多名具有资质的人员的指导下进行。（参见 GLD. 5）

☐ 3. 明确并履行包括制订、实施和完善规章制度在内的相关责任。

☐ 4. 明确并履行包括维持质控方案在内的相关责任。

☐ 5. 明确并履行包括推荐可用的外部麻醉服务（含中度和深度镇静）在内的相关责任。（参见 GLD. 3.3，衡量要素1）

☐ 6. 明确并履行包括监督和审核所有麻醉服务（含中度和深度镇静）在内的相关责任。

镇静治疗

标准 ASC. 3

有规章制度和程序指导接受中度和深度镇静的患者的治疗。

ASC. 3 的含义

镇静（特别是中度镇静和深度镇静）对患者具有一定风险，因此其应用应根据明确的定义、规章制度和程序。镇静的程度是一个连续过程，根据所用药物、给药途径、用药剂量，患者可从一种镇静程度进入下一镇静程度。需要引起注意的重要问题包括：患者维持保护性反射的能力；独立、连续的开放气道；对物理刺激或口述指令的反应。

镇静的规章制度和程序应明确：

a）在制订镇静计划时，应考虑成人和儿童的差异或其他特殊问题；

b）为治疗小组提供需要的记录文件，以便有效地工作和沟通；

c）考虑专用的知情同意书（如适用）；

d）监测患者的频率和类型；

e）参与镇静过程的相关人员应具有专门的资质或技能；

f）专用设备的保证和使用。

在患者接受中度和深度镇静的过程中，负有相应责任的医师、牙医或其他合格的医务人员的资质也是非常重要的。该人员必须具备以下方面的能力：

g）各种镇静模式的技术；

h）适宜的监测；

i）处理并发症；

j）使用麻醉苏醒剂；

k）至少掌握基本的生命支持技术。

具有资质的负责人员对患者进行镇静前评估，以确保准备实施的镇静和镇静程度对患者是适宜的。医疗机构的制度规定镇静前评估的范围和内容。

除医师或牙医外，有具有资质的人员负责对患者的生理参数进行不间断的监测并协助采取生命支持或复苏措施。监测人员的资质和用于监测的设备和供应品与医疗机构内部其他场所（如手术室和口腔门诊）提供镇静的相关要求相同。由此保证总体监护水平一致。（参见 COP. 1，衡量要素3，和 GLD. 3.2.1，衡量要素3）

有关镇静程度的定义可参阅本手册的"词汇表"。

ASC. 3 的衡量要素

❑ 1. 适宜的规章制度和程序，至少包括含义陈述中 a）至 f）部分，为中度和深度镇静患者的治疗提供指导。（参见 AOP. 2，衡量要素 3；COP. 1，衡量要素 3；和 MMU. 4，衡量要素 1）

❑ 2. 根据 ASC. 2 确定的具有资质的人员参与制订这些规章制度和程序。

❑ 3. 根据医疗机构的规章开展镇静前评估，评估对患者实施镇静的风险和适宜性。（参见 AOP. 1.1，衡量要素 1）

❑ 4. 负责镇静的具有资质的人员至少符合含义陈述中 g）至 k）等要点。

❑ 5. 由具有资质的人员在镇静期间或镇静恢复期间监测患者并记录监测结果。

❑ 6. 已制定并记载镇静后恢复和转出标准。

❑ 7. 根据医院规定提供中度镇静和深度镇静。

麻醉治疗

标准 ASC. 4

由具有资质的人员开展麻醉前评估和诱导前评估。

ASC. 4 的含义

由于麻醉的风险较大，应认真制订实施计划。患者的麻醉前评估是制定计划和术后止痛的依据。麻醉前评估应提供下列信息：

- 选择麻醉方式并制订麻醉计划；
- 安全地给予适宜的麻醉剂；
- 解释对患者监测的结果。

麻醉师或其他具有资质的人员开展麻醉前评估。

麻醉前评估可在入院前或手术前开展，在紧急状况下或产妇亟需麻醉时，也可在即将施行手术前开展。

麻醉诱导前的评估应与麻醉前评估分开，因为前者着重针对的是生理稳定性及患者是否已准备好接受麻醉，应在麻醉诱导前一刻开展。

如需紧急施行麻醉，麻醉前评估和诱导前评估可紧接着前后进行；也可同时开展，但必须单独记录。

ASC. 4 的衡量要素

❑ 1. 对每名患者都开展麻醉前评估。（参见 AOP. 1.1，衡量要素 1）

❑ 2. 在即将行麻醉诱导前对患者单独开展诱导前评估，以再次评估患者。

❑ 3. 两次评估都由具有资质的人员实施。

❑ 4. 两次评估记入临床病历。

标准 ASC. 5

每例患者的麻醉治疗有计划有记录。

ASC. 5 的含义

麻醉治疗应仔细计划并记入麻醉记录。计划应考虑从其他患者评估中收集的信息，确定拟使用的麻醉、给药方法、其他用药和液体摄入、监测程序及预期的麻醉后治疗。

ASC. 5 的衡量要素

☐ 1. 每例患者的麻醉治疗都有计划。

☐ 2. 该计划有记录。

标准 ASC. 5. 1

与患者、家属或患者的监护人讨论麻醉的风险、益处和替代措施。

ASC. 5. 1 的含义

麻醉计划的制订过程包括向患者、家属或患者的监护人告知与计划中的麻醉和术后镇痛相关的风险、益处和替代方案。正如 PFR. 6. 4，衡量要素 2 所要求的那样，这种讨论也是获得麻醉（包括中度和深度镇静）同意书过程中的一部分。麻醉师或具有资质的人员提供相关指导。

ASC. 5. 1 的衡量要素

☐ 1. 向患者、家属或患者的监护人告知麻醉相关的风险、益处和替代方案。（参见 PFR. 6. 4，衡量要素 2）

☐ 2. 麻醉师或其他具有资质的人员提供相关指导。

标准 ASC. 5. 2

施行的麻醉和麻醉技术记入患者病历。

ASC. 5. 2 的含义

施行的麻醉和麻醉技术记入患者的麻醉记录。

ASC. 5. 2 的衡量要素

☐ 1. 施行的麻醉已记入患者的麻醉记录。（参见 COP. 2. 1，衡量要素 7，和 MCI. 19. 1，衡量要素 4）

☐ 2. 施行的麻醉技术已记入患者的麻醉记录。

☐ 3. 麻醉科医师和/或护士及麻醉助理人员的姓名均载入患者的麻醉记录。

标准 ASC. 5. 3

麻醉期间持续监测每例患者的生理状态并记入病历。

ASC. 5. 3 的含义

生理状态监测可提供关于麻醉（包括全身麻醉、脊髓麻醉和区域麻醉）期间和麻醉恢复期间患者状况的可靠信息。监测方法取决于患者的麻醉前状况、麻醉选择及麻醉期间手术或其他操作的复杂程度。不过，对于所有患者来说，总体的监测过程都应是持续的，其结果应记入患者病历。

ASC. 5. 3 的衡量要素

☐ 1. 规章制度明确规定了麻醉期间最低需要达到的监测频率和类型，且对于接受相似麻醉的相似患者是统一应用的。（参见 AOP. 2，衡量要素 1 – 3）

☐ 2. 在使用麻醉期间，根据相应的规章制度对生理状态进行检测。（参见 AOP. 2，衡量要素 1 和 2）

☐ 3. 监测结果写入患者的麻醉记录。（参见 MCI. 19. 1，衡量要素 4）

标准 ASC. 6

每例患者的麻醉后状态予以监测和记录，患者经具有资质的人员同意后或根据业已制订的标准离开麻醉恢复室。

ASC. 6 的含义

麻醉期间的监测是麻醉后恢复期监测的基础。持续、系统地收集和分析患者麻醉恢复期的相关资料，有利于判断是否需将患者转出或降低监护级别。记录监测结果也有利于为决定患者是否转出提供书面证据。

患者转出麻醉后恢复区或中断恢复期监测的标准可根据如下任何一条：

a）由具有完全资质的麻醉师或麻醉科负责人授权的其他合格人员批准患者转出或中断恢复期监测。

b）由护士或同样具有资质的人员根据医院领导制订的麻醉后标准安排患者转出或中断恢复期监测，且患者的病历有记录证明患者的情况符合上述标准。

c）患者被转到适宜的能够提供麻醉和镇静后护理的科室，如心血管重症监护病房、神经外科重症监护病房等。

到达和离开恢复区（或中断恢复期监测）的时间应予记录。

ASC. 6 的衡量要素

☐ 1. 根据相应的规章制度，在麻醉后恢复期对患者进行监测。（参见 PFR. 6. 4，衡量 3）

☐ 2. 监测结果载入患者的书面病历或电子病历。（参见 MCI. 19. 1，衡量要素 4）

☐ 3. 根据上述含义陈述中要点 a）至 c）的不同方式决定患者转出麻醉后恢复区或中断恢复期监测。

☐ 4. 开始和结束麻醉恢复的时间要载入病历。

手术治疗

标准 ASC. 7

根据评估结果，对每例患者制订手术治疗计划并做记录。

ASC. 7 的含义

由于手术具有较高的风险，应审慎计划。患者评估是选择适宜的手术术式的基础。评估可为以下步骤提供所需的信息：

- 选择适宜的手术术式和最佳的手术时机；
- 安全施行手术；
- 解释对患者监测的结果。

术式选择取决于患者的病史、身体状况、诊断结果及该术式对患者的风险和益处。术式选择应充分考虑从入院评估、诊断检查和其他已有的信息。如急诊患者需要手术，可适当缩短评估时间。

拟施行的手术治疗应记入患者病历，包括术前诊断。手术术式名称本身并不足以构成一种诊断。

ASC. 7 的衡量要素

☐ 1. 责任医师在施行手术前将用于开展和支持计划好的侵入性手术程序的评估信息记入病历。（参见 AOP. 1.5.1，衡量要素 1；AOP. 5.3，衡量要素 3；和 AOP. 6.4，衡量要素 3）

☐ 2. 根据评估信息，计划好每例患者的手术治疗计划。（参见 AOP. 1.5.1，衡量要素 1）

☐ 3. 在施行手术前，责任医师将术前诊断和计划好的手术治疗方案记入病历。（参见 AOP. 1.5.1，衡量要素 1 和 MCI. 19.1，衡量要素 3）

标准 ASC. 7.1

与患者、家属或为患者作决策者讨论手术的风险、益处和替代措施。

ASC. 7.1 的含义

按 PFR. 6.4 的要求，患者本人、家属或决策者在参与治疗决策前获得了充分的信息，并签署了知情同意书。相关信息包括：

- 拟施行的手术的风险；
- 拟施行的手术的益处；
- 潜在的并发症；
- 治疗该患者的手术和非手术的替代方案。

此外，如需使用血液或血制品，应向患者本人、家属或监护人介绍与之相关的风险和替代方案。应由患者的外科医师或其他具有资质的人员提供这方面的信息。

ASC. 7.1 的衡量要素

☐ 1. 向患者本人、家属或监护人讲解与拟施行的手术术式相关的风险、益处、潜在的并发症和替代方案。（参见 PFR. 6.4，衡量 1）

☐ 2. 向患者本人、家属或监护人讲解使用血液和血制品的必要性、风险/益处和替代方案。

☐ 3. 由患者的外科医师或其他具有资质的人员提供这方面的指导。（参见 PFR. 6.1，衡量要素 2）

标准 ASC. 7.2

在患者病历中有一份外科手术报告或手术摘要，以利于继续治疗。

ASC.2 的含义

患者的术后治疗取决于手术操作中的事件和发现。因此，患者的病历中应记入术后诊断、手术操作和所见描述（包括手术送检标本），并有外科医师和手术助手的姓名。为便于术后支持性连续治疗的需要，应在患者离开术后麻醉恢复区之前完成书面手术报告。（参见 COP2.1，衡量要素 7，和 AOP.5.3，衡量要素 3）

在患者离开术后麻醉恢复区之前，可用一份手术摘要替代外科手术报告。书面外科手术报告或手术摘要至少应包括以下内容：

 a）术前诊断；

 b）手术医师和助手的姓名；

 c）手术操作的名称；

 d）送检的手术标本；

 e）操作过程中并发症（或无并发症）的具体说明，包括失血量；

 f）日期、时间和责任医师签名。

ASC.7.2 的衡量要素

❑ 1. 书面外科手术报告和手术摘要至少包括含义陈述中 a）至 f）部分。

❑ 2. 在患者离开术后麻醉恢复区之前，已有了书面手术报告或在患者病历中记载着手术摘要。（参见 COP.2.3，含义陈述）

标准 ASC.7.3

在手术期间和手术后持续监测每例患者的生理状态并记入病历。

注： 如患者手术中仅接受了局部麻醉、没有全身麻醉或区域麻醉或镇静时才需要对此项计分。

ASC.7.3 的含义

手术期间及术后即刻已对患者的生理状况进行持续监测。监测的具体实施应适合患者的状况和所施行的手术。

监测结果有助于形成手术中决策及术后决策，如再次手术、转至其他级别的治疗或出院。监测信息可为医疗和护理提供指导，并明确诊断性和其他服务的需求。监测所见应在患者病历中记录。这一规定与麻醉期间生理监测的规定是相同的。（参见 ASC.5.3）

ASC.7.3 的衡量要素

❑ 1. 手术期间已对患者的生理状况进行持续监测。（参见 AOP.2，衡量要素1）

❑ 2. 监测结果已记入患者病历。（参见 AOP.2，衡量要素 1 和 MCI.19.1，衡量要素 4）

标准 ASC.7.4

制定术后患者的治疗计划并做记录。

ASC.7.4 的含义

每例患者术后对医疗护理的需求都不相同。因此，有必要制订治疗计划，包括治疗的级别、治疗场所、后续监测或治疗以及用药需要。术后治疗计划可根据评估的患者需要和病情状况在术前进行。计划的治疗方案已记入患者病历，以确保麻醉恢复期或康复期相关服务的连续性。

ASC. 7. 4 的衡量要素

☐ 1. 应明确患者需求，针对每位患者制订医疗、护理和其他术后治疗计划。

☐ 2. 术后计划应由责任外科医师记入患者病历；也可由该外科医师委派的人员记入病历，并由该外科医师与委派人员共同签署。

☐ 3. 术后护理计划记入患者病历。

☐ 4. 患者治疗需要时由其他人员提供的术后治疗护理计划也记入患者病历。

☐ 5. 该治疗/护理计划于术后24小时内记入患者病历。

☐ 6. 按计划提供治疗/护理。

药品管理和使用
Medication Management and Use（MMU）

概述

药品管理是对症治疗、预防性治疗、治愈性治疗和姑息治疗中不可或缺的一个组成部分。药品管理包括医疗机构向患者提供药物治疗的系统和流程。这通常涉及到医疗机构的多学科工作人员协调一致的工作，药品的选择、采购、贮存、用药医嘱/处方、抄录、分发、制剂、调剂、给药、记录和药物疗效监测都应适用有效的流程设计、实施和改进的原则。虽然不同国家的医疗服务提供者在药品管理中的角色存在较大差异，但为保障患者安全而实施的可靠的药品管理流程是一致的。

注意：药品包括：任何处方药；药物样品；草药；维生素、营养品；非处方药；疫苗；用于诊断、治疗或预防疾病或其他异常情况的诊断性和对比试剂；放射药品；呼吸治疗；肠外营养；各种血液制品和静脉输注液（单纯的或含电解质和/或药物）。

标准

以下列出的是实现本功能的所有标准。为便于读者阅读，本节未附其含义或衡量要素。关于这些标准的详细信息，请见本章下节："标准、含义和衡量要素"。

组织和管理

MMU. 1　医疗机构的药品使用必须遵守适用的法律法规，并高效地组织管理以满足患者的需求。

    MMU. 1.1　由取得相应执业资格的药师、技术人员或其他受过培训的专业人员监管药房或药学部门。

选择和采购

MMU. 2　经合理选择的处方或医嘱用药有贮备或随时可供使用。

    MMU. 2.1　医疗机构有监督用药目录和药物使用的措施。

    MMU. 2.2　医疗机构能随时获得本机构未贮存或不能正常获得的药品，或在药房关门时也能获得药物。

贮存

MMU. 3　正确、安全地贮存药品。

    MMU. 3.1　医疗机构的规章制度为药品和适用营养制品的正确贮存提供支持。

    MMU. 3.2　存放于药房以外的急诊药品随时可得、受到监督、并是安全的。

MMU. 3.3　医疗机构有药品召回制度。

用药医嘱和抄录

MMU. 4　有规章制度和程序对开具处方、用药医嘱和抄录进行指导。

MMU. 4.1　医疗机构规定一份完整的用药医嘱单或处方所应具备的构成要素以及适用医嘱单的类型。

MMU. 4.2　医疗机构确定具备资格的人员方可开具处方或用药医嘱。

MMU. 4.3　已开具处方并使用的药品记入病历。

制剂和调剂

MMU. 5　药品的制剂和调剂都在安全、清洁的环境中进行。

MMU. 5.1　处方或医嘱用药接受适宜性审核。

MMU. 5.2　有制度确保在正确的时间对正确的患者调配正确剂量的药品。

给药

MMU. 6　医疗机构确定具备资格的人员方可对患者给药。

MMU. 6.1　给药须经核对程序，对照用药医嘱准确无误。

MMU. 6.2　有规章制度和程序对带入本医疗机构的患者自用药或样品药进行管理。

监测

MMU. 7　对患者用药疗效进行监测。

MMU. 7.1　用药差错（包括临界差错）按本医疗机构规定的程序和时间要求报告。

标准、含义和衡量要素

组织和管理

标准 MMU. 1

医疗机构的药品使用必须遵守适用的法律法规，并高效地组织管理以满足患者的需求。

MMU. 1 的含义

药品是患者治疗的重要资源，必须有效地、高效率地组织管理。药品管理不仅是药学部门的责任，也是医疗机构管理者和临床医务人员所应履行的职责。如何分担这一责任取决于医疗机构的结构和人员配备。在一些未设药房的医疗机构中，可根据本机构的规章制度由各临床单位自行管理药品；在设有大型中心药房的医疗机构中，通常由药房对整个机构的药品进行组织和监管。有效的药品管理包括医疗机构的所有部门、住院部、门诊部和专门科室。医疗机构的组织结构以及药品管理系统的运行均应遵照适用的法律法规。

为确保药品管理和使用的效率和有效，医疗机构应对药品管理每年至少进行一次系统审核。此类年度审核汇总了本年度药品管理方面的信息和经验。相关信息和经验可包括以下内容：

- 该系统与以下工作相关的部分是否良好运行
  - 药品的选择和采购；
  - 贮存；
  - 用药医嘱和抄录；
  - 制剂和配药；
  - 给药和监测；
- 监测处方集中任何更改（如，增加药品）所带来的后果
- 监测用药差错和临界差错
- 明确任何教育的需求
- 考虑采纳新的循证规范

此类审核过程使医疗机构了解在药品使用的质量和安全方面进行持续系统改进的必要性和重要性。

MMU. 1 的衡量要素

☐ 1. 有计划或规章制度或其他文件，明确在整个医疗机构药品使用如何进行组织和管理。

☐ 2. 所有参与药品管理过程的场所、部门和人员均已纳入本医疗机构的组织结构。

☐ 3. 制定相应的规章制度，对本医疗机构药品管理和药品使用的各个阶段进行指导。

☐ 4. 每12个月至少对药品管理系统进行一次审核并有记录。

☐ 5. 药房或药学部门和药品使用必须遵守适用的法律法规。

☐ 6. 与药品使用直接有关的人员可方便地获取适用的药品信息来源。

标准 MMU. 1. 1

由取得相应执业资格的药师、技术人员或其他受过培训的专业人员监管药房或药学部门。

MMU. 1. 1 的含义

由合格人员直接监督药房或药学部门的工作。该人员已取得相应的执业资格、证书，并受过专业培训。监管工作包括 MMU. 2 ~ MMU. 5 所描述的过程，并参与 MMU. 7 ~ MMU. 7. 1 的活动。

MMU. 1. 1 的衡量要素

☐ 1. 由一名已取得相应的执业资格、证书，并受过专业培训的人员监管所有活动。（参见 GLD. 5，衡量要素1）
☐ 2. 该人员对 MMU. 2 ~ MMU. 5 所描述的过程进行监督。

选择和采购

标准 MMU. 2

经合理选择的处方或医嘱用药有贮备或随时可供使用。

MMU. 2 的含义

各医疗机构必须决定哪些药品可供医务人员作为处方和医嘱用药。该决定应基于医疗机构的使命、患者需求和提供服务的类型。医疗机构应制定一份当前贮存的或可从外部途径随时获取的全部药品的目录（通称"处方集"）。在某些情况下，法律或法规可确定该目录的药物品种或这些药品的来源。药品选择是一个多方协作的过程，需要综合考虑患者需求、安全和经济。有时，因药品供应延误、全国性短缺或其他不能通过正常库存控制而预期的原因可导致药品库存不足。此时，应有相关的程序告知处方医师有关库存短缺状况以及建议的替代药品。

MMU. 2 的衡量要素

☐ 1. 应有医院用药目录或从外院途径随时获取的药物清单。
☐ 2. 通过多方协作的过程制定药品目录（除非法规或本机构之外的主管部门另有规定）。
☐ 3. 针对药品短缺状况制定相关程序，包括告知处方医师并建议替代的药品。

标准 MMU. 2. 1

医疗机构有监督用药目录和药物使用的措施。

MMU. 2. 1 的含义

医疗机构应制定相应方法（如指定一个专门委员会）来保持和监督药品目录，并监督本机构药品使用情况。参与监督药品目录的人员应包括与开具医嘱、调剂、给药和药品监督过程直接有关的医务人员。决定是否从目录中增删药品应依据用药指征、疗效、风险和成本等标准。应有相应的程序或机制来监测患者对新增药品的反应。例如，决定药品目录增加一种或一类新药，应有相关的程序来监督用药指征的适宜性、如何开处方（如给药剂量或途径）以及在新药引进阶段出现的任何未预料的不良事件或情况。

应根据药品安全性和疗效的最新信息以及药品使用和不良事件的信息，对药品目录每年至少进行一次审核。与药品的综合管理相关的还包括应确保药品受到保护，以免药房或任何其他贮存、调剂药品场所的药品受损或失窃。

MMU. 2. 1 的衡量要素

❑ 1. 有相应方法监管本机构药品使用情况。

❑ 2. 医疗机构的药品受到保护，以免受损或失窃。

❑ 3. 参与评价和更新该药品目录的人员包括参与处方、配药、给药和患者监测的医务人员。

❑ 4. 依据相关标准决定从目录中增删药品。

❑ 5. 如目录中新增药品，应有相应的程序或机制，监测药品使用状况及任何未预料的不良事件。

❑ 6. 根据药品安全性和疗效方面的信息，对药品目录每年至少进行一次审核。

标准 MMU. 2. 2

医疗机构能随时获得本机构未贮存或不能正常获得的药品，或在药房关门时也能获得药物。

MMU. 2. 2 的含义

医疗机构偶可出现库存中没有或不能随时获得所需药品的情况。此时应有相关程序批准和采购此类药品。此外，还可能存在夜间需用药或药房关门或所需药品被上锁的情况。各医疗机构都应为出现此类情况制定预案，并培训工作人员如何遵循相关程序予以应对。（参见 GLD. 3. 2. 1，衡量要素 2）

MMU. 2. 2 的衡量要素

❑ 1. 有相关的程序批准和采购本机构未贮存或不能正常获得的所需药品。（参见 GLD. 3. 2. 1，衡量要素 1）

❑ 2. 在药房关门或所需药品被上锁时，有相应程序可获得药品。（参见 GLD. 3. 2. 1，衡量要素 2）

❑ 3. 工作人员了解相关程序。

贮　存

标准 MMU. 3

正确、安全地贮存药品。

MMU. 3 的含义

药品可贮存于药房或药学部门的贮存区（间）、病房药房或病房的护理站。标准 MMU. 1 对所有贮存药品的场所提供了监管机制。所有贮存药品的场所均应遵循以下原则：

    a）药品的贮存条件应能保证药品的稳定性。

    b）应根据适用法律法规对管制药品进行严格登记。

    c）药品和用于配制药品的化学品应准确标明其成分、失效日期和注意事项。

    d）除非临床需要，浓缩电解质溶液不得贮存于病房；如贮存于病房，则应采取适当的预防措施，以免疏忽而误用（根据"国际患者安全"目标3，衡量要素1和2评分）。

    e）应根据医院规章制度对所有药品贮存区（间）定期进行检查，以确保药品存放正确。

    f）医疗机构的规章制度应明确规定如何识别和存放患者自带药品。

MMU. 3 的衡量要素

含义陈述中列举的要素 a）至 f）均单独评分，因其属于关键或高风险领域。

☐ 1. 药品的贮存条件能保证药品的稳定性。

☐ 2. 根据适用法律法规对管制药品进行严格登记。

☐ 3. 药品和用于配制药品的化学品准确标明其成分、失效日期和注意事项。

☐ 4. 根据医院规章制度对所有药品贮存区（间）定期进行检查，以确保药品存放正确。

☐ 5. 医疗机构的规章制度明确规定如何识别和存放患者自带药品。

标准 MMU. 3. 1

医疗机构的规章制度为药品和适用营养制品的正确贮存提供支持。

MMU. 3. 1 的含义

某些类型的药品由于其高度危险（放射性药品）、特殊情况（由患者自行带入）、存在被滥用或误用的机会（样品和急诊用药）、或其特殊的性质（适用的营养制品），则最好制定专门的规章制度规定如何进行贮存和控制使用。该规章制度应对领药过程、药品识别（如有必要）、贮存和分发作出规定。

MMU. 3. 1 的衡量要素

☐ 1. 医疗机构的规章制度规定了如何正确地贮存营养制品。

☐ 2. 医疗机构的规章制度规定了如何贮存放射性药品、试验用药品和类似药品。

☐ 3. 医疗机构的规章制度规定了如何贮存和控制药物样品。

☐ 4. 所有药品的贮存遵循医疗机构的规章制度。

标准 MMU. 3. 2

存放于药房以外的急诊药品随时可得、受到监督、并是安全的。

MMU. 3. 2 的含义

在救治急诊患者时，迅速获取适宜的急诊用药是至关重要的。各医疗机构应针对急诊用药存放的位置以及在这些位置应提供所需的药品做好规划。例如，在手术室应备有用于逆转麻醉的药。急诊科的橱柜、手推车、箱包均可用作此途。为确保随时可获取所需的急诊用药，医疗机构应建立相应的程序或过程以防止药品的滥用、失窃或损耗。该过程也应能确保药品在使用、损坏或过期后能

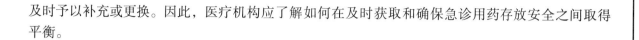

及时予以补充或更换。因此，医疗机构应了解如何在及时获取和确保急诊用药存放安全之间取得平衡。

MMU. 3. 2 的衡量要素

☐ 1. 急诊科室备有急诊用药，或急诊用药可在医疗机构内随时获得以备急诊所需。（参见 GLD. 3. 2. 1，衡量要素 1 和 MMU. 2. 2，衡量要素 1）

☐ 2. 医疗机构已建立相应的规章制度明确急诊用药的贮存、维护和防止失窃或损耗。

☐ 3. 基于医疗机构的规章制度，对急诊用药进行监督，并在药品使用、损坏或过期后能及时补充或更换。

标准 MMU. 3. 3

医疗机构有药品召回制度。

MMU. 3. 3 的含义

医疗机构有相应程序，识别、收回、返回或安全而正确地销毁由药品制造商或供应商召回的药品。有规章制度或程序处理已知过期或过时药品的任何使用或销毁问题。

MMU. 3. 3 的衡量要素

☐ 1. 有适当的药品召回制度。

☐ 2. 有规章制度和程序处理已知过期或过时药品的任何使用问题。

☐ 3. 有规章制度和程序处理已知过期或过时药品的销毁问题。

☐ 4. 上述规章制度和程序得到实施。

用药医嘱和抄录

标准 MMU. 4

有规章制度和程序对开具处方、用药医嘱和抄录进行指导。

MMU. 4 的含义

医疗机构有规章制度和程序对开具安全的处方、用药医嘱和抄录进行指导。医疗、护理、药房和管理人员应通力协作来制定和监督这些规章制度和程序。应对相关人员就如何正确地开具处方、用药医嘱和抄录进行培训。如药品处方或用药医嘱单字迹难辨，可危及患者的安全并延误治疗，因此，医疗机构的规章制度应采取行动来减少字迹潦草现象。患者当前使用的所有药品应记入患者病历，以供药房、护士和医生查阅。医疗机构应制订相应过程，比较患者入院前的用药列表与初步医嘱之间的差异。

MMU. 4 的衡量要素

☐ 1. 医疗机构制定规章制度和程序对安全开具处方、用药医嘱和抄录进行指导。（参见

COP. 2.2，衡量要素 1；AOP. 3，衡量要素 1；IPSG. 2，衡量要素 1）

☐ 2. 医疗机构的规章制度和程序已采取行动来应对处方和用药医嘱单的字迹潦草现象。

☐ 3. 通过协作的过程制定这些规章制度和程序。

☐ 4. 对相关人员就如何正确地开具处方、用药医嘱和抄录进行培训。

☐ 5. 患者病历记有患者入院前正在服用的药品，这些信息可供药房和医务人员查阅。

☐ 6. 根据医疗机构现有程序，将初步的用药医嘱与入院前服用的药物进行比较。

标准 MMU. 4.1

医疗机构规定一份完整的用药医嘱单或处方所应具备的构成要素以及适用医嘱单的类型。

MMU. 4.1 的含义

为减少差异和改善患者安全性，医疗机构应以规章制度的形式规定一份完整的用药医嘱单或处方所应包含的基本要素。该规章制度提出的要素至少应包括以下内容：

a）准确识别患者所需的资料。

b）用药医嘱单或处方的要素。

c）在何种情况下可使用或必须使用药品的通用名称或商品名称。

d）在"需要时服用"（PRN）或其他医嘱上，药物的适应证是否需要注明，什么情况下必须注明。

e）对名称相似或读音相似的药品开具医嘱时的注意事项或程序。

f）如用药医嘱单不完整、难以辨认或不清楚时所应采取的行动。

g）经许可的其他医嘱类型（如紧急用药医嘱、长期医嘱、自动停止医嘱等）、医嘱和此类医嘱的必需要素。

h）口头和电话用药医嘱的使用以及验证此类医嘱的过程。（参见 IPSG. 2，衡量要素 1）。

i）需要考虑体重的用药医嘱，如对儿童群体。

因此，此项标准明确了整个医疗机构对用药医嘱的要求。如此项制度得到切实执行，则反映在：完整的用药医嘱记入患者病历；药房或调剂室获得药品调配所需的信息以及根据完整医嘱给药。

MMU. 4.1 的衡量要素

含义陈述中列举的要素 a）至 i）应综合起来进行评分，因其共同反映了医疗机构针对完整医嘱所执行的规章制度。

☐ 1. 医疗机构以规章制度的形式规定可接受的用药医嘱单或处方，且此项规章制度中至少包括要素 a）至 i）。

☐ 2. 遵照本医疗机构的规章制度，用药医嘱单或处方均应完整。

标准 MMU. 4.2

医疗机构确定具备资格的人员方可开具处方或用药医嘱。

MMU. 4. 2 的含义

在选用某种药品治疗患者时应具备专门的知识和经验。各医疗机构应负责确定那些具备必需的知识和经验、并持有相应执照、证书、法律或法规许可的人员方可开具处方或用药医嘱。医疗机构可对某个人开具处方或用药医嘱作出某些限制，如对管制药品、化疗药物、或放射性和研究性药品。应将获准开具处方或用药医嘱的医生告知药学部门或调剂人员。在紧急情况下，医疗机构也可批准其他人员开具处方或用药医嘱。

MMU. 4. 2 的衡量要素

❑ 1. 只有经医疗机构批准，并持有相应执照、法律和法规许可的人员方可开具处方或用药医嘱。
❑ 2. 有程序对某些人员开具处方或用药医嘱的权限适宜时作出一定限制。（参见 SQE. 10，衡量要素 1）
❑ 3. 药学部门或调剂人员已知获准开具处方或用药医嘱的医生。

标准 MMU. 4. 3

已开具处方并使用的药品记入病历。

MMU. 4. 3 的含义

每名用药患者的病历应记载已开具处方或医嘱用药的情况，以及给药剂量和时间。包括按"需要时"服用的药品。如果此项信息另行记载于单独的用药表，在出院或转院时应将该表格插入患者病历。

MMU. 4. 3 的衡量要素

❑ 1. 对每名患者已开具处方或医嘱的用药都有记录。
❑ 2. 每次给药均有记录。
❑ 3. 用药信息保存于患者病历中，或在出院或转院时插入其病历。

制剂和调剂

标准 MMU. 5

药品的制剂和调剂都在安全、清洁的环境中进行。

MMU. 5 的含义

药房或药学部门应在符合法律法规和专业规范标准的清洁安全的环境中制剂和调剂。医疗机构应明确"安全、清洁的制剂和调剂环境"的适用标准。对于在药房之外其他区域（如，病房）贮存和调配的药品，也应遵循相同的安全和清洁措施。负责配制复方无菌制剂（如静脉内和硬膜外用药）的工作人员应接受无菌技术操作培训。类似地，根据专业规范的要求，如配制细胞毒性药品应配备和使用带风帽的连体防护服。

MMU. 5 的衡量要素

☐ 1. 在清洁安全、并配备有适宜设备和设施的环境中制剂和调剂。（参见 PCI. 7，衡量要素 1 和 2）

☐ 2. 制剂和调剂应遵守相关的法律法规和专业规范。

☐ 3. 负责配制无菌制剂的工作人员应接受无菌技术操作培训。

标准 MMU. 5. 1

处方或医嘱用药接受适宜性审核。

MMU. 5. 1 的含义

取得执业资格的药师、技术人员或接受过培训的专业人员应对每一张新开具的处方或用药医嘱的适宜性进行审核；在剂量或其他适宜因素发生改变时也应对处方或医嘱进行审核。为有效审核医嘱或处方，医疗机构应规定所需要的患者特定信息。审核应在调剂前进行；如药品是从药房之外的其他地点调配的，则应在给药前进行审核。如审核发现疑问，应与开具该药处方或医嘱的医师联系。

配药前医嘱或处方应由经培训的专业人员进行审核，内容包括：

a）药物、剂量、给药次数和途径的适宜性；

b）重复用药状况；

c）已经存在的或可能出现的变态反应或过敏；

d）已经存在的或可能出现的药物之间或与食物的相互作用；

e）医疗机构用药标准存在的差异；

f）患者的体重和其他生理信息；

g）其他禁忌证。

审核用药医嘱或处方的人员应具备相应的能力从事此项工作，他们或接受过专项资格所要求的教育和培训，或在实际审核中显示出相应能力。此外，在某些情况下对适宜性进行审核没有必要或不适宜，如急诊或医师在场进行开药、给药和患者监测时（例如，在手术室或在急诊室），或在介入放射或影像诊断时，所用药物本身是该操作的一个组成部分的时候。

为便于审核，应对患者所有的用药有记录（概要）（急诊用药及相关操作用药除外）。

如应用计算机软件核对药物间相互作用和药物过敏反应，应定期更新该软件。

MMU. 5. 1 的衡量要素

☐ 1. 医疗机构规定为有效审核过程所需要的患者特定信息。（参见 MCI. 4，衡量要素 1 和 3）

☐ 2. 除含义中列举的例外情况外，在调剂和给药前对每张处方或用药医嘱的适当性进行审核，其中包括在含义中列举的要点 a）至 g）。每张处方或用药医嘱的适宜性在调剂前。

☐ 3. 如审核发现疑问，有相应的程序与开具该药处方或医嘱的医师联系。

☐ 4. 审核用药医嘱或处方的人员具备相应的能力从事此项工作。

☐ 5. 所有的用药有记录（档案），以便于审核。

☐ 6. 如应用计算机软件核对药物间相互作用和药物过敏反应，应定期更新该软件。

标准 MMU. 5. 2

有制度确保在正确的时间对正确的患者调配正确剂量的药品。

MMU. 5. 2 的含义

医疗机构应以尽可能以"即服"的方式（程序）配发药品，以最大限度地减少发药和给药过程中发生的差错。如某药品已去除原始包装，或已以不同的形式/容器进行制备和调剂（且未即时用药），该药品必须加贴标签，标明其药品名、剂量/浓度、制备日期和失效期。中心药房和全院其他发药点应采取相同的系统。该系统能为及时、准确的配药提供支持。

MMU. 5. 2 的衡量要素

❑ 1. 医疗机构有统一的药品调剂和分发系统。

❑ 2. 药品在制备后应准确标示药品名、剂量/浓度、制备日期、失效期和患者姓名。

❑ 3. 尽可能以"即服"的方式（程序）配发药品。

❑ 4. 有系统为准确调剂提供支持。

❑ 5. 有系统为及时调剂提供支持。

给　药

标准 MMU. 6

医疗机构确定具备资格的人员方可对患者给药。

MMU. 6 的含义

对患者给药需要专门的知识和经验。各医疗机构应负责确定那些具备必需的知识和经验、并持有相应执照、证书、法律或法规许可的人员方可给药。医疗机构可对某个人的给药权限作出某些限制，例如，对管制药品或放射性和试验性药品。在紧急状况下，医疗机构也可指定其他人员对患者给药。

MMU. 6 的衡量要素

❑ 1. 医疗机构通过职责描述或特许过程，确定哪些人员有权对患者给药。

❑ 2. 只有那些经本医疗机构准许并持有相应执照、法律和法规许可的人员方可对患者给药。

❑ 3. 有程序，在适当时，对某个人的给药权限作出某些限制。（参见 SQE. 13，衡量要素 1 和 2）

标准 MMU. 6. 1

给药须经核对程序，对照用药医嘱准确无误。

MMU. 6. 1 的含义

安全给药包括对以下要点进行核对：

a）药品与处方或医嘱相符；

b）给药的时间和次数与处方或医嘱相符；

c）给药剂量与处方或医嘱相符；

d）给药途径与处方或医嘱相符；

e）患者身份无误（按 IPSG. 1，衡量要素 3 评分）

医疗机构应规定给药时使用的核对程序。

如药品是患者所在病房制备和调配的，则应由一名合格人员按照 MMU.5.1 的要求对药品的适宜性进行审核。

MMU. 6. 1 的衡量要素

☐ 1. 根据处方或医嘱对药品进行核对。

☐ 2. 根据处方或医嘱对给药剂量进行核对。

☐ 3. 根据处方或医嘱对给药途径进行核对。

☐ 4. 按时给药。

☐ 5. 按照处方给药并记入该患者病历。

标准 MMU. 6. 2

有规章制度和程序对带入本医疗机构的患者自用药或样品药进行管理。

MMU. 6. 2 的含义

在医疗机构对药品使用进行监督时，需要对不是由本医疗机构开具的处方或医嘱用药的来源和使用状况有所了解。患者或其家属自行带入本医疗机构的药品应为经治医师所知，并记入该患者病历。患者自我用药——无论是自带药还是在本医疗机构开具的处方或医嘱用药——都应为经治医师所知，并记入该患者病历。医疗机构应控制利用和使用用作样品的药品。

MMU. 6. 2 的衡量要素

☐ 1. 实施规章制度和程序，管理患者自我用药。

☐ 2. 实施规章制度和程序，规范由他人或患者本人带入医疗机构供患者使用的任何药品的备案和管理。

☐ 3. 实施规章制度和程序，控制利用和使用用作样品的药品。

监　　测

标准 MMU. 7

对患者用药疗效进行监测。

MMU. 7 的含义

患者及其医生、护士和其他医务人员应相互配合对患者用药的情况进行监测。监测的目的是评价药物对患者症状或疾病的疗效以及对血细胞计数、肾功能、肝功能等的监测，并评估患者用药后出现的不良反应。根据监测结果可对用药的剂量或种类作出相应的调整。对患者新用药物的首剂或初始反应宜密切观察。这种监测旨在确定预期的治疗反应及过敏反应、未预料的药物之间的相互作用、患者平衡能力的改变增加跌倒的风险，等等。

监测药物疗效还包括观察和记录任何不良反应。医疗机构应以规章制度确定所有需要记录的和哪些必须报告的药物不良反应。医疗机构应按照要求建立报告药物不良事件的机制，并规定报告的时间要求。

MMU.7 的衡量要素

☐ 1. 对患者用药的疗效进行监测，包括不良反应。（参见 AOP.2，衡量要素 1）

☐ 2. 监测过程需由各方相互配合。

☐ 3. 医疗机构以规章制度确定需要记入患者病历的和必须向本医疗机构报告的药物不良反应。（参见 QPS.6，衡量要素 3）

☐ 4. 药物不良反应按规章制度要求记入患者病历。

☐ 5. 药物不良反应应按照规章制度规定的时间要求报告。

标准 MMU.7.1

用药差错（包括临界差错）按本医疗机构规定的程序和时间要求报告。

MMU.7.1 的含义

医疗机构有相应的程序确定和报告用药差错和临界差错。该程序包括定义用药差错和临界差错，使用标准的报告格式，以及就该程序和报告的重要性对工作人员进行教育。应通过协作的过程制定相应的定义和程序；参加此项工作的应包括参与药品管理各步骤的人员。该报告程序是医疗机构质量和患者安全计划的组成部分。这些报告将提交给一名或数名负责采取行动的人员。（参见 QPS.7）该计划主要着眼于通过了解本医疗机构和其他机构发生差错的类型以及发生临界差错的原因，预防用药差错。改进用药过程和工作人员培训以防止未来发生类似的差错。药房应参与此类工作人员的培训。

MMU.7.1 的衡量要素

☐ 1. 通过协作的过程定义用药差错和"临界差错"。（参见 QPS.6，衡量要素 4 和参见 QPS.7，衡量要素 1）

☐ 2. 按已确定的程序，及时报告用药差错和临界差错。（参见 QPS.7，衡量要素 2）

☐ 3. 已确定哪些人员负责针对报告内容采取行动。

☐ 4. 医疗机构利用通报的用药差错和临界差错信息，改进用药程序。（参见 QPS.7，衡量要素 3）

患者与家属的教育
Patient and Family Education （PFE）

概述

患者与家属的教育有助于患者更好地参与其治疗过程以及做出知情情况下的治疗决定。医疗机构许多不同的员工都参与对患者及其家属的教育，当患者和他们的医师或护士交谈时，他们就在接受这种教育。其他员工在给患者提供具体服务时，比如康复或营养治疗或为患者准备出院及继续治疗时也在对患者进行教育。因为许多员工都参与对患者及家属的教育，所以他们应针对患者需要学习的内容来协调各自的活动。

因此，有效的教育始于对患者及家属学习需求的评估。此项评估不但决定了教育的内容，并且决定教育应该如何以最好的方式进行。这种教育要针对患者想了解的信息，要符合其阅读喜好，宗教信仰，文化习俗以及阅读和语言能力。治疗过程中，不同时间教育的效果也有所差异。

教育的内容不仅要包括在治疗期间所需要的知识，而且还要包括患者出院或转诊到另一个医疗机构继续治疗或回家以后所需要的知识。因此，教育的内容应该包括有关社区医疗资源的信息，以便患者出院后获得其他治疗和按要求随访，以及必要时如何获得急诊服务。医疗机构进行有效的教育可使用现有的电子和影像技术，以及各种远程教育和其他技术。

标准

以下列出的是实现本功能的所有标准。为便于读者阅读，本节未附其含义或衡量要素。关于这些标准的详细信息，请见本章下节："标准、含义和衡量要素"。

PFE. 1　医疗机构向患者及家属提供相关教育，以便有助于他们参与治疗决策和治疗过程。

PFE. 2　对每一位患者的教育需求进行评估并记入其病历。

　　　　PFE. 2.1　对患者及家属的学习能力和学习愿望进行评估。

PFE. 3　教育和培训有助于满足患者持续的健康需要。

PFE. 4　对患者及家属的教育包括下列有关患者治疗的问题：安全用药、安全使用医疗器械、潜在的药物食物相互作用、营养指导、疼痛管理以及康复技术。

PFE. 5　教育方法要考虑到患者及家属的价值观及需求，并让患者、家属和医务人员之间进行充分交流。

PFE. 6　医务人员之间在对患者进行教育时应密切配合。

标准、含义和衡量要素

标准 PFE. 1

医疗机构向患者及家属提供相关教育，以便有助于他们参与治疗决策和治疗过程。

PFE. 1 的含义

医疗机构教育患者及家属，使其具备足够的知识和技能参与治疗过程和治疗决策。每一个医疗机构根据其使命、所提供的服务以及患者人群，使教育融入治疗过程之中。教育要有计划以确保每一位患者获得他们想要的教育。医疗机构以一种高效和有效的方式组织其教育资源。因此，医疗机构可任命一名教育协调员或设置一个教育委员会来实施教育服务，或发动所有员工协同开展对患者的教育。

PFE. 1 的衡量要素

□ 1. 医疗机构根据其使命、所提供的服务以及患者人群拟定教育计划。
□ 2. 整个医疗机构设有完整的教育机构或管理机制。
□ 3. 教育结构和资源应加以有效的组合。

标准 PFE. 2

对每一位患者的教育需求进行评估并记入其病历。

PFE. 2 的含义

教育的内容要针对患者及家属做治疗决定、参与治疗过程及回家继续治疗所需的具体知识和技能。这与医疗机构的员工和患者之间一般的信息交流截然不同，一般的信息交流虽然也能提供信息，但不属于教育性质。

为了解每一位患者及其家属的教育需要，须有一个评估程序，确定手术类型、其他有创伤的操作和计划的治疗、伴随的护理需求以及出院后继续治疗的需要。这项评估可使医务人员计划和提供需要的教育。

医务人员应向患者及家属提供资讯及教育，以支持他们做出治疗过程中相关的决定。作为获得患者对治疗（如手术和麻醉）知情同意程序的一部分，所提供的教育要记入患者的病历，为了帮助患者及家属做出其他治疗决定，也要提供有关的教育。此外，当患者或家属直接参与治疗（例如，换敷料、给患者喂食、用药和配合治疗）时，需要对他们进行教育。

教育需求一经确定，应记入患者病历。这有利于所有医务人员参与对患者的教育过程。每一个医疗机构确定教育评估、计划制订和信息提供在患者病历中的位置和方式。

PFE. 2 的衡量要素

□ 1. 已评估患者与家属的教育需求。

☐ 2. 教育需求评估的结果记入患者病历。

☐ 3. 所有员工对患者的教育有统一的记录。

☐ 4. 需要知情同意书时，应向患者及家属说明授予知情同意的有关程序。（参见 PFR. 2. 1，衡量要素 3 和 MCI. 3，衡量要素 1 和 2）

☐ 5. 患者及家属了解如何参与治疗决定。（参见 PFR. 2，衡量要素 1）

☐ 6. 患者及家属了解患者病情和已确定的诊断。（参见 PFR. 2. 1，衡量要素 1）

☐ 7. 患者及家属了解必要时参与治疗过程的权利。（参见 PFR. 2. 1，衡量要素 4）

标准 PFE. 2. 1

对患者及家属的学习能力和愿望进行评估。

PFE. 2. 1 的含义

确定患者知识和技能的长处与不足，而制订教育计划。有很多不确定因素会影响患者及家属的学习意愿和学习能力。因此，为制订教育计划，医疗机构必须先进行评估：

a）患者及家属的信仰和价值观；

b）他们的文化、受教育程度以及语言；

c）情绪障碍和动机；

d）身体和认知局限；

e）患者是否愿意接受信息。（参见 PFR. 5，衡量要素 3）

PFE. 2. 1 的衡量要素

☐ 1. 按照以上"含义"列出的 a）至 e）要素，已对患者及家属进行评估。（参见 PFR. 1. 1，衡量要素 1）

☐ 2. 依据评估结果制订教育计划。

☐ 3. 评估结果应记录在病历中。

标准 PFE. 3

教育和培训有助于满足患者持续的健康需要。

PFE. 3 的含义

患者经常需要随访治疗，以满足他们持续的健康需要或达到他们的健康目标。医疗机构或社区医疗资源提供的一般健康信息可包括患者出院后何时能恢复日常活动，针对患者的健康情况或目标应该采取哪些预防措施，要告知患者如何应对相关的疾病和残疾。

医疗机构要确定在社区可利用的教育和培训资源。尤其是，需要确定一些提供健康促进和疾病预防服务的社区机构，如果有可能，医疗机构要与这些机构建立长期合作关系。

PFE. 3 的衡量要素

☐ 1. 患者及家属获得教育和培训，以满足他们持续的健康需要或达到他们的健康目标。（参见 MCI. 3，衡量要素 1 和 2）

❏　2．医疗机构与社区医疗资源已确定并建立关系，以对患者提供持续的健康促进和疾病预防教育。（参见 ACC.3.1，衡量要素 2 和 GLD.3.1，衡量要素2）

❏　3．若病情需要，应将患者转诊到社区内有资源的机构。（参见 GLD.3.1，衡量要素2）

标准 PFE.4

对患者及家属的教育包括有关患者治疗的下列问题：安全用药、安全使用医疗器械、潜在的药物食物相互作用、营养指导、疼痛管理以及康复技术。

PFE.4 的含义

医疗机构要针对一些对患者具有高风险的问题常规提供教育。通过教育，促进患者恢复从前的功能水平并维持最佳健康。

医疗机构依照标准化教材和步骤，按照患者治疗的需要，来教育患者及家属：
- 1．如何安全有效地用药，药物潜在的不良反应（不仅是出院所带的药物）
- 2．如何安全有效地使用医疗器械；
- 3．处方药物和其他药物（包括非处方药物）以及食物之间可能的相互作用
- 4．适当的饮食和营养；
- 5．疼痛管理；（参见 COP.6，衡量要素3）
- 6．康复技术。

PFE.4 的衡量要素

❏　1．教育患者及家属如何安全有效地使用所有与治疗有关的药物，潜在的副作用，以及防止潜在的与非处方药和/或食物的相互作用。

❏　2．教育患者及家属如何安全有效地使用与治疗有关的医疗器械。

❏　3．教育患者及家属与治疗有关的合理饮食和营养。

❏　4．教育患者及家属与治疗有关的疼痛处理。（参见 COP.6，衡量要素3）

❏　5．教育患者及家属与治疗有关的康复技术。

标准 PFE.5

教育方法要考虑到患者及家属的价值观及需求。并让患者、家属和医务人员之间进行充分交流。

PFE.5 的含义

要使教育取得效果，须注意对患者与家属的教育方法。了解患者及家属，有助于医疗机构选择与患者及其家属的价值观与喜好相一致的教育方法和教育者，确定家属在教育中所处的角色，以及教育方式。

应鼓励患者及其家属参与治疗过程，直接说出想法和询问医务人员，以确保正确理解和参与治疗过程。医务人员要认识到患者在保证医疗安全与质量中所发挥的重要作用。

医务人员、患者及家属之间的相互交流可使教育得以反馈，确保患者及其家属理解所提供的信息，并且这些信息对其是适宜的、有益的和可用的（参见 MCI.3，衡量要素 1 和 2）。医疗机构决

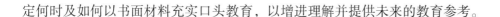

定何时及如何以书面材料充实口头教育，以增进理解并提供未来的教育参考。

PFE. 5 的衡量要素

❑ 1. 有程序确认患者及家属接受并理解了所受到的教育。（参见 MCI. 3，衡量要素 1 和 2）

❑ 2. 提供教育的医务人员鼓励患者及其家属多询问，并直接说出想法，积极参与治疗过程。（参见 PFR. 2，衡量要素 1）

❑ 3. 以适合患者需要和患者及家属学习喜好的书面材料加强口头教育。（参见 PFR. 2. 1 和 MCI. 3）

标准 PFE. 6

患者的医务人员在对患者进行教育时应密切配合。

PFE. 6 的含义

医务人员如果了解各自在患者教育中的作用，就能更有效地相互配合。相互配合又有助于确保患者及家属获得的信息是全面的、一致的及尽可能有效的。这种配合根据患者的需要进行，所以并非必须。

熟悉教育内容、有足够的时间以及有较强的沟通能力，这些都是实现有效教育必须考虑的重要问题。

PFE. 6 的衡量要素

❑ 1. 需要时，应相互配合对患者及家属进行教育。

❑ 2. 实施教育的医务人员熟悉教育内容。

❑ 3. 实施教育的医务人员有足够的时间与患者沟通。

❑ 4. 实施教育的医务人员有较强的沟通能力。（参见 ASC. 5. 1，衡量要素 2）

第二部分：
医疗机构管理标准

▶ 质量改进与患者安全
Quality Improvement and Patient Safety（QPS）

概述

本章全面阐述了质量改进和患者安全的综合性方法。与全面质量改进密不可分的是持续降低对患者和员工的风险。这类风险可见于临床过程和环境中。该方法包括：

- 领导与计划质量改进与患者安全项目；
- 设计新的满意的临床与管理程序；
- 通过数据的收集来衡量这些程序的执行情况；
- 分析这些数据；
- 实施并保持能带来改进的变革。

质量改进与患者安全项目：

- 由领导推动；
- 寻求组织文化的改变；
- 积极发现并减少风险与变异；
- 利用数据关注重点问题；
- 努力寻求可持续的改进。

质量与安全应扎根于每一位医务人员和其他人员的日常工作之中。因为医师与护士评估患者的需要并提供治疗，本章能帮助他们理解如何做到切实的改进以帮助患者并降低风险。同样，管理者、辅助人员及其他人员可在日常工作中应用这些标准，使各种流程更加高效，资源利用更加合理，并且降低环境风险。

本章强调持续计划、设计、监测、分析及改进临床与管理流程，都要有精心的组织和清晰的领导，以取得最大效益。考虑到大多数临床服务过程都涉及一个以上的部门或科室，可能涉及很多岗位以及大多数临床和管理上的质量问题都是相互联系的。因此，这些过程的改进必须遵循全院质量管理和改进活动的总体框架，并在质量改进和患者安全管理小组或委员会的监督下进行。

这些国际评审标准针对一个医疗机构中临床和管理的全部活动，包括改进这些活动和降低过程变异风险的框架。

因此，这些标准中的框架既适用于广泛的结构化的工作项目，也适合于不太正式的质量改进和患者安全的方法。该框架也包括传统的监测工作，如那些有关意外事件（风险管理）和资源利用（利用管理）的监测工作。

假以时日，遵守该框架的医疗机构就会：

- 为全院性项目提供更多的领导支持；
- 培训并包括更多的员工参与；
- 设定更清晰的监测重点；
- 基于测量数据做决策；
- 根据与国内外其他医疗机构的比较做出改进。

标准

以下列出的是实现本功能的所有标准。为便于读者阅读，本节未附其含义或衡量要素。关于这些标准的详细信息，请见本章下节：标准、含义和衡量要素。

QPS. 1 那些负责治理和管理医疗机构的人员参与规划和监控质量改进与患者安全项目。

    QPS. 1.1 医疗机构的领导者合作实施质量改进与患者安全项目。

    QPS. 1.2 医疗机构的领导者确定监测流程、质量改进和患者安全活动的工作重点。

    QPS. 1.3 医疗机构的领导者为质量改进与患者安全项目提供技术及其他支持。

    QPS. 1.4 质量改进与患者安全信息传达到全体员工。

    QPS. 1.5 员工接受训练参与质量改进与患者安全项目。

临床和管理流程的设计

QPS. 2 医疗机构根据质量改进原则，设计和修改各种系统和流程。

    QPS. 2.1 用临床实践指南、临床路径和/或临床规范指导临床治疗。

数据收集与质量监督

QPS. 3 医疗机构的领导者确定关键监测指标以监测医疗机构的质量改进和患者安全计划的基础质量、环节质量和终末质量。

    QPS. 3.1 医疗机构领导者确认临床基础质量、环节质量和终末质量的关键监测指标。

    QPS. 3.2 医疗机构领导者确认管理基础质量、环节质量和终末质量的关键监测指标。

    QPS. 3.3 医疗机构领导者确认国际患者安全目标的关键监测指标。

监测数据的分析

QPS. 4 由适宜的，具备相关经验、知识和技能的专业人员系统地汇集、分析机构的数据。

    QPS. 4.1 数据分析频率要适宜于研究的过程，并满足医疗机构的要求。

    QPS. 4.2 分析过程包括自身对比、与外部（可能时）、与科学标准、与理想实践进行比较。

QPS. 5 医疗机构使用内部程序验证数据。

QPS. 5. 1 当医疗机构在公共网站或其他渠道公布数据时，由其领导确保数据的可靠性。

QPS. 6 医疗机构制定明确的程序以确定和管理警讯事件。

QPS. 7 数据反映不良趋势和变异时，应对数据进行分析。

QPS. 8 医疗机构制定明确的程序以确定和分析临界差错。

改进

QPS. 9 达成和保持质量与安全的改进。

QPS. 10 改进与安全活动已在医疗机构领导者确定的重点领域进行。

QPS. 11 建立并执行一项持续性的项目，发现并减少对患者和员工的意外不良事件和安全风险。

标准、含义和衡量要素

领导与计划

标准 QPS. 1

那些负责治理和管理医疗机构的人员参与规划和衡量质量改进与患者安全项目。

QPS. 1 的含义

领导与规划是医疗机构启动与保持质量改进、降低对患者和员工风险的基础。这种领导与规划来自于本院的理事机构以及那些管理本院临床与管理日常活动的人员。他们共同代表对该院的领导。领导层负责建立医疗机构在提高质量与安全、项目管理和监督等方面的职责和方法。领导层制订质量和安全规划并以他们的远见与支持，塑造医疗机构的质量文化。

理事机构对本院的质量与患者安全负有最终责任，因此，他们批准质量和患者安全计划（参见 GLD. 1. 6），定期接收本院质量改进与患者安全项目的报告并据此采取行动（参见 GLD. 1. 6）。

QPS. 1 的衡量要素

☐　1. 医疗机构的领导参与制订质量改进和患者安全项目规划。

☐　2. 医疗机构的领导参与衡量质量改进和患者安全项目。

☐　3. 医疗机构的领导为本院质量改进和患者安全项目建立监管程序或机制。

☐　4. 医疗机构的领导向理事机构报告质量和患者安全项目。

标准 QPS. 1. 1

医疗机构的领导者合作实施质量改进与患者安全项目。

QPS. 1. 1 的含义

医疗机构的领导有着重要作用，以确保质量与患者安全计划塑造本院的质量文化影响医院运行的各个方面。这个计划需要跨学科的合作与承诺。领导确保该项目强调：

- 系统设计和改进过程中再设计的作用；
- 将本院所有科室和部门纳入该项目的跨学科方法；
- 有关质量和安全的各部门间的协调，诸如临床实验室质量控制项目、风险管理项目、设备风险管理项目、患者安全办公室，或其他类型办公室或项目。由于患者接受的治疗来自医疗机构内许多不同的科室和/或不同专业的医务人员，一个全方位的质量改进和患者安全项目对改进患者预后十分必要；
- 一种系统的方法，使用相似或统一的质量过程和知识去实施所有的质量改进和患者安全活动。

QPS. 1. 1 的衡量要素

☐　1. 医疗机构的领导者合作实施质量改进和患者安全项目。（参见 GLD. 3. 4，衡量要素 2；

SQE. 11，衡量要素 1；SQE. 14，衡量要素 1；和 SQE. 17，衡量要素 1）

☐ 2. 质量改进与患者安全项目是全院性的。

☐ 3. 该项目强调医疗机构的系统管理，以及质量与安全改进工作中系统设计和再设计的作用。

☐ 4. 该项目明确医疗机构质量监测和控制活动中所有元素之间的协调。（参见 GLD. 3.4，衡量要素 2 和 PCI. 10，衡量要素 1）

☐ 5. 该项目对质量改进和患者安全运用系统的方法。

标准 QPS. 1. 2

由医疗机构的领导者来确定必须进行数据测量的流程、必须进行改进和患者安全活动。

QPS. 1. 2 的含义

领导的一项基本职责是设定工作重点。医疗机构要开展的质量监测与改进工作通常超出其人力和其他资源的现有能力。因此，领导者要指出本院质量监测及改进活动的重点，优先处理那些最直接影响医疗质量与环境安全的、危急的、高风险的、易出问题的关键环节。领导者决定工作重点时应包括国际患者安全目标（参见第 29 ~ 34 页），领导者应利用现有资料和信息确定重点工作领域。

QPS. 1. 2 的衡量要素

☐ 1. 领导者确定机构监测活动的工作重点。

☐ 2. 领导者确定机构质量改进和患者安全活动的工作重点。

☐ 3. 工作重点包括"国际患者安全目标"的执行。

标准 QPS. 1. 3

医疗机构的领导者为质量改进与患者安全项目提供技术及其他支持。

QPS. 1. 3 的含义

监测医疗机构的临床和管理运行能积累相关数据与信息。掌握医疗机构的运行状况有赖于对这些数据与信息的经常分析以及与其他医疗机构的比较。对于大型综合性医疗机构而言，这种跟踪与比较需要相应技术和/或有数据管理经验的员工。就这种必要的支持而言，医疗机构的领导者了解监测与改进的重点。领导者依据医疗机构现有资源与质量改进工作提供相应支持。

QPS. 1. 3 的衡量要素

☐ 1. 领导者了解跟踪与比较监测结果所需要的技术与其他支持。

☐ 2. 领导者根据医疗机构的资源，为跟踪与比较监测结果提供技术与支持。

标准 QPS. 1. 4

质量改进与患者安全信息传达到全体员工。

QPS. 1. 4 的含义

定期向员工传递有关质量改进与患者安全活动的信息是一项基础性工作。可以通过诸如通讯、告示板、员工会议和人力资源方面等有效途径开展定期的信息发布。这些信息是新的或最近完成的改进工作项目、达到"国际患者安全目标"方面的进展、警讯事件和其他不良事件的分析结果、最新研究或基准项目等。

QPS. 1. 4 的衡量要素

☐ 1. 质量改进和患者安全工作信息传达到全体员工。

☐ 2. 信息发布通过有效途径（参见 GLD. 1.6，衡量要素 2）定期进行。

☐ 3. 信息发布包括遵守"国际患者安全目标"方面的进展。

标准 QPS. 1. 5

员工接受训练参与质量改进与患者安全项目。

QPS. 1. 5 的含义

参与收集和分析数据、计划与实施质量改进项目，均需要相关的知识与技能，而绝大多数员工都不具备或很少运用这些知识与技能。因此，如需要员工参与质量改进项目，应对员工进行符合其所承担职责的培训。作为日常工作任务的一部分，员工日程安排需要留有足够的时间全面参与培训和改进活动。医疗机构为此培训工作配备有经验的师资。

QPS. 1. 5 的衡量要素

☐ 1. 有员工培训计划，并符合这些员工在质量改进与患者安全工作中的职责。

☐ 2. 由具备相关知识的人员进行培训。

☐ 3. 将员工参与这些培训作为他们工作安排的一部分。

临床和管理流程的设计

标准 QPS. 2

医疗机构根据质量改进原则，设计和修改各种系统和流程。

QPS. 2 的含义

医疗机构时常需要设计新流程或需要修改现有流程。新的或修改的流程要依据权威来源的设计素材，包括适用的法律法规等。权威来源还包括能获得的临床实践指南（参见标准 QPS. 2.1）、国家标准和规范，以及其他信息来源。

新的或修改流程的设计还可参考其他最佳/更好/良好实践的经验。这些实践做法经医疗机构评估，相关做法可进行测试或进入使用。

设计好流程或服务，需要参考吸收广泛的信息资源。良好的流程设计应该：

- 符合医疗机构的使命及规划；
- 满足患者、家属、员工及其他人员的需要；
- 利用现行的实践指南、临床标准、科学文献和其他相关的临床设计方面的循证医学信息；

- 符合现行的商业运行；
- 考虑相关的风险管理信息；
- 以现有知识与技能为基础促进医疗机构内部建设；
- 学习应用其他医疗机构的最佳/更好或良好实践；
- 利用有关改进活动的信息；
- 将流程与体系融为一体。

医疗机构设计新流程时，为这些流程选定合适的测量指标；一旦医疗机构执行新流程，应收集数据以了解该流程实际上是否按预期目标进行。

QPS. 2 的衡量要素

☐ 1. 质量改进原则与工具已用于新的或修改的流程设计中。
☐ 2. 设计新的或修改流程时，已考虑上述含义陈述中的设计因素。
☐ 3. 选定指标评价新的或修改的流程的运行情况。
☐ 4. 利用指标数据评价流程的持续运行状况。

标准 QPS. 2. 1

用临床实践指南、临床路径和/或临床规范指导临床治疗。

QPS. 2. 1 的含义

医疗机构的目标包括：

- 标准化临床治疗流程；
- 减少治疗过程中的风险，尤其是那些与关键决策环节相关的；
- 高效利用资源，以及时、有效的方式提供临床治疗；
- 通过使用循证实践持续地提供高品质治疗。

医疗机构运用各种工具达成上述和其他目标。例如，医疗提供者依据现有最佳科学证据制订临床治疗流程及作出治疗决策。在理解与运用最佳科学证据于特定的诊断或疾病状况方面，临床实践指南是有用的工具。

此外，医疗提供者努力使治疗流程标准化。在努力确保有效整合、协调治疗及高效利用资源方面，临床治疗路径和临床协议是有用的工具。关系到本院患者群和本院使命的临床实践指南、临床治疗路径和临床协议：

a）根据对本院服务及患者群的适用性来确定（如有，应包括强制性国家指南）；
b）就其确定的患者群进行评价；
c）需要时，适应于本院的技术、药物和其他资源或公认的全国性专业标准；
d）评估他们的科学证据；
e）由医疗机构正式批准或采纳；
f）付诸实施并监测其使用的一致性和有效性；
g）受到员工的支持，他们经过培训运用这些指南或临床路径；
h）根据证据变更以及程序与结果评估予以定期更新。

医疗机构应每年应完成以下内容：

- 临床负责人选择至少 5 个重点领域，如患者诊断、程序、就医人群或者疾病，以及临床指南、临床路径和临床协议，以促进患者诊疗质量与安全，并减少结果中不需要的变异。

- 完成确定的优先关注领域中 a）至 h）描述的流程。

QPS. 2. 1 的衡量要素

☐ 1. 每年，临床负责人关注至少五个重点领域采用临床指南、临床路径和/或临床规范的情况。
☐ 2. 医疗机构遵循含义中 a）至 h）所描述的流程，执行临床实践指南，临床路径和/或临床协议。
☐ 3. 医疗机构对每个确定的重点领域应用临床实践、临床路径或者临床规范。
☐ 4. 临床负责人说明如何使用临床实践指南、临床路径和/或临床规范降低过程和结果的变异。

监测选择与数据收集

标准 QPS. 3

医疗机构的领导者确定关键监测指标以监测医疗机构的质量改进和患者安全计划的基础质量、环节质量和终末质量。

标准 QPS. 3. 1

医疗机构领导者确认临床基础质量、环节质量和终末质量的关键监测指标。

标准 QPS. 3. 2

医疗机构领导者确认管理基础质量、环节质量和终末质量的关键监测指标。

标准 QPS. 3. 3

医疗机构领导者确认国际患者安全目标的关键监测指标。

QPS. 3 至 QPS. 3. 3 的含义

质量改进与患者安全是以数据为基础的。基于循证临床实践和循证管理实践，最好办法是保障数据的有效使用。

由于大部分医疗机构资源有限，不能收集他们所需要检测的每件事的数据。因此，医疗机构必须根据自己的使命、患者需要和服务等，选择最重要的临床与管理环节质量和终末质量进行监测。监测重点经常是对患者高风险、工作量大及容易出问题的那些环节。医疗机构领导者最终选定纳入本院监测活动的关键测量指标。

重点临床领域监测包括：

1. 患者评估；
2. 实验室服务；
3. 放射与诊断影像服务；
4. 外科手术；
5. 抗生素与其他的药物使用；

6. 用药差错与临界差错；

7. 麻醉和镇静使用；

8. 使用血液和血液制品；

9. 患者病历的可得性、内容和使用；

10. 感染预防、控制、监测和报告；

11. 临床研究。

必须选择美国医疗机构评审国际联合委员会监控指标库中至少 5 个临床监测项。以上 11 个临床监测项目与第 3 版医院评审标准 QPS.3.1 至 QPS.3.11 是同样的监测内容。

重点管理领域监测包括：

a. 采购常规必需供应品和满足患者需要的基本用药；

b. 法律法规要求的工作报告；

c. 风险管理；

d. 设施利用管理；

e. 患者及家属的期望与满意度；

f. 员工的期望与满意度；

g. 患者信息统计和临床诊断；

h. 财务管理；

i. 防范和控制危害患者、家属和员工安全事件的相关内容。

以上 9 个管理监测项目与第 3 版医院评审标准中 QPS3.12 至 QPS.3.20 是同样的监测内容。管理监测会在以后的时间里添加到美国医疗机构评审国际联合委员会监控指标库中。

医疗机构领导者最终选定目标监测活动。对所有这些领域，领导者决定：

● 要监测的环节质量、操作或终末质量；

● 支持该测量指标的"科学"或"证据"；

● 如何完成测量；

● 这些测量指标如何融入本院质量监测和患者安全的总体规划；

● 测量的频率。

明确要监测的环节质量、操作与终末质量是极为重要的步骤。测量指标重点关注各环节的风险点，经常和易出问题的操作以及本院能掌握的终末质量。例如，一个医疗机构可能选择某个特殊的外科手术（如唇裂修复）或一组手术操作（如矫形手术）进行监测。此外，该医疗机构还希望对选择唇裂修补术做监测的过程予以监测，也希望监测髋关节置换术中的假体放置过程。数据收集的频率与上述相关环节和操作进行的频率有关。来自所有病例或病例样本的充分数据支持有关结论与建议。一旦现行测量指标不再为分析环节质量、操作或终末质量提供有用的数据，应选择新的测量指标。所以，医疗机构必须对监测领域有一个持续监测的跟踪记录；但是，实际监测指标可能会更改。

为监测环节质量，医疗机构需要确定如何组织监测活动、如何确定收集数据的频率，以及如何把数据收集融入日常工作过程中。监测还有助于更好地理解或更深入地评估所关注的领域。同样，对监测数据的分析（参见 QPS.4 至 QPS.4.2）可能促成被监测领域的改进策略。监测也有助于了解改进策略的有效性。

医疗机构从美国医疗机构评审国际联合委员会监控指标库中选择 5 个临床监测项目。自 2011 年开始进行数据收集、分析和使用。2011 年提交给 JCI 的 5 个监测数据是自愿的，2012 年或稍后可能会强制要求。

QPS. 3 的衡量要素

☐ 1. 医疗机构领导者确认目标领域进行监测与改进。

☐ 2. 监测是质量改进和患者安全项目的一部分。

☐ 3. 监测结果要建立有通报机制，并定期通报给本院领导与理事会。

QPS. 3. 1 的衡量要素

☐ 1. 临床负责人确认含义陈述中1）至11）每个临床领域的关键监测指标。

☐ 2. 需要临床监测的11项指标中，至少有5个选自于美国医疗机构评审国际联合委员会监控指标库。

☐ 3. 领导者考虑支持所选监测指标的"科学"或"证据"。

☐ 4. 监测包括基础质量、环节质量和终末质量。

☐ 5. 已确定每一项监测的范围、方法和频率。

☐ 6. 临床监测数据用于评价改进效果。

QPS. 3. 2 的衡量要素

☐ 1. 管理领导者确认含义陈述中a）至i）每个管理领域的关键监测指标。

☐ 2. 领导者考虑支持所选监测指标的"科学"或"证据"。

☐ 3. 监测包括基础质量、环节质量和终末质量。

☐ 4. 已确定每一项监测的范围、方法和频率。

☐ 5. 管理监测数据用于评价改进效果。

QPS. 3. 3 的衡量要素

☐ 1. 临床和管理领导者确认国际患者安全目标的关键监测指标。

☐ 2. 国际患者安全目标监测指标包括 IPSG. 1 至 IPSG. 6. 中确认的领域。

☐ 3. 监测数据用于评价改进效果。

监测数据的确认和分析

标准 QPS. 4

由具备适当经验、知识和技能的专业人员，系统地汇集、分析本院的数据。

QPS. 4 的含义

数据必须汇总、分析并转换成有用的信息，才能得出结论并做出决策。数据分析人员懂得信息处理、具有数据汇总方法的技能并知道如何运用各种统计工具。数据分析结果要向监测的环节或终末质量的负责人以及对结果采取措施的人报告。这些人可能是临床的、管理的或两者兼有。因此，数据分析连续反馈质量管理信息以帮助这些人做决定并持续改进临床与管理流程。

了解统计技术有助于数据分析，尤其有助于解释变异并决定何处需要改进。运行图、控制图、直方图、帕雷托图等是理解卫生服务的趋势和变化的常用统计工具。

QPS. 4 的衡量要素

☐ 1. 数据已汇总、分析并转换成有用信息。

☐ 2. 具有恰当临床或管理经验、知识与技能的人员参与该过程。

☐ 3. 适当时，统计工具和技术已用于分析过程。

☐ 4. 分析结果向对结果采取措施的人报告。（参见 GLD. 3. 4，衡量要素 2）

标准 QPS. 4. 1

数据分析的频率要适宜于所研究的过程，并满足医疗机构的要求。

QPS. 4. 1 的含义

医疗机构确定数据的汇总与分析的频率。该频率取决于被监测的活动或领域、监测的频率（参见 QPS. 3）及医疗机构的工作重点。例如，临床实验室质控数据每周分析以符合当地法规；若患者坠跌频率不高，则该数据的分析可每月一次。因此，数据汇总的时间点应使医疗机构能够判断某特定流程的稳定性，或根据预期判断某特定结果的可预见性。

QPS. 4. 1 的衡量要素

☐ 1. 数据分析的频率符合所研究的流程；

☐ 2. 数据分析的频率符合医疗机构的要求。

标准 QPS. 4. 2

分析过程包括自身对比、与外部（可能时）、与科学标准、与理想实践进行比较。

QPS. 4. 2 的含义

数据分析的目标是能够以下列四种方式比较医疗机构：

1. 与自身连续比较，如月月比较或年年比较；

2. 与其他同类机构比较，如通过参考数据库（参见 MCI. 20. 2，衡量要素 3）；

3. 与标准比较，如那些评审或专业机构的标准，或按法律法规制定的标准；

4. 与公认的理想实践比较，如文献中的最佳或良好实践或实践指南等。

这些比较帮助医疗机构了解不良变化的原因与性质，并帮助把重点放在为改进所做出的努力。

QPS. 4. 2 的衡量要素

☐ 1. 已在医疗机构内进行连续比较。

☐ 2. 如可能，已与同类机构进行比较。

☐ 3. 如适宜，已与标准进行比较。

☐ 4. 已与已知的理想实践进行比较。

标准 QPS. 5

医疗机构使用内部流程以验证数据。

QPS. 5 的含义

质量改进计划的基础是数据真实可靠。所有改进的核心是监测的真实可信。为了确保收集到良好和有用的数据，需要有一种合适的内部数据验证程序。数据验证是非常重要的，尤其当：

- 正在进行一项新的监测（尤其是进行临床方面的监测来帮助医疗机构评价和改进某项重要的临床流程或结果）；
- 数据将在医疗机构的官方网站或其他渠道予以发布；
- 现有的监测有所变化，例如，数据收集工具发生变化或数据提取及相关人员发生变动；
- 现有的监测得出的数据出现不可解释的变异；
- 数据来源发生变化，例如部分患者的病历被转换成了电子病历格式，因此数据来源为电子病历和纸质病历两种并存；
- 数据收集的目标发生变化，例如患者的平均年龄、并发症发生变化、研究协议改变，新的临床实践指南被施行，或者新技术和新的治疗方法被推广。

数据验证是一项非常重要的工具，对理解质控数据的质量，以及建立数据分级决策体系具有很大帮助。数据验证目前已经成为确定监测优先级、设定哪些应当监测、如何对监测进行选择和测试、收集数据、验证数据，和使用数据以提高医疗机构实力的重要步骤之一。

建立一套可信的数据验证程序包括下列基本要素：

a）由另外的人员再次收集数据，且收集人员未参与前面的数据收集；

b）使用有效的统计学采样方法来收集记录，案例及其他数据。当记录，案例或其他数据的样本量非常少时，应100%取样。

c）将初次收集的数据与第二次收集的数据相比较。

d）数据除以相关数据总数，再乘上100，以此计算数据的准确度。90%准确水平是一个好的基准。

e）如果收集的数据元素不是一致的，找出原因（例如，不精准的数据定义）及实施纠错行动。

f）在实施所有纠错行动后，为确保一个期望的精度等级要求，应重新收集一个数据样本。（参见 SQE. 11，衡量要素4）

QPS. 5 的衡量要素

☐ 1. 医疗机构将数据验证纳入质量管理与改进程序中。

☐ 2. 医疗机构有内部数据验证程序，包括含义陈述中 a）到 f）的全部内容。

☐ 3. 数据验证程序至少要包括 QPS. 3. 1 里要求的监测选择。

标准 QPS. 5. 1

当医疗机构在公共网站上发布相关的数据时，机构领导人应确保数据的可靠性。

QPS. 5. 1 的含义

机构公布临床结果、患者安全或其他方面的数据，或者以其他渠道公开数据，诸如机构的网站上，医疗机构有道德义务向公众提供最准确和可靠的信息。医疗机构领导者负责确保数据的准确可靠。这种可靠性可以通过组织内部数据有效性的评价流程，或者由一个独立的第三方来的判断加以确认。

QPS. 5. 1 的衡量要素

☐ 1. 医疗机构领导者对向外公布的数据质量和结果的可靠性承担责任。

☐ 2. 公开的数据已经过其可靠性和有效性的评价。

标准 QPS. 6

医疗机构制定明确的程序以确定和管理警讯事件。

QPS. 6 的含义

每个医疗机构确立警讯事件的操作性定义，至少包括：

a）与患者的自然病程或潜在病情无关的意外死亡（如，自杀）；

b）与患者的自然病程或潜在病情无关的重大永久性功能丧失；

c）做错部位、做错操作、做错患者的外科手术。

d）婴儿被盗或被错送至非双亲家。

医疗机构定义的警讯事件包括上述 a）至 d）以及法律法规可能要求的其他事件或本院认为应添加的事件。符合定义的所有事件应通过可靠的根源分析进行评估。如根源分析表明系统改进或其他措施能预防或减少这类警讯事件的发生风险时，医疗机构应重新设计相关环节并采取一切适当的措施。

值得注意的是警讯事件（参见第 27 页的"JCI 警讯事件规定"）并非总是指差错或错误，或特定的法律责任（参见 SQE. 11，衡量要素 4）。

QPS. 6 的衡量要素

☐ 1. 医院领导者已确立警讯事件的定义，至少包括含义陈述中 a）至 d）项。

☐ 2. 医疗机构在领导者指定的时间段内对所有警讯事件开展根源分析。

☐ 3. 分析所发生的事件。

☐ 4. 医院领导者根据根源分析的结果采取措施。

标准 QPS. 7

数据反映不良趋势和变异时，应对数据进行分析。

QPS. 7 的含义

当发现或怀疑偏离预期的变化时，医疗机构启动强化分析以确定改进的最佳重点（参见 MMU. 7. 1，含义陈述）。尤其是当水平、模式或趋势明显偏离下列情形时，要进入深入分析。

- 预期的；
- 其他医疗机构的；

- 公认的标准。

分析下列各项：

a) 所有确认的输血反应，如适宜于本院；

b) 所有严重的不良药物事件，如适宜并有本院定义；

c) 所有重要的用药错误，如适宜并有本院定义；

d) 所有术前术后主要的诊断差异；

e) 使用中深度镇静和麻醉时的不良事件或不良事件模式；

f) 其他事件如传染病暴发。

QPS.7 的衡量要素

☐ 1. 根据不良事件的水平、模式或趋势，进行数据深入分析。

☐ 2. 已分析所有确认的输血反应，如适宜于本院。

☐ 3. 已分析所有严重的不良药物事件，如适宜并有本院定义（参见 MMU.7，衡量要素3）。

☐ 4. 已分析所有重要的用药错误，如适宜并有本院定义。（参见 MMU.7.1，衡量要素1）

☐ 5. 已分析所有术前术后主要的诊断差异。

☐ 6. 已分析中深度镇静和麻醉时的不良事件或不良事件的模式。

☐ 7. 已分析本院定义的其他事件。

标准 QPS.8

医疗机构制定明确的程序以确定和分析临界差错。

QPS.8 的含义

医疗机构应积极主动地了解机构内何处易发生实际的不良事件，收集这些称为"临界差错"的数据和信息，评估这些事件并努力防止其发生。首先，医疗机构确立临界差错的定义和何种类型的事件应报告。其次，建立报告机制并最终有程序汇总分析这些数据以了解哪些前瞻性的流程改进能减少或消除相关事件或临界差错。

QPS.8 的衡量要素

☐ 1. 医疗机构建立临界差错的定义。

☐ 2. 医疗机构定义应报告的事件类型。（参见 MMU.7.1 用药临界差错）

☐ 3. 医疗机构建立临界差错报告程序。（参见 MMU.7.1 用药临界差错）

☐ 4. 已分析数据并采取措施以减少临界差错。（参见 MMU.7.1，衡量要素3）

达到和保持改进

标准 QPS.9

达到和保持质量与安全的改进。

QPS. 9 的含义

医疗机构利用数据分析信息，发现潜在的改进或减少（或预防）不良事件。常规监测数据和从重点评估分析中得到的数据有助于了解从何处着手进行改进以确定改进的重点。尤其是，领导者确定的重点数据收集领域已有计划进行改进。

QPS. 9 的衡量要素

- ☐ 1. 医疗机构计划和实施质量与安全的改进。
- ☐ 2. 医疗机构有一致的流程，以识别领导者选定的重点项目的改进。
- ☐ 3. 医疗机构记录已取得和保持的改进。

标准 QPS. 10

改进与安全活动已在医疗机构领导者确定的重点领域进行。

QPS. 10 的含义

医疗机构利用合适的资源并组织与改进活动最密切的人员、学科和科室参与。计划与执行一项改进的职责已落实到人或团队，并为其提供必要的培训、信息管理及其他资源。

一旦完成计划，则应在验证过程中收集数据以证明计划中的改进是否有效。为确保改进可持续，需收集监测数据进行不间断分析。有效的改进已整合到标准运行程序中，并实施必要的员工培训。医疗机构记录那些已取得并保持的改进，构成其质量管理与改进工作的有机组成部分。

QPS. 10 的衡量要素

- ☐ 1. 医疗机构的领导者确定的重点领域已纳入改进活动。（参见 QPS. 3，衡量要素 1）
- ☐ 2. 已指定或分配执行一项改进所需的人力和其他资源。
- ☐ 3. 已计划并验证有关改进。
- ☐ 4. 已实施成功的改进措施。
- ☐ 5. 有数据显示改进是有效的和可持续的。
- ☐ 6. 必要时修改制度以实施质量改进措施和保持改进结果。
- ☐ 7. 成功的改进已记录在案。

标准 QPS. 11

建立并执行一项持续性的项目，发现并减少对患者和员工的意外不良事件和安全风险。

QPS. 11 的含义

医疗机构需要对风险管理采取积极的措施。一种方式是正式的风险管理方案，其基本组成部分包括：

- a）风险识别；
- b）风险优化；
- c）风险报告；
- d）风险管理；
- e）不良事件的调查；

f）相关的索赔管理。

风险管理的重要要素之一是风险分析，如有程序评估临界差错和其他高风险环节，其中的任何失误都可能会导致警讯事件。有一种积极主动分析发生于关键和高风险过程的事件后果的工具，即失误模式和效果分析。医疗机构还可确定和运用类似的工具以发现和降低风险，诸如危害易感性分析。

为有效利用这些工具，医疗机构的领导者需要采纳和学习相关方法，就患者和员工安全方面达成一致的高风险环节清单，并对重点风险环节采用这些工具。分析这些结果之后，医疗机构的领导者采取行动重新设计相关环节以降低其风险。这种减少风险的过程至少每年进行一次并记录在案。

QPS.11 的衡量要素

☐ 1. 医疗机构的领导者采用含义陈述中 a）至 f）的风险管理方案。

☐ 2. 医疗机构至少每年一次对重点风险环节采用一种积极主动的降低风险的工具，并记录其使用情况。

☐ 3. 医疗机构的领导者依据数据分析结果，采取措施重新设计高风险环节。

▶ 感染的预防与控制
Prevention and Control of Infections（PCI）

概论

　　医疗机构感染预防与控制项目的目的在于发现并降低感染在患者、职工、医务人员、合同工、志愿者、学生和探视者之间传播的风险。

　　由于医疗机构临床服务项目、所服务患者群、地理位置、患者数量和职工数量不同，不同医疗机构感染风险和感染预防与控制工作是不同的。

　　具有被认可的领导、训练有素的人员、发现和主动控制感染的方法、恰当的规定和程序、人员培训和整个医疗机构的协调配合是有效项目的共同特点。

标准

　　以下列表是与此项目相关的所有标准，为了便于阅读，未列出"含义阐述"和"衡量要素"。如欲获得有关这些标准的更多信息，请参见本章中"标准、含义和衡量要素"一节。

项目领导和协调

PCI. 1　有一名或多名人员监管感染预防和控制工作，这些人员通过教育、培训、实践和认证获得了感染预防与控制资格。

PCI. 2　具有涉及医生、护士和其他人员的所有感染预防与控制工作的指定的协调机制，并与医疗机构的规模和复杂性相符合。

PCI. 3　感染预防与控制项目符合现代科学知识、广泛应用的实践指南、适用的法律和条例以及卫生和清洁标准。

PCI. 4　医疗机构领导能提供足够资源支持感染预防与控制项目的实施。

项目重点

PCI. 5　医疗机构设计并实施综合方案，以降低患者和医务人员医疗服务相关感染风险。

　　　　PCI. 5. 1　医疗机构中所有患者、职工和探视者区域均包含在感染预防与控制项目内。

PCI. 6　医疗机构依据风险程度确定控制和降低医疗服务相关的感染的工作重点。

PCI. 7　医疗机构能发现与感染风险相关的程序和环节，并实施降低感染风险的策略。

　　　　PCI. 7. 1　医疗机构确保提供充分的清洗和消毒设备，严格管理洗衣房，降低感染风险。

PCI. 7. 1. 1　有处理过期物品的制度与流程，并且在法律和规章允许的前提下对于一次性器材的重复使用条件有明确的规定。

PCI. 7. 2　医疗机构通过对废物的恰当处理，降低感染风险。

PCI. 7. 3　医疗机构有处理锐器和针头的制度和规程。

PCI. 7. 4　医疗机构能降低饮食服务场所和机械、工程控制场所的感染风险。

PCI. 7. 5　医疗机构能降低进行拆除、建筑、装修场所的感染风险。

隔离规程
PCI. 8　医疗机构能提供隔离警示和措施防止患者、探视者和职工感染传染性疾病，并能防止免疫抑制患者容易罹患的获得性感染。

隔离措施和手卫生
PCI. 9　在需要时，可以获得并正确使用手套、口罩、护目镜及其他物品，如肥皂、消毒剂等。

感染预防防控项目与质量改进和患者安全相结合
PCI. 10　感染预防与控制流程成为医疗机构质量改进和患者安全的有机组成部分。

PCI. 10. 1　医疗机构能追踪医疗服务相关感染风险、感染率及感染趋势。

PCI. 10. 2　质量改进包括对医疗机构具有流行病学意义的感染监测指标。

PCI. 10. 3　医疗机构根据感染风险、感染率和感染趋势信息，改进流程，使医疗服务相关感染风险降到最低水平。

PCI. 10. 4　医疗机构通过可比性数据库与其他医疗机构比对医疗服务相关感染。

PCI. 10. 5　定期向医疗机构领导和职工通报感染预防与控制的监控结果。

PCI. 10. 6　医疗机构能向院外公共卫生机构报告感染信息。

对员工进行项目培训
PCI. 11　医疗机构依据其参与医疗服务的程度对职工、医生、患者（或其家属）及其他人员提供感染预防与控制教育。

标准、含义和衡量要素

项目领导和协调

标准 PCI. 1

有一名或多名人员监管感染预防和控制工作，这些人员通过教育、培训、实践和认证获得了感染预防与控制资格。

PCI. 1 的含义

感染预防与控制项目规模要与医疗机构规模、风险水平、医疗工作的复杂性相适应。监控由一个或多个全职或兼职人员负责，并将这项工作作为其部分责任或岗位描述。他们的资质取决于所需要完成的工作，并通过以下几个方面达到：

- 教育；
- 培训；
- 实践；
- 认证或核发执照。

PCI. 1 的衡量要素

- ❏　1. 一个或多个人员负责感染预防与控制项目。
- ❏　2. 具有与医疗机构规模、风险水平、项目规模及复杂性相应的资质。
- ❏　3. 胜任所分配的或岗位描述的项目监管责任。

标准 PCI. 2

具有涉及医生、护士和其他人员的所有感染预防与控制工作的指定的协调机制，并与医疗机构的规模和复杂性相符合。

PCI. 2 的含义

感染预防与控制工作涉及医疗机构的每一个部分，以及不同科室、部门的职工，如临床、设备维修、饮食服务、保洁、实验室、药剂和消毒科室、部门，并有特定机制协调全部工作。这一特定机制可以是一个工作小组、一个协调委员会、特别工作组或其他机制。职责包括制定医疗服务相关感染标准，建立数据采集（监控）方法，设计感染风险的预防与控制策略和报告程序。协调内容包括医疗机构不同部门间的沟通，以确保项目的持续性和主动性。

不论医疗机构采取何种机制来协调感染预防和控制项目，医生和护士要积极参与预防与控制感染专家的活动中去。其他人员（如流行病学专家、数据采集专家、统计师、中心消毒经理、微生物学家、药剂师以及保洁服务、环境或设备维修服务及会议厅管理人员）是否参与则取决于医疗机构的规模和服务的复杂性。

PCI. 2 的衡量要素

☐ 1. 通过特定感染预防与控制项目的协调机制。

☐ 2. 医生参与感染预防与控制工作的协调。

☐ 3. 护士参与感染预防与控制工作的协调。

☐ 4. 感染预防与控制专家参与感染预防与控制工作的协调。

☐ 5. 保洁人员参与感染预防与控制工作的协调

☐ 6. 与医疗机构需求相适应的其他人员参与感染预防与控制工作的协调。

标准 PCI. 3

感染预防与控制项目符合现代科学知识、广泛应用的实践指南、适用的法律和条例以及卫生和清洁标准。

PCI. 3 的含义

信息对于感染预防与控制项目至关重要，理解和实施有效的监测和控制工作需要现代的、科学的信息，这些信息可以从国家或国际资源获取，如世界卫生组织（WHO）发布的手卫生和其他指南。实践指南提供关于预防的信息以及关于医疗和支持服务相关感染的信息。适当的法律和条例界定了项目的基本内容、应对传染性疾病暴发的反应和报告的要求。

PCI. 3 的衡量要素

☐ 1. 感染预防与控制项目基于现代科学知识。

☐ 2. 感染预防与控制项目基于广泛应用的实施指南。

☐ 3. 感染预防与控制项目基于可适用的法律与条例。

☐ 4. 感染预防与控制项目基于国家或地区卫生部门的标准

标准 PCI. 4

医疗机构领导能提供充分资源支持感染预防与控制项目实施。

PCI. 4 的含义

感染预防与控制项目需要充足人力以达到项目目标和医疗机构需求，所需要的人力根据监控组织/机制决定，并经过医疗机构领导批准。

此外，感染预防与控制项目还需要为所有职工提供教育和供应必须物品，如手卫生所需要的含酒精擦手液。医疗机构领导应当确保项目有效运行所需要资源。

信息管理系统是一个可以支持追踪医疗服务相关感染风险、感染率和感染趋势的重要资源，信息管理系统应当支持数据分析、解释和结果展示。此外，感染预防与控制项目的数据和信息应当与医疗机构质量管理和改进项目整合。

PCI. 4 的衡量要素

☐ 1. 感染预防与控制项目有充足人力。

☐ 2. 医疗机构领导分配充足资源支持感染预防与控制项目。

☐ 3. 信息管理系统支持感染预防与控制项目。

项目重点

标准 PCI. 5

医疗机构设计并实施综合方案，降低患者和医务人员医疗服务相关感染风险。

PCI. 5 的含义

感染预防与控制项目必须包括患者治疗和职工健康的综合方案才能有效运行。在计划指导下，该项目可以发现并解决对医疗机构具有重要流行病学意义的感染问题。此外，该项目和计划与医疗机构规模、地理位置、服务和患者相适应。项目包括对感染的识别系统和对传染性疾病暴发的调查系统，并定期评价风险和制定对项目具有指导意义的感染预防与控制目标。

PCI. 5 的衡量要素

☐ 1. 有综合性项目和计划降低患者医疗相关的感染风险。

☐ 2. 有综合性项目和计划降低医务人员医疗相关的感染风险。（参见 SQE. 8. 4）

☐ 3. 该项目包括全面和主动监测工作查明通常的（地区性的）感染率。

☐ 4. 该项目包括对传染性疾病暴发的调查系统（参见 IPSG 5，衡量要素 1）。

☐ 5. 有恰当规定和程序指导该项目。

☐ 6. 建立降低风险的目标和监测指标，并定期评估。

☐ 7. 该项目与医疗机构规模、地理位置、服务和患者相适应。

标准 PCI. 5. 1

医疗机构中所有患者、职工和探视者区域均包含在感染预防与控制项目内。

PCI. 5. 1 的含义

感染可以经过患者、家属、职工、探视者以及其他人员（如商业代表）进入医疗机构，因此感染监测、预防和控制项目应包括上述人员所涉及的所有区域。

PCI. 5. 1 的衡量要素

☐ 1. 感染预防与控制项目包括医疗机构所有患者服务区域。

☐ 2. 感染预防与控制项目包括医疗机构所有职工区域。

☐ 3. 感染预防与控制项目包括医疗机构所有探视者区域。

标准 PCI. 6

医疗机构依据风险程度制定控制和降低医疗服务相关感染的工作重点。

PCI. 6 的含义

每一个医疗机构必须能发现有重要流行病学意义的感染、感染部位、相关器械、环节和操作，并集中力量预防和降低医疗服务相关感染风险和感染率。基于风险的措施可以帮助医疗机构发现那些需要项目给予关注的操作与感染。基于风险的措施主要内容是监控，收集和分析对风险评估有重要意义的数据。医疗机构应当收集和评价以下相关感染和部位：

    a）呼吸道—如与插管、机械通气支持及气管切开等相关的操作与设备；
    b）尿路—如与留置导尿管、尿液引流系统及其护理等相关的有创操作和设备；
    c）血管内介入器械—如中心静脉导管、外周静脉管路等的穿刺和护理；
    d）手术部位—如手术部位护理、敷料类型和无菌操作；
    e）有流行病学意义的重要疾病和微生物—多重耐药微生物和高致命性感染；
    f）出现或反复出现的社区感染。

PCI. 6 的衡量要素

☐ 1. 医疗机构通过对上述含义中 a）到 f）数据的收集确立工作重点；
☐ 2. 评价与分析上述含义中 a）到 f）数据；
☐ 3. 医疗机构根据对数据的评价与分析，调整和修正感染预防和控制项目的重点；
☐ 4. 医疗机构至少每年要评风险并记录在案。

标准 PCI. 7

医疗机构能发现与感染风险相关的程序和环节，并实施降低感染风险的策略。

PCI. 7 的含义

医疗机构评估和护理患者的多种简单和复杂程序均会对患者和职工带来一定的感染风险，因此衡量和检查这些程序，尤其是采取必要政策、程序、教育和其他工作以降低感染风险，对医疗机构来说十分重要。

PCI. 7 的衡量要素

☐ 1. 医疗机构已确定那些与感染风险相关的程序。（参见 MMU. 5，衡量要素 1）
☐ 2. 医疗机构能采取措施降低这些程序的感染风险。（参见 MMU. 5，衡量要素 1）
☐ 3. 医疗机构能发现哪些风险（参见 PCI. 7.1 到 PCI. 7.5）需要规定和/或程序、职工教育、习惯改变或其他工作以支持风险降低。

标准 7. 1

医疗机构确保提供充足的清洗和消毒设备，严格管理洗衣房，降低感染风险。

PCI. 7. 1 的含义

通过正确清洗、消毒和灭菌程序可把感染风险降到最低，如内镜的清洗和消毒，手术器械的灭菌，以及其他有创性或无创性器械。清洗、消毒和灭菌可以在中心消毒室进行，或者在恰当的监控下，也可以在医疗机构其他区域进行，如内镜中心。不论在医院的哪个区域进行，清洗、消毒和灭菌方法必须符合标准。对洗衣房的严格管理可以降低清洁衣物污染的风险和污染衣物感染职工的风险。

PCI. 7. 1 的衡量要素

☐　1. 中心消毒室有与设备类型相适合的设备清洗与消毒方法；

☐　2. 在中心消毒室以外进行设备清洗、消毒与灭菌的方法与设备的类型相适合；

☐　3. 洗衣房的适当管理使职工和患者的风险降到最低；

☐　4. 整个医疗机构有一个协调一致的监管程序确保机构内所有清洗、消毒和灭菌的方法相同。

标准 PC. 7. 1. 1

有处理过期物品的制度和流程，并且在法律和规章允许的前提下对于一次性器械的重复使用条件有明确的规定。

PCI. 7. 1. 1 的含义

多数的医疗物品（静脉液体、导管、缝线等）印有过期时间，过期以后生产厂家不再保证医疗物品的无菌、安全和稳定性。有些医疗物品上注明只有在包装完整的前提下才能保证内在物品的无菌。有相关的政策规定过期医疗物品的处理。

另外，一些一次性使用的器械在某些特定情况下需要重复使用。一次性器械的重复使用存在两种风险：感染风险增加及重新处理后的器械性能不佳或不令人满意。当一次性器械重复使用时，医疗机构应当有相关的政策，这些政策符合国家法律、法规和专业标准，并能识别：

a）绝不能重复使用的器械和物品；

b）每种器械和物品重复使用时，应标明使用的最大次数；

c）磨损和有裂缝的器械不能重复使用；

d）每种器械使用后立即按明确的程序进行清洗；

e）收集、分析和使用与一次性器械和物品复用相关的感染预防与控制数据的程序。

PCI. 7. 1. 1 的衡量要素

☐　1. 有符合国家法律、法规和专业标准的政策与流程，判定过期物品处理的过程。

☐　2. 一次性器械和物品重复使用的政策包括上述含义中 a）到 e）的条款。

☐　3. 执行政策。

☐　4. 监测政策。

标准 PCI. 7. 2

医疗机构通过对废物的恰当处理，降低感染风险。

PCI. 7. 2 的含义

医疗机构每天产生大量废物，这些废物具有或可能具有传染性，因此，正确处理废物可以降低医疗机构感染风险，尤其是处理体液和沾有体液的材料，处理血液、血液成分以及太平间和尸检区域的废物。

PCI.7.2 的衡量要素

☐ 1. 对传染性废物和体液处理进行管理以降低传染风险（参见 AOP.5.1，含义陈述）；

☐ 2. 对血液和血液成分处理进行管理以降低传染风险（参见 AOP.5.1，含义陈述）；

☐ 3. 对太平间和尸体检查区域进行管理以降低传染风险。

标准 PCI.7.3

医疗机构有处理锐器和针头的制度和规程。

PCI.7.3 的含义

锐器和针头处理不正确对职工安全是一个重要威胁，因此医疗机构应该确保关于从容器类型和使用到对容器处理和对处理监控规定的实施。

PCI.7.3 的衡量要素

☐ 1. 锐器和针头应当放置在专用防穿透容器内，并且不能复用；

☐ 2. 根据国家法律和法规的相关规定，医院能安全地处理锐器和针头，或委托给其他专业机构以确保放置锐器的容器在专门处理危险废物地点处理或经过正确处理程序处理。

☐ 3. 锐器与针头处理与医疗机构感染预防与控制规定相符合。

标准 PCI.7.4

医疗机构能降低饮食服务场所和机械、工程控制场所感染风险。

PCI.7.4 的含义

工程控制，如正压通气系统、实验室生物排风系统、冷却系统的自动调温设备和用来消毒器皿和厨房设备的开水器，是环境标准和控制对维护和降低医疗机构感染风险重要作用的最好例子。

PCI.7.4 的衡量要素

☐ 1. 食堂卫生、食品加工和处理符合降低感染风险的要求；

☐ 2. 在医疗机构恰当区域内，实施工程控制使感染风险降至最低。

标准 PCI.7.5

医疗机构能降低进行拆除、建筑、装修场所的感染风险。

PCI.7.5 的含义

在计划拆除、建筑或装修时，医疗机构使用风险标准评价装修或建筑对空气质量、感染预防与控制、公共需求、噪音、振动和紧急情况处理的影响。

PCI.7.5 的衡量标准

☐ 1. 医疗机构使用风险标准评价装修和建筑的影响。

☐ 2. 评估和管理装修或建筑对空气质量和感染预防与控制工作的风险和影响。

隔离程序

标准 PCI. 8

医疗机构提供隔离警示和措施防止患者、探视者和职工感染传染性疾病，并能防止免疫抑制患者容易罹患的获得性感染。

PCI. 8 的含义

根据疾病传播方式，医疗机构为医院制定规定和程序，建立隔离和保护程序，既针对单个传染性或免疫抑制患者，也针对接诊大量传染性疾病患者。

对于可以长期漂浮在气中的感染病原体，预防空气传播的措施是十分必要的。放置空气传播感染患者的理想场地是负压病房。当医院的建筑物结构不能立即建立负压病房时，可以通过高效空气粒子（HEPA）过滤系统，以每小时 12 次的频率过滤空气。

当不具备负压病房和 HEPA 过滤系统时，应当有短期处置空气传播感染患者的政策和流程的预案。隔离程序包括对职工和探视者保护，以及患者出院前后的环境和清洁。

PCI. 8 的衡量标准

☐ 1. 按照医疗机构的规定和建议指南，隔离已知或疑似传染性疾病患者。
☐ 2. 将患者与由于免疫抑制或其他原因导致有传染性疾病高风险的患者和职工隔离的政策和流程。
☐ 3. 当不具备负压病房和 HEPA 过滤系统时，应当有暂时处置空气传播感染患的政策和流程预案。
☐ 4. 医疗机构有应对接诊大量传染性疾病患者的策略。
☐ 5. 有需要隔离空气传播感染患者的负压病房并定期监测。如果没有负压病房，则将患者放置于有 HEPA 过滤系统的房间内。
☐ 6. 对职工进行关于传染性疾病患者管理的教育。

隔离措施和手卫生

标准 PCI. 9

在需要时，可以获得并正确使用手套、口罩、护目镜及其他物品，如肥皂、消毒剂等。

PCI. 9 的含义

手卫生、隔离技术和消毒剂是感染预防与控制的基础要素。医疗机构在需要时，及时配备口罩、护目镜、防护服和手套，并培训如何正确使用，在洗手和消毒区域配备肥皂、消毒剂、手巾或其他干手设备。医院采用手卫生指南（指南应用评分见 IPSG 5，衡量标准 2），并对职工进行洗手、手部消毒或表面消毒程序的教育。

PCI. 9 的衡量标准

☐ 1. 医疗机构能确认需要手套和/或口罩、护目镜的情形；
☐ 2. 在上述情形，职工能正确使用手套和/或口罩、护目镜；
☐ 3. 医疗机构能确认需要洗手和手部消毒，或表面消毒程序的情况。
☐ 4. 在上述区域，职工能采用正确的洗手和手部消毒步骤。
☐ 5. 医疗机构采用权威部门发布的手消毒指南。

感染预防防控项目与质量改进和患者安全相结合

标准 PCI. 10

感染预防与控制流程成为医疗机构质量改进和患者安全的有机组成部分。

PCI. 10. 1

医疗机构能追踪医疗服务相关感染风险、感染率及感染趋势。

PCI. 10. 2

质量改进包括对医疗机构具有流行病学意义的感染监测指标。

PCI. 10. 3

医疗机构根据感染风险、感染率和感染趋势信息，改进流程，使医疗服务相关感染风险降到最低水平。

PCI. 10. 4

医疗机构通过可比性数据库与其他医疗机构比对医疗服务相关感染。

PCI. 10. 5

定期向医疗机构领导和职工通报感染预防与控制的监控结果。

PCI. 10. 6

医疗机构能向院外公共卫生机构报告感染信息。

PCI. 10 到 PCI. 10. 6 的含义

感染预防与控制程序是为了降低患者、职工和其他人员感染风险。为了达到这一目的，医疗机构必须主动发现和追踪医疗服务相关感染风险和感染趋势，根据测量信息改进感染预防与控制工

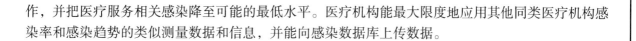

作，并把医疗服务相关感染降至可能的最低水平。医疗机构能最大限度地应用其他同类医疗机构感染率和感染趋势的类似测量数据和信息，并能向感染数据库上传数据。

PCI. 10 的衡量标准

☐ 1. 感染预防与控制工作整合到医疗机构质量改进和患者安全计划中。（参见 QPS.1.1，衡量标准4）

☐ 2. 感染预防与控制项目在医疗机构质量和患者安全计划的统一领导下开展工作。

PCI. 10.1 的衡量标准

☐ 1. 追踪医疗服务相关感染风险。

☐ 2. 追踪医疗服务相关感染率。

☐ 3. 追踪医疗服务相关感染趋势。

PCI. 10.2 的衡量标准

☐ 1. 监测感染预防与控制的活动。

☐ 2. 监测有流行病学意义的重要感染。

PCI. 10.3 的衡量标准

☐ 1. 根据感染风险、感染率和感染趋势再造流程。

☐ 2. 通过流程再造将感染风险降至可能的最低水平。

PCI. 10.4 的衡量标准

☐ 1. 医疗服务相关感染率通过可比数据库与其他医疗机构比对。（参见 QPS.4.2，衡量标准2 和 MCI.20.3，衡量标准3）

☐ 2. 医疗机构将感染率与最佳实践和科学依据比较。

PCI. 10.5 的衡量标准

☐ 1. 向医生反馈测量结果；

☐ 2. 向护士反馈测量结果；

☐ 3. 向管理层反馈测量结果。

PCI. 10.6 的衡量标准

☐ 1. 按规定向公共卫生机构报告感染预防与控制项目结果。（参见 MCI.20.1 和 ME2）

☐ 2. 对来自相关公共卫生机构的报告，医疗机构采取恰当措施。

职工教育

标准 PCI. 11

医疗机构依据其参与医疗服务的程度，对职工、医生、患者家属及其他人员提供感染预防与控制培训。

PCI. 11 的含义

为了感染预防与控制项目有效实施，在职工开始工作时，医疗机构必须对其进行相关教育，并在此后工作中定期教育。教育对象包括专业人员、临床和非临床辅助人员，甚至包括患者和家属、商务人员和其他访问者。鼓励患者及其家属在医疗机构中实施感染预防与控制措施。

除了作为入职或定期教育以外，当医疗机构感染预防与控制规定、流程和实践改变时，也应及时培训。教育内容应当包括测量的结果和趋势。

PCI. 11 的衡量标准

- 1. 医疗机构建立了包括所有员工、其他专业人员、患者和其家属的感染预防与控制项目。
- 2. 医疗机构对所有员工和其他专业人员进行感染控制与预防的培训。
- 3. 医疗机构对所有患者及其家属进行感染控制与预防的培训。
- 4. 对所有职工培训感染预防与控制的相关规定、程序和实践。（参见 SQE. 7 和 GLD. 5. 4）
- 5. 根据感染数据提示的重要趋势定期教育职工。

治理、领导和管理
Governance，Leadership，and Direction（GLD）

概述

提供优质的服务需要有效的领导。领导来自医疗机构的诸多方面，包括治理领导人（治理结构）、领导人和其他承担领导责任的人。每个医疗机构必须确定这些领导人员并使他们共同确保本医疗机构对社区和患者都是有效、高效的资源。

特别重要的是，这些领导者必须确定本机构的使命并确保有相应的资源去实现这个使命。对许多机构而言，这并不意味着需要增加新的资源，而是更加高效地利用现有资源，即使是有时资源匮乏。同时，领导者必须充分合作，协调和整合本院的所有活动，包括旨在改善患者治疗和临床服务的活动。

有效的领导始于理解机构中不同人物的职责和职权以及这些人如何共事。那些治理、管理和领导一个机构的人员既有职权又有职责。无论是集体还是个人，他们都有责任遵守法律和法规并实现本医疗机构对所服务患者群体所承担的责任。

无论何时，有效的领导有助于克服在医疗机构不同科室和部门间存在的障碍和沟通问题，医疗机构也因此变得更加高效和有效。各种服务得到进一步整合。特别地，全院所有质量管理和改进活动的整合使患者预后更加改善。

标准

以下列出的是实现本功能的所有标准。为便于读者阅读，本节未附其含义或衡量要素。关于这些标准的详细信息，请见本章下节："标准、含义和衡量要素"。

医疗机构的治理

GLD.1　治理机构的职责和责任写入机构章程、规章制度和程序，或指导如何贯彻执行的类似文件。

    GLD.1.1　治理机构批准并公布本院的使命陈述。

    GLD.1.2　治理机构批准运营本院的各种规章制度和计划。

    GLD.1.3　治理机构批准预算并分配需要的资源以实现本院的使命。

    GLD.1.4　治理机构任命本院高层管理人员。

    GLD.1.5　治理机构批准本院的质量和患者安全计划，定期接收质量与患者安全工作报告并据此采取行动。

医疗机构的领导

GLD. 2　高级管理人员或院长负责运营本院，并遵守适用的法律和法规。

GLD. 3　医疗机构的领导者人选明确并集体负责确定本院的使命，制订计划和规章制度去实现
使命。

GLD. 3. 1　医疗机构的领导者应与社区领导和其他机构的领导一起规划如何满足社区的
医疗保健需求。

GLD. 3. 2　领导者确定并规划临床服务类型以满足本院所服务患者群的需求。

GLD. 3. 2. 1　所使用的设备、耗材和药品由专业组织或其他权威机构推荐。

GLD. 3. 3　领导者对临床或管理服务合同负责。

GLD. 3. 3. 1　合同或其他协议是全院质量改进和患者安全项目的组成部分。

GLD. 3. 3. 2　没有被医疗机构聘用的独立从业者在为机构患者提供服务时要
有良好的资格证明。

GLD. 3. 4　医疗、护理和其他领导者均接受过质量改进方面的教育。

GLD. 3. 5　医疗机构的领导者应确保本院对所有员工都有统一的招聘、保留、发展和继
续教育项目。

GLD. 4　医疗、护理和其他临床服务的领导者计划并实施有效的组织结构，以支持其职责和职权。

各科室和部门管理

GLD. 5　医疗机构的每个科室或部门有一名或多名合格的人负责管理。

GLD. 5. 1　每个临床科室的主任以书面形式确定该科室提供的服务。

GLD. 5. 1. 1　服务应在科室或部门内和部门间进行协调和整合。

GLD. 5. 2　科主任建议该科室或部门需要的空间、设备、人员配备和其他资源。

GLD. 5. 3　科主任建议该科室或部门专业人员的选拔标准，并选择或推荐符合这些标准
的人员。

GLD. 5. 4　科主任为科室或部门所有员工提供与他们职责相应的岗前教育和培训。

GLD. 5. 5　科主任检查本科室或部门的绩效以及员工的绩效。

组织伦理

GLD. 6　医疗机构应建立伦理学管理框架，确保所提供的服务符合业务、财务、伦理和法律规范，确保患者及其权利得到保护。

GLD. 6. 1　医疗机构的伦理学框架包括市场营销、入院、转院、出院和公布所有权以及任何可能不符合患者最佳利益的业务和专业冲突。

GLD. 6. 2　医疗机构伦理学管理框架应支持临床医疗和非临床服务中的伦理决策。

标准、含义和衡量要素

医疗机构治理

标准 GLD.1

治理机构的职责和责任写入机构章程、规章制度和程序，或指导如何贯彻执行的类似文件。

GLD.1 的含义

应有一个实体（如卫生部）、1 个或多个所有者、或 1 组明确的个人（如董事会或治理机构）负责监管本院的运作并最终负有责任向所在社区或来本院求医的人群提供高质量的医疗服务。该实体的职责和责任写入文件明确其如何实施。此外，还应阐明如何基于本院特有的标准，对该治理机构和本院管理层的绩效进行评价。

本院的治理和管理结构应在组织机构图或其他阐述权责链的文件中明确规定或展示。图中人员应标明职衔或姓名。

GLD.1 的衡量要素

☐ 1. 本院的治理结构已写入书面文件，并按职衔或姓名显示那些负责治理和管理的人员。
☐ 2. 治理职责和责任已写入书面文件。
☐ 3. 这些文件阐明如何评价该治理机构和管理人员的绩效以及相关标准。
☐ 4. 对治理的绩效有年度的评价记录。

标准 GLD.1.1

治理机构批准并公布本院的使命陈述。

标准 GLD.1.2

治理机构批准运营本院的各种规章制度和计划。

标准 GLD.1.3

治理机构批准预算并分配需要的资源以实现本院的使命。

标准 GLD.1.4

治理机构任命本院的高层管理人员。

标准 GLD.1.5 的标准

治理机构批准本院的质量和患者安全计划，定期接收质量与患者安全工作报告并据此采取行动。

GLD.1.1 至 GLD.1.5 的含义

治理结构的名称和位置并不重要。重要的是职责必须落实以确保有清晰的领导、高效的运作和优质的医疗服务。这些职责主要在批准层面，包括：

- 批准本院的使命（参见 ACC.1，衡量要素 2）；
- 批准（或授权批准）本院的多种战略和管理规划以及本院日常运作需要的规章制度和程序；
- 批准本院参与医疗卫生专业教育和科研并监管这些工作的质量；
- 批准或提供运作本院所需的预算和资源；
- 任命或批准本院的高级管理人员或院长。

单纯在组织机构图中标明人员姓名或职衔并不能确保本院治理机构和管理人员的有效沟通，尤其是当治理机构和本院分开时，比如远距离的所有者或国家或地区卫生当局。所以，治理机构应制订一套与本院管理人员沟通和合作的程序以实现本院的使命和计划。

GLD.1.1 的衡量要素

- ❑ 1. 治理机构批准本院的使命。
- ❑ 2. 治理机构确保定期审核本院的使命。
- ❑ 3. 治理机构公布本院的使命。

GLD.1.2 的衡量要素

- ❑ 1. 治理机构批准本院的战略和管理规划以及运作制度和程序。
- ❑ 2. 对授权批准机构应在治理规章制度和程序中有规定。
- ❑ 3. 治理机构批准有关医疗卫生专业教育和科研的组织战略和各项工作并监管这些工作的质量。

GLD.1.3 的衡量要素

- ❑ 1. 治理机构批准固定资产和运营预算。
- ❑ 2. 治理机构分配资源以实现本院的使命。

GLD.1.4 的衡量要素

- ❑ 1. 治理机构任命本院的高级管理人员。
- ❑ 2. 治理机构评价本院管理人员的工作绩效。
- ❑ 3. 高级管理人员的工作绩效评价至少一年一次。

GLD.1.5 的衡量要素

- ❑ 1. 治理机构批准本院的质量和患者安全计划（参见 QPS.1 的含义）。
- ❑ 2. 治理机构定期接收质量与患者安全工作报告并依此采取行动（参见 QPS.1.4，衡量要素 2）。

医疗机构的领导

GLD. 2 的标准

高级管理人员或院长负责运营本院，并遵守适用法律和法规。

GLD. 2 的含义

有效的领导工作对于确保医疗机构高效运行并实现其使命来说是必不可少的。领导工作是由相关人员以个人和集体的形式提供给医疗机构，可由任何数量组合的个人贯彻落实。

高级管理人员或院长负责本院的总体和日常运行。这包括基本供应品的采购和目录编制、固定设施的维护、财务管理、质量管理和其他责任。相关人员应具备岗位描述中对学历和经验的要求。高级管理人员或院长与本院管理人员合作制订本院的使命并规划与使命有关的规章制度、程序和临床服务。一旦治理机构批准，高级管理人员或院长有责任贯彻落实所有规章制度并确保本院员工都遵守所有的规章制度。

高级管理人员或院长有责任确保本院：

- 遵守适用的法律法规；
- 对来自检查和监管机构的任何报告做出回应；
- 制订管理程序并控制人力、经济和其他资源。

GLD. 2 的衡量要素

❏ 1. 高级管理人员的学历和经验应满足岗位描述的要求。
❏ 2. 高级管理人员或院长管理本院的日常运行，包括履行岗位描述中的职责。
❏ 3. 高级管理人员或院长向治理机构建议有关规章制度。
❏ 4. 高级管理人员或院长确保批准的规章制度得以遵守。
❏ 5. 高级管理人员或院长确保适用的法律法规得以遵守（参见 ACC. 6，衡量要素 1 和 2）。
❏ 6. 高级管理人员或院长对来自检查和监管机构的任何报告做出反应。

标准 GLD. 3

医疗机构的领导者人选明确，并集体负责确定本院的使命，制订计划和规章制度去实现使命。

GLD. 3 的含义

医疗机构领导者的遴选可有多个途径。治理机构任命高级管理人员或院长。高级管理人员或院长可任命其他管理人员。领导者可有正式职衔，如医疗总监或护理总监，也会因资历、地位或对本院的贡献而得到非正式的承认。重要的是一个机构的所有领导者都应得到承认并参与制订本院的使命。基于该使命，领导者密切合作制订实现该使命需要的计划和规章制度。如使命和规章制度框架由医疗机构所有者或院外机构设定，这些领导应密切合作贯彻落实使命和规章制度（参见 ACC. 1，衡量要素2和3）。

GLD. 3 的衡量要素

- ❑ 1. 医疗机构的领导者以正式或非正式的形式得到确认。
- ❑ 2. 领导者集体负责制定本院的使命。
- ❑ 3. 领导者集体负责制定贯彻落实使命必需的规章制度和程序。
- ❑ 4. 领导者密切合作以贯彻落实使命并确保规章制度和程序得以遵守。

标准 GLD. 3. 1

医疗机构的领导者应与社区领导和其他机构的领导者一起规划如何满足社区的医疗保健需求。

GLD. 3. 1 的含义

一个机构的使命通常反映其所在社区人群的需求。同样的，（三级）转诊和专科医疗机构根据更大的地理或行政区域的患者需求制定自己的使命。

患者和社区的需求通常因时而异，所以医疗机构需要让其所在社区参与本院战略和运行规划的制订。医疗机构可以通过征求个人或人群的意见实现此点，比如采取顾问小组或专门工作组形式等。

所以，医疗机构的领导者应与公认的社区领导和社区中其他医疗卫生机构的领导者（比如诊所、药房和急救机构等）经常会晤并共同制定规划。这些领导者共同规划如何建立一个更加健康的社区，并清醒地意识到：即使没有这些计划，他们对社区也负有责任并具有影响。（参见MC1.1，衡量要素3）

GLD. 3. 1 的衡量要素

- ❑ 1. 医疗机构的领导者与公认的社区领导共同制订和修订战略和运行规划以满足社区需求。
- ❑ 2. 医疗机构的领导者与社区中其他医疗卫生机构的领导者共同制定规划（参见 PFE.3，衡量要素2和3）。
- ❑ 3. 医疗机构的领导者在制订战略和运行规划的过程中征求所在社区各方面利益相关者的意见。
- ❑ 4. 医疗机构参与有关健康促进和疾病预防的社区教育。

标准 GLD. 3. 2

领导者确定并规划临床服务类型以满足本院所服务患者群的需求。

GLD. 3. 2 的含义

医疗服务的规划和设计应针对患者群的需要。医疗机构规划中所描述的拟提供的医疗服务应与本院的使命相一致。本院各临床科室和服务部门的领导者应确定哪些诊断、治疗、康复和其他服务对本社区来说是必要的。这些领导者还应确定本院直接或间接提供的各种服务所能达到的范围和强度。

规划的服务应反映本院的战略方向和本院所服务患者的期望。当医疗机构在对患者的治疗中使用公认为"试验性"的技术和（或）药物时（即全国或国际上公认为是"试验性"的），应该有程序审批这种使用。重要的是在对患者使用前就应得到这种批准。如果需要患者的特殊同意，就应做出相应的确认。

GLD.3.2 的衡量要素

☐ 1. 医疗机构的规划描述了拟提供的医疗服务。

☐ 2. 拟提供的医疗服务与本院的使命相一致。（参见 ACC.1 衡量要素2）

☐ 3. 领导者确定本院拟提供医疗服务的类型。

☐ 4. 领导者有相应的程序审核和批准试验性的操作、技术和药物是否可用于患者治疗。

标准 GLD.3.2.1

所使用的设备、耗材和药品由专业组织或其他权威机构推荐。

GLD.3.2.1 的含义

使用适宜的和运行良好的设备提供规划好的服务，可以明显减少临床医疗过程中的风险。这在提供麻醉、放射和诊断影像、心脏病诊治、放射肿瘤学服务和其他高风险临床服务时尤其如此。同时，应保证供应品和药品的齐备，并使之与规划好的用途和急诊情况相适应。在为其患者群提供规划的服务时，每个医疗机构都了解哪些属于规定的或推荐的设备、供应和药品。对设备、供应和药品的推荐可来自政府机构、全国或国际麻醉专业组织或其他权威来源。

GLD.3.2.1 的衡量要素

☐ 1. 医疗机构采纳专业团体和权威来源的推荐意见，确定相应的设备和供应品为患者提供已规划的服务。（参见 MMU.2.2，衡量要素1）

☐ 2. 获得推荐的设备、供应品和药品。（参见 MMU.2.2，衡量要素2）

☐ 3. 使用推荐的设备、供应品和药品。（参见 ASC.3 含义和 ASC.3，衡量要素1）

标准 GLD.3.3

领导者对临床或管理服务合同负责。

GLD.3.3 的含义

医疗机构常需要直接提供临床和管理服务或通过转诊、会诊、合同安排或其他协议等安排这些服务。这些服务包括放射学、诊断影像服务、财务会计服务以及提供内务、食品和日用织品等服务。本院的领导者应在合同协议中描述和记录所提供服务的类型和范围。

在所有情况下，对这些合同或其他协议都有领导负责以确保服务满足患者需求，并作为全院质量管理和改进活动的组成部分。临床部门的领导者参与选择并对临床合同负责。管理部门领导者参与选择并对管理合同负责。

GLD.3.3 的衡量要素

☐ 1. 领导者对合同负责有明确的程序。（参见 AOP.5.8，衡量要素6；AOP.6.7，衡量要素6；

AOP.6.9；和 ASC.2，衡量要素 5）

□　2．本院对通过合同协议所提供的服务的类型和范围有书面描述。

□　3．根据合同或其他协议提供的服务满足患者的需求。（参见 AOP.5.8，衡量要素 6 和 AOP.6.7，衡量要素 6）

□　4．临床部门的领导者参与选择并对临床合同负责。（参见 AOP.5.8，衡量要素 5 和 AOP.6.7，衡量要素 5）

□　5．管理部门领导者参与选择并对管理合同负责。

□　6．当合同重新签订或终止时，医疗机构应保持患者服务的连续性。

标准 GLD.3.3.1

合同或其他协议是全院质量改进和患者安全项目的组成部分。

GLD.3.3.1 的含义

患者的质量和安全性要求评价所有由本院或合同提供的服务。所以，医疗机构需要从外部来源收集和分析质量信息，并据此采取行动。与外部服务签订的合同包括质量和患者安全性的期望，以及向医疗机构提供的数据，包括频率和格式，部门管理者从合同管理机构收集质量报告，并据此采取行动，确保这些报告内容被整合进医疗机构的质量测量程序。（参见 ACC.4.1，衡量要素 2；ACC.5，衡量要素 4 和 6）

GLD.3.3.1 的衡量要素

□　1．合同或其他协议作为本院质量促进和患者安全项目的组成部分，应受到评估，评估内容包括合同的性质。（参见 AOP.5.8，衡量要素 6）

□　2．相关临床和管理部门领导者在分析外部合同提供的质量和安全信息基础上，参与本院的质量促进项目。（参见 AOP.5.8，衡量要素 5）

□　3．当签订合同的服务不符合质量和安全期望时，应采取行动。

标准 GLD.3.3.2

没有被医疗机构聘用的独立从业者在为机构患者提供服务时要有符合要求的资格证明。

GLD.3.3.2 的含义

医疗机构能够与机构外的医生、牙医以及其他独立从业者签订合同或安排服务，使他们进入机构提供服务。在某些情况下，这些独立从业者甚至是在机构所处的区域或国家之外，所提供的服务包括远程医疗或远程放射学服务。如果为患者提供的服务影响到治疗的选择和过程，从业者必须通过该医疗机构的资格审查和专项资格许可程序。

GLD.3.3.2 的衡量要素

□　1．医疗机构的领导者确定那些由机构外的独立从业者提供的服务。

□　2．所有由机构外的独立从业者提供的诊断、会诊和治疗等服务，如远程医疗、远程放射学以及其他诊断学解释，如心电图（ECG）、脑电波图（EEG）、肌电图（EMG）等，应经过医疗机构的专项资格授权提供这些服务。（参见 SQE.9 和 SQE.10）

3. 利用医疗机构的房屋和设施为患者提供服务但并非医疗机构聘用人员的独立从业者应通过 SQE. 10 和 SQE. 9 要求的资格审查和专项资格授权。

4. 由机构外独立从业者提供的服务质量作为机构质量改进项目的一部分进行监测。

标准 GLD. 3. 4

医疗、护理和其他领导者均接受过质量改进方面的教育。

GLD. 3. 4 的含义

医疗机构的主要目的是提供医疗服务并应用质量改进原则不断改进患者治疗效果。所以，医疗机构的医疗、护理和其他领导者应该：

- 学习或熟悉质量改进的概念与方法；
- 亲自参与质量改进和患者安全过程；
- 确保临床质量的改进包括对衡量专业绩效的评估。（参见 QPS. 4）

GLD. 3. 4 的衡量要素

1. 医疗、护理和其他领导者已学习或熟悉质量改进的概念和方法。
2. 医疗、护理和其他领导者参与有关的质量改进和患者安全过程。（参见 QPS. 1. 1，衡量要素 1 和 4，QPS. 4，衡量要素 4）
3. 衡量专业人员的绩效作为临床绩效改进的一部分。（参见 SQE. 11，SQE. 14，和 SQE. 17）

标准 GLD. 3. 5

医疗机构的领导者应确保本院对所有员工都有统一的招聘、留用、培养和继续教育项目。

GLD. 3. 5 的含义

医疗机构治疗患者的能力与其吸引和保留合格人才的能力直接有关。领导者应认识到员工留用要比招聘能提供更大的长期好处。领导者通过继续教育支持员工成长会加强对员工的留用。所以，领导者应协作对每个类别的员工制订规划并实施统一招聘、留用、培养和继续教育项目。医疗机构的招聘工作应考虑已公布的指南，如世界卫生组织（WHO）、国际护士理事会（International Council of Nurses）和世界医学会（World Medical Association）公布的指南等。

GLD. 3. 5 的衡量要素

1. 有列入计划的员工招聘程序。（参见 SQE. 2，衡量要素 1）
2. 有列入计划的员工留用程序。
3. 有列入计划的员工个人发展和继续教育程序。（参见 SQE. 8）
4. 领导者通过协作制定相应计划，并有本院各科室和服务部门的共同参与。

标准 GLD. 4

医疗、护理和其他临床服务的领导者计划并实施有效的组织结构，以支持其职责和职权。

GLD. 4 的含义

医疗、护理和其他临床服务的领导者对患者、对本院还负有特殊职责。他们应该：

- 支持专业人员间的良好沟通；
- 共同制订计划和规章制度指导临床服务的提供；
- 支持专业人员提供符合其专业伦理的服务；
- 监管医疗质量。

医疗和护理的领导者建立适宜有效的组织结构贯彻落实这些职责。用于执行这些职责的组织结构和相应程序可提供统一的包含医生、护士和其他人员在内的专业团队，也可以是独立的医疗和护理组织结构。选定的组织结构可以是按本院章程和规则和相关规定严格组织起来的，也可以是非正式组织起来的。总之，选定的组织结构应该：

- 包括所有相关的临床人员；
- 与本院的所有制、使命和组织结构相一致；
- 与本院的复杂性和专业人员规模相适应；
- 能有效履行上述职责。

GLD. 4 的衡量要素

- ☐ 1. 设立有效的组织结构使医疗、护理和其他领导者能履行其职责和职权。
- ☐ 2. 组织结构适合本院的规模和复杂性。
- ☐ 3. 组织结构和程序有利于专业人员的沟通。
- ☐ 4. 组织结构和程序有利于制订临床计划和规章制度。
- ☐ 5. 组织结构和程序有利于对职业伦理问题的监管。
- ☐ 6. 组织结构和程序有利于对临床服务质量的监管。

科室和部门的管理

标准 GLD. 5

医疗机构的每个科室或部门有 1 名或多名合格的人负责管理。

GLD. 5 的含义

临床医学、患者预后和一个医疗机构的总体管理有赖于对单个临床科室或服务部门的良好管理。良好的科室管理需要来自合格人员的清晰的领导工作。在规模较大的科室或部门，领导工作可能需要分工负责。在这种情况下，每个角色的职责应以书面形式予以明确。（参见 ACC. 6.1，衡量要素 1；ACS. 2，衡量要素 2；AOP. 5.9 关于临床实验室服务的管理，AOP. 6.7 关于放射和影像诊断服务管理，MMU. 1.1 关于药房或药品服务的管理和 ACS. 2 关于麻醉服务的管理）

GLD. 5 的衡量要素

- ☐ 1. 本院的每个科室或部门由具备与服务提供相匹配的培训、教育以及工作经验的人员管理。（参见 AOP. 5.8，衡量要素 1；AOP. 6.7，衡量要素 1；和 MMU. 1.1，衡量要素 1）
- ☐ 2. 当管理工作由一人以上的人负责时，每个人的职责以书面形式予以明确。

GLD. 5.1 的标准

每个临床科室的主任以书面形式确定该科室提供的服务。

GLD. 5.1.1 的标准

服务应在科室或部门内和部门间进行协调和整合。

GLD. 5.1 和 GLD. 5.1.1 的含义

医疗机构的临床主任们共同确定不同科别计划文件的统一格式和内容。一般地，由这些临床科室准备的文件确定本科室的目标以及当前的和规划的服务。科室规章制度和程序反映本科室的目标和服务，也反映其员工用于评估和满足患者需要所应具备的知识、技能和可用的时间。

每个科室或部门内都应协调和整合给患者提供的临床服务。例如，医疗和护理服务应予整合。同时，每个科室或部门应与其他科室和部门协调整合其服务。应避免或消除不必要的重复服务以节约资源。

GLD. 5.1 的衡量要素

☐ 1. 科室或部门的主任们已选用统一的规划文件格式和内容。
☐ 2. 科室或部门文件描述本科室或部门当前提供的和计划提供的服务。
☐ 3. 各科室或部门的规章制度和程序指导规定服务的提供。
☐ 4. 各科室或部门的规章制度和程序阐明其员工在评估和满足患者需求时应具备哪些知识和技能。

GLD. 5.1.1 的衡量要素

☐ 1. 每个科室或部门内的服务已有协调和整合。
☐ 2. 各科室或部门的服务相互间已有协调和整合。

标准 GLD. 5.2

科主任建议该科室或部门需要的空间、设备、人员配备和其他资源。

GLD. 5.2 的含义

每个科室的领导者就本科室人力资源和其他资源要求与本院高级管理人员沟通。这将有利于确保有足够的人力、空间、设备和其他资源以随时满足患者需要。当科主任提议采取措施满足人力和其他资源需求时，这些需求常常处于变化中或不能得到完全满足。所以，科主任们应有相应的程序去应对资源短缺，以确保为所有患者提供安全有效的医疗服务。

GLD. 5.2 的衡量要素

☐ 1. 科主任建议提供服务所需的空间。
☐ 2. 科主任建议提供服务所需的设备。

- 3. 科主任建议提供服务所需的员工数量和资格。（参见 AOP.6.3，衡量要素5）
- 4. 科主任建议提供服务所需的其他特殊资源。
- 5. 科主任有程序去应对资源短缺。

标准 GLD.5.3

科主任建议该科室或部门专业人员的选拔标准，并选择或推荐符合这些标准的人员。

GLD.5.3 的含义

科主任们考虑本科室或部门提供的和规划的服务，以及提供这些服务所需要的专业人员的学历、技能、知识和经验。科主任们制订反映这种考虑的标准并选拔员工。科主任们也可根据这些推荐在选拔过程中与人力资源或其他部门合作。

GLD.5.3 的衡量要素

- 1. 科主任制订本科室专业人员的学历、技能、知识和经验要求标准。
- 2. 科主任用这些标准选拔或推荐专业人员。

GLD.5.4 的标准

科主任为科室或部门所有员工提供他们职责相应的岗前教育和培训。

GLD.5.4 的含义

科主任们应确保本科室或部门的所有员工了解他们的职责并为新员工提供岗前教育和培训。岗前教育包括本院的使命、科室或部门的使命、提供的服务范围和与服务提供相关的规章制度和程序。例如，所有员工了解本院和本科室或部门的感染预防和控制程序。规章制度或程序新出台或更新时，应让员工得到恰当的培训（参见 SQE.7；AOP.5.1，衡量要素5；AOP.6.2，衡量要素6；和 PCI.11，衡量要素4）

GLD.5.4 的衡量要素

- 1. 科主任为本科室员工已设立岗前教育项目。（参见 SQE.7；AOP.5.1，衡量要素5；和 AOP.6.2，衡量要素6）
- 2. 科室所有员工都完成过这种培训项目。（参见 SQE.7；AOP.5.1，衡量要素5；和 AOP.6.2，衡量要素6）

标准 GLD.5.5

科主任评价本科室或部门的绩效以及员工的绩效。

GLD.5.5 的含义

科主任或部门领导的重要职责之一就是在本科室实施质量改进与患者安全计划。对科室或部门衡量级别的选定受下列因素的影响：

a）与本科室或部门相关的全院衡量和改进工作重点；

b）来自患者调查和投诉对本科室所提供服务的评价；

c）对所提供服务的效率和成本效益的理解；

d）按合同进行的服务评价。（参见 GLD.3.3）

科主任有责任确保衡量活动应包括对员工的和对治疗过程的评价。所以，长远来看，衡量包括所有提供的服务。结果数据和信息对科室或部门的工作改进很重要，对全院的质量改进和患者安全工作也很重要。（参见 ASC.2，衡量要素7）

GLD.5.5 的衡量要素

☐ 1. 科主任对本科室或部门提供的服务实施质量衡量，其中包括含义陈述中适用于本科室的标准 a）到 d）。

☐ 2. 科主任对本科室员工在执行职责方面的表现进行质量衡量。

☐ 3. 科主任实施必要时指定的质量控制项目。

☐ 4. 已提供必要的数据和信息给科主任或部门领导以管理和改进相关治疗和服务。

☐ 5. 科室和部门的质量衡量与改进活动已定期报告给本院的质量监管机构。

组织伦理学

标准 GLD.6

医疗机构应建立伦理学管理框架，确保所提供的服务符合业务、财经、伦理和法律规范，确保患者及其权利得到保护。

标准 GLD.6.1

医疗机构的伦理学管理框架包括市场营销、入院、转院、出院和公布所有权以及任何可能不符合患者最佳利益的业务和专业冲突。

标准 GLD.6.2

医疗机构伦理学管理框架应支持临床医疗和非临床服务中的伦理决策。

GLD.6 至 GLD.6.2 的含义

医疗机构对其患者和社区负有伦理和法律的职责。领导者在本院的业务和临床活动中理解这些职责。医疗机构内与财务激励相关的活动必须与机构的价值观和伦理相一致。领导者制订指导性文件提供一个一致性的框架以执行这些职责。制订框架时，领导者应将国家和国际的规范*与人权以及专业伦理学相结合。医疗机构运行于该框架内以：

---

* 在患者安全和医疗质量背景下，与人权和专业行为伦理相关的国际规范越来越受到关注。虽然这种关注是近来兴起的，但国际上对于这种规范有重大影响的文件却由来已久，包括《世界人权宣言》（联合国，1948），《日内瓦协议》（1949 年 8 月 12 日），《东京宣言：关于对拘留犯和囚犯给予折磨、虐待、非人道的对待和惩罚时医师的行为准则》（世界医学大会，1975），《雅典誓言》（国际监狱医疗服务委员会，1979），《关于反折磨、虐待、非人道的对待和惩罚的公民政治权利国际公约》（联合国，1985）。

- 公布所有权和任何利益冲突；
- 向患者诚实介绍其服务；
- 提供明确的入院、转院和出院规定；
- 准确提供服务账单；
- 当财务激励手段和支付安排可能有损患者治疗时必须解决冲突。

该框架也支持本院的专业人员和患者化解在患者治疗中遇到的伦理学困境，如器官捐献与移植决定、患者与其家庭对治疗决策存在的分歧、患者与医务人员对治疗决策存在的异议以及专业人员间的意见不一致。这种支持随时可以获得。

GLD.6 的衡量要素

- ❑ 1. 医疗机构的领导者建立伦理和法律规范以保护患者及其权利。（参见 PFR.1，衡量要素 1 和 2）
- ❑ 2. 领导者建立本院的伦理学管理架构。
- ❑ 3. 领导者在建立医疗机构伦理学管理框架时，考虑国家和国际上的伦理规范。

GLD.6.1 的衡量要素

- ❑ 1. 医疗机构公布其所有权。（参见 AOP.5.1，衡量要素 5；和 AOP.6.1，衡量要素 2）
- ❑ 2. 医疗机构向患者诚实介绍其服务。
- ❑ 3. 医疗机构提供清晰的入院、转院和出院规定（参见 ACC.1.1，衡量要素 2；ACC.3，衡量要素 1；和 ACC.4，衡量要素 1－4）
- ❑ 4. 医疗机构准确提供服务账单。
- ❑ 5. 如果经济激励和支付安排有损患者治疗时，医疗机构应公布、评估和解决冲突。

GLD.6.2 的衡量要素

- ❑ 1. 医疗机构的伦理学管理框架为那些在医疗过程中面对伦理学困境的人士提供支持。
- ❑ 2. 医疗机构的伦理学管理框架为那些在非临床服务中面对伦理学困境的人士提供支持。
- ❑ 3. 这种支持随时可以获得。
- ❑ 4. 医疗机构的伦理学框架为伦理和法律的考虑提供安全报告。

▶ 设施管理与安全
Facility Management and Safety（FMS）

概述

　　医疗机构应努力为患者、家属、员工和来访者提供安全、功能齐备和支持性的设施。为实现此目标，必须有效管理各种硬件设施、医疗和其他设备以及人员。尤其是管理工作必须努力实现：

- 降低并控制危害和风险；
- 防止事故和伤害；以及
- 保持安全环境。

有效的管理包括各种学科的计划、教育和监测：

- 领导应有计划的安排所需空间、设备和资源，以便安全、有效地支持所提供的临床服务。
- 所有员工要接受设施方面的教育，并知晓如何降低风险、如何监测和报告引起风险的情况。
- 绩效标准可用于评价重要系统以及识别必要的改进。

应根据本机构的设施与业务活动制定书面计划，其中应包括以下6方面的内容：

1. 安全与防范
- 安全—医疗机构的建筑物、地面和设备不会对患者、员工以及来访者构成危害或风险。
- 防范—防止丢失、损毁、篡改或未经授权的访问或使用。
2. 危险材料—放射性及其他材料的处理、储存和使用应得到控制，危险废弃物要安全处理。
3. 应急管理—制定应对流行病、灾害及突发事件的计划并能有效实施。
4. 消防安全—保护财产和人员远离烟火。
5. 医疗设备—设备的选择、维护和使用应能降低风险。
6. 公用设施—维护电、水及其他公用设施，将发生运行故障的风险降至最低。

　　如果医疗机构在医疗场所中设有非医疗实体（如独立的咖啡店或者礼品店），医疗机构有义务确保这些独立实体遵守以下设施管理与安全计划：

- 安全与防范计划
- 危险材料计划
- 应急管理计划
- 消防安全计划

　　地方主管部门的法律、法规和检查在很大程度上决定着各种设施的设计、使用和维护。所有医疗机构，不论其规模大小和资源多少，都必须遵守这些规定，这也是对患者、家属、员工和来访者所承担的一种责任。

　　医疗机构的开业要遵守法律和法规。随着时间的推移，他们能更深入地了解机构内部设施的具体情况，他们开始积极主动地收集数据并实施各种策略以降低风险和改进患者医疗环境。

标准

以下列出的是实现本功能的所有标准。为便于读者阅读，本节未附其含义或衡量要素。关于这些标准的详细信息，请见本章下节："标准、含义和衡量要素"。

领导和计划

FMS. 1 医疗机构遵守有关法律、法规和设施检查规定。

FMS. 2 医疗机构制定和实施书面计划，针对患者、家属、来访者和员工可能蒙受的风险阐明相关的管理过程。

FMS. 3 由一名或多名合格人员监督医疗环境相关风险管理项目的规划和实施。

FMS. 3. 1 监测项目提供有关事故、伤害和其他事件的资料，可为制定计划和进一步降低风险提供支持。

安全与防范

FMS. 4 医疗机构计划和实施旨在提供安全可靠的硬件环境的规划。

FMS. 4. 1 医疗机构要全面检查患者医疗护理所用的建筑物，要有为患者、家属、员工和来访者降低明显风险和提供安全硬件设施的计划。

FMS. 4. 2 根据设施检查的结果和相关法律、法规的要求，医疗机构应制定用于升级或更新关键系统、建筑物或组成部件的计划和预算。

危险材料

FMS. 5 医疗机构应有关于危险材料的盘点、处理、储存和使用以及危险材料和废弃物的控制和处置计划。

灾害应急

FMS. 6 医疗机构制定和实施应急管理预案，应对可能发生的社区突发事件、流行病、自然灾害或其他灾害。

FMS. 6. 1 医疗机构演习其应对突发事件、流行病和灾害的能力。

消防安全

FMS. 7 医疗机构计划和实施相关程序，确保设施内的所有人员在发生火情、烟雾及其他突发事件时没有危险。

FMS. 7. 1 该计划包括预防、及早发现、扑救、消除以及提供安全出口等，以应对火灾和非火灾的突发事件。

FMS. 7. 2　医疗机构要定期检查其消防安全计划，包括预警和灭火装置，并记录检查结果。

FMS. 7. 3　医疗机构应制定和实施限制吸烟的计划，使员工和患者只能在指定的非治疗区域吸烟。

医疗设备

FMS. 8　医疗机构要计划和实施医疗设备检查、调试和维护程序，并记录结果。

FMS. 8. 1　医疗机构收集供医疗设备管理程序使用的监测资料，并根据这些资料确定医疗机构升级或更新设备的远期需求。

FMS. 8. 2　医疗机构有产品/设备召回制度。

公用设施

FMS. 9　通过常规或替代的来源，每天 24 小时、每周 7 天可提供饮用水和电力，以满足患者的基本医疗需求。

FMS. 9. 1　在水或电力系统中断、污染或故障的情况下，医疗机构要有应急措施以保护设施内人员的安全。

FMS. 9. 2　基于设备系统的要求，医疗机构应定期检测应急用水和电力系统，并记录结果。

FMS. 10　电力、水、废弃物、通风设备、医疗气体和其他关键系统应定期检查、维护，并酌情改进。

FMS. 10. 1　指定专人或主管部门定期监测水质。

FMS. 10. 2　医疗机构收集供公用设施管理程序使用的监测资料，并根据这些资料确定医疗机构升级或更新公用设施的远期需求。

安全教育

FMS. 11　医疗机构要教育和培训所有员工，使其了解在为患者提供安全有效的医疗设施工作中所起的作用。

FMS. 11. 1　培训员工并使其了解在医疗机构中有关消防安全、防护、危险材料、突发事件的计划中他们的作用。

FMS. 11. 2 培训员工操作和维护医疗设备和公用设施。

FMS. 11. 3 通过演示、模拟演习和其他适宜的方法，医疗机构应定期测试员工的知识，并记录测试结果。

领导和计划

标准 FMS. 1

医疗机构遵守有关法律、法规和设施检查规定。

FMS. 1 的含义

对任何硬件设施首先要考虑的是与其相关的法律、法规和其他规定。这些规定可能因设施使用年限、位置及其他因素而不同。例如，许多关于建筑物方面的规范和消防安全规范，如消防喷淋系统只适用于新建筑物。

医疗机构的领导，包括管理部门和高级管理人员，应负如下责任：

- 了解适用于医疗机构设施的国家及地方法律、法规和其他规定；
- 执行适当的规定或被批准的替代规定；
- 根据监测资料的认定或为满足适用规定的要求，要为必需的升级或更新制定计划、编制预算，并显示为实现这些计划所取得的进展。（参见 FMS.4.2）

当某医疗机构被通报未能符合规定时，其领导者负责制订计划并在规定的期限内满足规定要求。

FMS. 1 的衡量要素

❑ 1. 医疗机构的领导者和其他负责设施管理的管理者了解适用于医疗机构设施的国家及地方法律、法规和其他规定。

❑ 2. 领导要执行适当的规定或被批准的替代规定。

❑ 3. 领导保证医疗机构满足地区行政部门检查设施的报告或通报的条件。

标准 FMS. 2

医疗机构制定和实施书面计划，针对患者、家属、来访者和员工可能蒙受的风险阐明相关的管理过程。

FMS. 2 的含义

要制定计划以管理患者治疗及员工工作环境中的风险。医疗机构制定与其相适应的总计划或各项分计划，包括如下方面：

a) 安全与防范

安全—医疗机构的建筑物、地面和设备不会对患者、员工以及来访者构成危害或风险。

防范—防止丢失、损毁、篡改或未经授权的访问或使用。

b) 危险材料—放射性及其他材料的处理、储存和使用应得到控制，危险废弃物要安全处理。

c）应急管理—制定应对流行病、灾害及突发事件的计划并能有效实施。

d）消防安全—保护财产和人员远离烟火。

e）医疗设备—设备的选择、维护和使用应能降低风险。

f）公用设施—维护电、水及其他公用设施，将发生运行故障的风险降至最低。

这些计划应以书面形式存在且不断更新，能反映医疗机构环境当前或近期的状况。要有对这些计划进行审核和更新的程序。

FMS. 2 的衡量要素

☐ 1. 有针对含义陈述中风险范围 a）至 f）的书面计划。

☐ 2. 这些计划是最新的或不断更新中。

☐ 3. 这些计划得到全面执行。

☐ 4. 医疗机构有对这些计划进行每年定期回顾和更新的程序。

标准 FMS. 3

由一名或多名合格人员监督医疗环境相关风险管理项目的规划和实施。

标准 FMS. 3. 1

监测项目提供有关事故、伤害和其他事件的资料，可为制定计划和进一步降低风险提供支持。

FMS. 3 和 FMS. 3. 1 的含义

无论医疗机构的规模如何，设施/环境风险管理程序都要求指定一人或多人进行领导和监督。在小型医疗机构，由一个人兼职执行任务即可；在大型医疗机构，由几名工程师或专门受过训练的人员执行任务。无论何种安排方式，程序的所有方面都必须有效管理，并且以始终如一和持续的方式进行。程序监督包括：

a）程序所有方面的计划；

b）程序的实施；

c）员工的教育；

d）程序测试和监测；

e）定期的程序审核和修正；

f）向主管机构提交程序效果的年度报告；

g）提供始终如一和持续的组织和管理。

基于本机构的规模和复杂程度，组建设施/环境风险委员会，由其负责对程序和程序的连续性开展监督。

程序所有方面的监测为医疗机构改进程序和进一步降低风险提供了宝贵资料。

FMS. 3 的衡量要素

☐ 1. 指定一人或多人对程序开展监督和指导。

☐ 2. 这些人员因拥有一定的资历或接受过相应的培训而具备资格。

❏ 3. 这些人员计划和实施该程序，包括含义陈述中 a）到 g）的各要素。

FMS. 3. 1 的衡量要素

❏ 1. 有对设施/环境风险管理程序中所有方面进行监测的程序。

❏ 2. 监测资料用于改进程序。

安全与防范

标准 FMS. 4

医疗机构计划和实施旨在提供安全可靠的硬件环境的规划。

标准 FMS. 4. 1

医疗机构要全面检查患者医疗护理所用的建筑物，要有为患者、家属、员工和来访者降低明显风险和提供安全硬件设施的计划。

标准 FMS. 4. 2

根据设施检查的结果和相关法律、法规的要求，医疗机构应制定用于升级或更新关键系统、建筑物或组成部件的计划和预算。

FMS. 4 至 FMS. 4. 2 的含义

医疗机构的领导较好地利用现有资源，提供安全、效果好、效率高的设施（参见 AOP. 5. 1，衡量要素 1 和 AOP. 6. 2，衡量要素 1）。为创造一个安全的和有支持作用的患者医疗设施，预防和计划是必需的。为有效地制定计划，医疗机构必须了解当前设施中所有的风险。这包括安全防范中存在的各种风险，如消防安全。其目标是防止事故和伤害；为患者、家属、员工和来访者保持安全的、有防护的环境；减少和控制危害与风险。这在建设和整修阶段尤显重要。另外，为了确保安全，应确认医疗机构内的所有员工、来访者、商贩和其他人员的身份，并向其发放临时的或永久性的胸卡或其他身份确认方式；所有须重点防范的区域（如新生儿室）应确保安全和加强监控。

要实现以上目标，应制订一个设施改善计划，包括全面检查、注意远离锋利、破碎的器具，因为这些器具能在无法逃离火灾的场所造成危害。定期检查结果要记录在案，因其有助于医疗机构计划和实施改进措施以及为升级和更换长期设施安排预算。

接下来，通过了解医疗机构当前固定设施存在的风险，医疗机构可以主动制定计划，降低患者、家属、员工和来访者的风险。计划可以包括诸如在偏远区域安装摄像头、更新应急发电机和防火门等等。该计划包括安全防范。

FMS. 4 的衡量要素

❏ 1. 医疗机构有提供安全的、有防护的硬件设施的工作规划，包括对存在有安全风险的区域进行监测和防护。

☐ 2. 该工作规划确保对所有员工、来访者和商贩进行身份确认，并对所有存在安全风险的区域进行监控并保持安全。（参见 AOP.5.1，衡量因素 2 和 AOP.6.2，衡量要素 2）

☐ 3. 该工作规划能有效防止伤害和为患者、家属、员工和来访者维护安全环境。（参见 IPSG.6，衡量要素 1）

☐ 4. 该工作规划包括建设和整修期间的安全防范。

☐ 5. 领导者依据经批准的计划使用资源。

☐ 6. 当患者医疗设施中有独立的经营实体时，医疗机构应确保这些经营实体遵守该工作规划。

FMS.4.1 的衡量要素

☐ 1. 医疗机构及时、准确地对其硬件设施开展检查，并将结果记录在案。

☐ 2. 医疗机构要制定计划，降低检查过程中发现的明显风险。

☐ 3. 医疗机构在执行计划上不断取得进展。

FMS.4.2 的衡量要素

☐ 1. 医疗机构为满足适用法律、规章及其他要求，制订计划并编制预算。

☐ 2. 医疗机构为设施安全有效地持续运行，要制定计划、编制预算，用以升级或更新关键系统、建筑物或部件。（参见 ACC.6.1，衡量要素 5）

危险材料

标准 FMS.5

医疗机构应有关于危险材料的盘点、处理、储存和使用以及危险材料和废弃物的控制和处置计划。

FMS.5 的含义

医疗机构根据计划确认并安全控制危险材料和废弃物（参见 AOP.5.1，衡量要素 1；和 AOP.6.2，衡量要素 1）。这些材料和废弃物包括化学品、化疗制剂、放射材料和废弃物、危害气体及水蒸气以及其他管制性医疗和感染性废弃物。计划提供如下程序：

- 危险材料和废弃物的目录编制；
- 危险材料的处理、储存和使用；
- 溢洒、暴露和其他事故的报告与调查；
- 危险废弃物的正确处理；
- 使用、溢洒或暴露时，恰当的保护设备及其操作步骤；
- 文件存档，包括任何许可、执照或其他规章制度；
- 危险材料和废弃物的正确标示。

FMS.5 的衡量要素

☐ 1. 医疗机构鉴别危险材料和废弃物，并且有医疗机构内所有危险材料和废弃物的最新清单。

（参见 AOP.5.5，衡量要素 1；和 AOP.6.6，衡量要素 1）

☐ 2. 制订和实施安全处理、储存和使用危险废弃物的计划。（参见 AOP.5.1，含义和衡量要素 3；AOP.5.5，衡量要素 3；AOP.6.2，衡量要素 4；和 AOP.6.6，衡量要素 3）

☐ 3. 制订和实施报告和调查溢洒、暴露和其他事故的计划。

☐ 4. 制订和实施正确处理医疗机构内的废弃物以及安全、合法处理危险废弃物的计划。（参见 AOP.6.2，衡量要素 4）

☐ 5. 制订和实施在使用、溢洒和暴露时，恰当的保护设备及其操作步骤的计划。　（参见 AOP.5.1，衡量要素 4；AOP.6.2，衡量要素 5；和 AOP.6.6，衡量要素 5）

☐ 6. 制订和实施确认文件规定，包括任何许可、执照及其他规章制度的计划。

☐ 7. 制订和实施标示危险材料和废弃物的计划。（参见 AOP.5.5，衡量要素 5；和 AOP.6.6，衡量要素 5）

☐ 8. 当患者医疗设施中有独立的经营实体时，医疗机构应确保这些经营实体遵守该危险材料计划。

灾害应急

标准 FMS. 6

医疗机构制定和实施应急管理预案，应对可能发生的社区突发事件、流行病、自然灾害或其他灾害。

标准 FMS. 6. 1

医疗机构演习其应对突发事件、流行病和灾害的能力。

FMS. 6 和 FMS. 6. 1 的含义

社区突发事件、流行病和灾难可能直接影响医疗机构，比如地震造成患者医疗环境的损害，或者流感造成员工不能工作。为有效应对，医疗机构应制定计划和程序来管理这些突发事件。计划提供了如下程序：

a）确定危害、威胁和事件的类型、概率和后果；

b）确定医疗机构在这些事件中的作用；

c）针对事件的沟通策略；

d）事件发生过程中对资源的管理，包括替代资源；

e）事件发生过程中对临床活动的管理，包括替代资源；

f）事件发生过程中对人员作用与责任的确认和分配。

g）当员工个人职责与机构安排患者服务职责相冲突时的突发事件管理程序。

可通过以下途径检查灾害应急计划：

● 每年对计划在机构内部或作为社区计划的一部分，进行全面检查；

● 在一年中检查关键要素 c）至 g）。

如果医疗机构遭遇了灾难，则应启动计划并适时总结，这种情况等同于年度演习。

FMS. 6 的衡量要素

☐ 1. 医疗机构已确认引起重大风险发生的主要内外部灾难及流行事件，如社区突发事件、流行病以及自然或其他灾难。

☐ 2. 医疗机构制定计划，以应对可能发生的灾难，包括含义中 a）至 fg）的内容。

FMS. 6. 1 的衡量要素

☐ 1. 每年对整个计划，或至少是对计划的关键要素 c）至 g），进行检查。

☐ 2. 在每次检查结束时提出检查报告。

☐ 3. 当患者医疗设施中有独立的经营实体时，医疗机构应确保这些经营实体遵守该灾害应急计划。

消防安全

标准 FMS. 7

医疗机构计划和实施相关程序，确保设施内的所有人员在发生火情、烟雾及其他突发事件时没有危险。

标准 FMS. 7. 1

该计划包括预防、及早发现、扑救、消除以及提供安全出口等，以应对火灾和非火灾的突发事件。

标准 FMS. 7. 2

医疗机构要定期检查其消防安全计划，包括预警和灭火装置，并记录检查结果。

FMS. 7 至 FMS. 7. 2 的含义

火灾是医疗机构始终存在的风险。因此，每个医疗机构都需要制定计划，在遇到火灾或烟雾时如何保证人员的安全。医疗机构在计划上特别要：

- 通过降低风险以预防火灾，比如安全存放和处理潜在的易燃材料，包括氧气等可燃性医用气体；
- 病房楼内部装修或相邻区域建造新建筑时需评估有害因素；
- 火灾情况下安全通畅的逃离途径；
- 早期预警与早期探测系统，比如烟雾探测器、火警报警器和消防巡逻；
- 灭火装置，如救火水龙软管、化学灭火剂或喷淋系统。

这些措施联合使用，能给予患者、家属、员工及来访者足够的时间在火灾和烟雾发生时安全逃离设施。不管建筑设施的新旧、大小和结构，这些措施都是有效的。例如，一个小型单层砖结构建筑与一个大型多层木结构建筑相比会使用不同的方法。

医疗机构的消防安全计划包括：

- 符合规定的检查、测试、维修保养消防防护设施和安全系统的频率；
- 在火灾和烟雾发生情况下安全撤离建筑设施的计划；
- 每年对计划的各个部分都要进行测试；
- 必要培训员工如何在紧急情况下有效地保护和疏散患者；
- 员工每年至少参加一次消防演习。

可通过多种方式测试计划。比如医疗机构可以给每个消防单元指派一个"消防负责人"，令其随机向所在单元的员工进行提问，随机询问其在火灾发生时是否知道应该怎么办。员工可能会被问到一些具体的问题，诸如"氧气关闭阀门在哪里?"、"如果你必须关闭氧气阀门，如何照顾那些需要氧气的患者?"、"你知道所处位置的灭火器在哪里?"、"当发现火灾时，应该如何报告?""当发生火灾时，如何保护患者?"、"如果你需要疏散患者，应采取什么程序?"的问题。员工应能够正确地回答这些问题。如果不能，这种情况应被记录下来，并制订消防安全方面的继续教育计划。消防负责人应记录哪些员工参加了继续教育培训。医疗机构也可以通过书面考试，作为测试计划的一部分，考察员工相关的消防安全知识。

所有的检查、测试和维护都有记录在案。

FMS. 7 的衡量要素

☐ 1. 医疗机构要制定一个程序，保证医疗机构设施中所有人员在火灾、烟雾或其他非火灾紧急情况下是安全的。

☐ 2. 该程序要得到持续和广泛的实施，确保将所有患者医疗和员工工作区域包括在内。

☐ 3. 当患者医疗设施中有独立的经营实体时，医疗机构应确保这些经营实体遵守该消防安全计划。

FMS. 7.1 的衡量要素

☐ 1. 程序包括降低火灾风险。

☐ 2. 程序包括设施或相邻设施火灾风险的评估。

☐ 3. 程序包括火和烟的早期发现。

☐ 4. 程序包括消除火灾和阻止烟雾扩散。

☐ 5. 程序包括当火灾及非火灾紧急情况发生时离开设施的安全出口。

FMS. 7.2 的衡量要素

☐ 1. 火灾的发现和灭火系统要按医疗机构确定的频率进行检查、测试和维护。

☐ 2. 培训员工参与火灾和烟雾安全计划。(参见 FMS.11.1，衡量要素1)

☐ 3. 所有员工每年至少参与一次火灾和烟雾安全计划的演习。

☐ 4. 员工能够演示如何将患者带到安全区域。

☐ 5. 设备和系统的检查、测试和维护要记录在案。

标准 FMS. 7.3

医疗机构应制定和实施限制吸烟的计划，使员工和患者只能在指定的非治疗区域吸烟。

FMS. 7. 3 的含义

医疗机构制定并执行一套限制吸烟的政策和计划：

- 适用于所有患者、家属、员工和来访者；
- 在医疗机构设施内禁止吸烟或至少应限制吸烟者只能在指定的与外界通风的非治疗区吸烟。

医疗机构的吸烟政策应明确与患者相关的任何例外情况（如，由于医疗或精神的原因，某患者被允许吸烟）以及哪些人员可被批准属于这种例外情况。当确定属于例外情况，患者应在指定的非治疗区吸烟，远离其他患者。

FMS. 7. 3 的衡量要素

☐ 1. 医疗机构已制订了禁烟或限制吸烟的政策和/或程序。

☐ 2. 该政策和/或程序适用于患者、家属、来访者和员工。

☐ 3. 该政策和/或程序已执行。

☐ 4. 该政策和/或程序有批准患者例外的程序。

医疗设备

标准 FMS. 8

医疗机构要计划和实施医疗设备检查、调试和维护程序，并记录结果。

标准 FMS. 8. 1

医疗机构收集供医疗设备管理程序使用的监测资料，并根据这些资料确定医疗机构升级或更新设备的远期需求。

FMS. 8 和 FMS. 8. 1 的含义

为确保医疗设备可供使用且运行良好，医疗机构要：

- 建立医疗设备清单；
- 定期检查医疗设备；
- 根据其用途和规定，测试医疗设备；
- 开展预防性维护。

由合格人员提供这些服务。基于新的及变化的情况，设备的检查和测试应根据设备的使用年限和用途或参照制造商的使用说明。检查、测试结果和任何维护都要有书面记录，这有助于保证维修过程的连续性并有助于做好更新、升级及其他改变所需的资金计划。（参见 AOP. 6.5，含义陈述）

FMS. 8 的衡量要素

☐ 1. 依据计划，管理全院的医疗设备。（参见 AOP. 5.4，衡量要素1；和 AOP. 6.5，衡量要素1）

☐ 2. 具有所有医疗设备的目录。（参见 AOP. 5.4，衡量要素3；和 AOP. 6.5，衡量要素3）

☐ 3. 定期检查医疗设备。（参见 AOP. 5.4，衡量要素4，和 AOP. 6.5，衡量要素4）

☐ 4. 对新的医疗设备或此后根据设备的使用年限、用途和参照制造商的使用说明，进行测试。（参见 AOP. 5. 4，衡量要素 5，和 AOP. 6. 5，衡量要素 5）

☐ 5. 具有预防性维护程序。（参见 AOP. 5. 4，衡量要素 6，和 AOP. 6. 5，衡量要素 6）

☐ 6. 由合格人员提供这些服务。

FMS. 8. 1 的衡量要素

☐ 1. 收集并书面记录监测资料，用于医疗设备管理程序。（参见 AOP. 5. 4，衡量要素 7；和 AOP. 6. 5，衡量要素 7）

☐ 2. 监测资料可用于计划和改进。

标准 FMS. 8. 2

医疗机构有产品/设备召回制度。

FMS. 8. 2 的含义

医疗机构有针对生产商或供应商召回的产品或设备进行鉴别、回收及销毁的程序，制定专门的程序和政策，指导如何使用召回的在用的产品或设备。

FMS. 8. 2 的衡量要素

☐ 1. 有适当的产品/设备召回制度

☐ 2. 有政策或程序指导如何使用在用的召回产品和设备。

☐ 3. 政策或程序得到实施。

公用设施

标准 FMS. 9

通过常规或替代的来源，每天 24 小时、每周 7 天可提供饮用水和电力，以满足患者的基本医疗需求。

FMS. 9 的含义

无论在常规还是应急状态下，医疗机构都可为患者提供每天 24 小时、每周 7 天的医疗服务。因此，不间断的清洁水源和电力对于满足患者医疗需求来说是必不可少的。常规和替代来源都能使用。

FMS. 9 的衡量要素

☐ 1. 每天 24 小时、每周 7 天均可提供饮用水。

☐ 2. 每天 24 小时、每周 7 天均可提供电力。

标准 FMS. 9. 1

在水或电力系统中断、污染或故障的情况下，医疗机构要有应急措施以保护设施内人员的安全。

标准 FMS. 9. 2

基于设备系统的要求，医疗机构应定期检测应急用水和电力系统，并记录结果。

FMS. 9. 1 和 FMS. 9. 2 的含义

根据其使命、患者需求和资源情况，医疗机构需要不同的医疗设备和公用设施。无论系统属于何种类型、资源居于何种层次，在系统故障、中断或污染的紧急情况下，医疗机构都应保护患者及员工。

为应对这些紧急情况，医疗机构要：

* 识别对患者及员工造成最高风险的设备、系统及场所。例如，确认哪里需要照明、制冷、生命支持以及用于供应品清洗和消毒的洁净水；
* 对这些区域内公用设施的故障风险进行评估并降到最低；
* 为满足这些区域和需要安全应急用电和清洁水源；
* 测试应急电力和水源的可获得性和可靠性；以及
* 记录测试结果。
* 确保每年对水源和电力的替代来源至少一次测试，如果当地法律、法规或者医疗机构电力和水源的条件有要求，可以适当提高测试频率。依据电力和水源的条件提高测试的频率包括：
— 反复整修供水系统；
— 常见的水源污染；
— 不稳定的输电网；
— 经常性的、突然的电力中断。

FMS. 9. 1 的衡量要素

❑ 1. 医疗机构明确当电力故障或水受到污染或中断时，所受到影响的最高风险的区域和服务。
❑ 2. 医疗机构寻求降低这些事件的风险。
❑ 3. 医疗机构安排应急情况下电力和水的替代来源。

FMS. 9. 2 的衡量要素

❑ 1. 医疗机构每年至少一次测试供水的替代来源，如果当地法律、法规或者医疗机构水源的条件有要求，可以适当提高测试频率。
❑ 2. 医疗机构记录这些测试结果。
❑ 3. 医疗机构每年至少一次测试电力的替代来源，如果当地法律、法规或者医疗机构供电的条件有要求，可以适当提高测试频率。
❑ 4. 医疗机构记录这些测试结果。

标准 FMS. 10

电力、水、废弃物、通风设备、医疗气体和其他关键系统应定期检查、维护，并酌情改进。

标准 FMS. 10. 1

指定专人或主管部门定期监测水质。

标准 FMS. 10. 2

医疗机构收集供公用设施管理程序使用的监测资料，并根据这些资料确定医疗机构升级或更新公用设施的远期需求。

FMS. 10 至 FMS. 10. 2 的含义

医疗机构的公用设施系统及其他关键系统的高效运行对于患者、家属、员工及来访者的安全和满足患者医疗需求是必需的。例如，食物准备区域的废弃物污染、临床实验室的通风不足、氧气罐的不安全存放、氧气管道的泄漏、电线的磨损都会造成危险。为避免这些危险及其他危险，医疗机构要有定期检查这些系统和进行预防及采取其他维护的措施。测试期间，要对系统的关键部件（如开关、继电器）给予足够的重视。在模拟实际负荷要求的环境下，测试应急情况和后备电力来源。必要时采取改进措施，比如加强新设备区域的电力服务。

水的质量可能由于多种原因而突然发生变化，一些原因可能是医疗机构外部的，比如给医疗机构供水的管道破裂或城市水源的污染。另外，在像慢性肾透析这样的临床医疗过程中，水的质量也是一个关键因素。因此，医疗机构应建立常规监测水质的措施，包括用于慢性肾透析的水的常规生物学测试。监测的频率，部分依据水质问题的既往经验。监测可由医疗机构授权的人员执行，如来自临床实验室的人员或经判断能胜任监测工作的医疗机构外的公共卫生或水控制行政当局。医疗机构有责任确保监测工作按要求完成。

基本系统的监测可帮助医疗机构预防问题，并提供有关系统改进、计划升级或更换公用设施等决策时的必要信息，监测资料要有书面记录。

FMS. 10 的衡量要素

☐　1. 医疗机构要明确公用设施、医疗气体、通风设施和其他关键系统。
☐　2. 定期检查关键系统。
☐　3. 定期测试关键系统。
☐　4. 定期维护关键系统。
☐　5. 必要时改进关键系统。

FMS. 10. 1 的衡量要素

☐　1. 定期监测水质。
☐　2. 定期测试慢性肾透析用水。

FMS. 10. 2 的衡量要素

☐　1. 为医疗公用设施管理程序收集并记录监测数据。
☐　2. 监测数据用于计划和改进工作。

员工教育

标准 FMS. 11

医疗机构要教育和培训所有员工，使其了解在为患者提供安全有效的医疗设施工作中所起的作用。

标准 FMS. 11. 1

培训员工并使其了解在医疗机构中有关消防安全、防护、危险材料、突发事件的计划中他们的作用。

标准 FMS. 12

培训员工操作和维护医疗设备和公用设施。

标准 FMS. 13

通过演示、模拟演习和其他适宜的方法，医疗机构应定期测试员工的知识，并记录测试结果。

FMS. 11 至 FMS. 11. 3 的含义

医疗机构的员工是同患者、家属及来访者接触的基本渠道。因此，他们需要得到教育和培训。以发挥其在鉴别和降低风险、保护他人和自己及创造安全环境设施中的作用。（参见 FMS.7.2，衡量要素3）

每个医疗机构必须决定对员工培训的类型和层次，然后执行并记录这个培训和教育程序。该程序可以包括小组演练、印刷培训材料、新员工熟悉环境，或满足机构需要的其他机制。该程序包括对报告潜在风险、报告事故和损害、处理对自己和别人造成风险的危险及其他材料等过程的说明。

负责操作和维修维护医疗设备的员工应接受专门培训。培训可由医疗机构、设备制造商或其他一些专业渠道提供。

医疗机构应计划一个程序来定期测试员工有关应急情况的知识，包括消防安全的处置程序、对危险材料溢洒等危害的应对，对患者和员工可能产生危险的医疗设备的使用。可通过各种途径测试他们的知识，如个人或小组演示，社区内流行病模拟活动，书面或计算机测试，或其他适宜测试知识的途径。医疗机构应记录测试过的人员及测试结果。

FMS. 11 的衡量要素

☐ 1. 对于医疗机构设施管理和安全程序中的每个部分，都应有计划地进行培训，以保证各个班次的员工能有效履行其职责。（参见 AOP. 5.1，衡量要素5，和 AOP. 6.2，衡量要素6）

☐ 2. 培训应包括来访者、商贩、合同工和其他医疗机构指定人员和中夜班人员。

FMS. 11. 1 的衡量要素

❑ 1. 员工应能说明和（或）演示应对火灾时他们所应发挥的作用。

❑ 2. 员工应能说明和（或）演示对消除、减小或报告安全、防护和其他风险时的行动。

❑ 3. 员工应能说明和（或）演示在存放、管理和处理医疗气体、危险废弃物和材料及有关应急情况时的预防措施、操作步骤和参与情况。

❑ 4. 员工应能说明和（或）演示在内部和社区紧急情况及灾难时采取的操作步骤和其作用。

FMS. 11. 2 的衡量要素

❑ 1. 员工接受与其岗位要求相适应的医疗设备和公用设施操作培训。

❑ 2. 员工接受与其岗位要求相适应的医疗设备和公用设施的维护培训。

FMS. 11. 3 的衡量要素

❑ 1. 根据员工在维护设施安全、有效的过程中所发挥的作用，测试他们的知识。

❑ 2. 员工的培训和测试应有书面记录，如谁接受了培训和测试及其测试的结果。

▶ 人员资格与教育
Staff Qualifications and Education （SQE）

概述

医疗机构需要拥有各类技术熟练且合格的人员，以实现其使命并满足患者需要。该机构的领导者根据各科室和部门主任的推荐共同确定所需员工的数量和种类。

通过协调、有效和统一的程序妥善完成员工招聘、评价和聘任。申请者具有的技能、知识、所受教育及其过去工作经历应有书面记录。仔细审核医疗和护理人员的资格证明（参见"词汇表"）尤为重要，因为他们参与临床医疗过程，而且工作时直接面对患者。

医疗机构应向员工提供个人和专业学习与深造的机会，包括在职教育（参见"词汇表"）和其他学习机会。

标准

以下列出的是实现本功能的所有标准。为便于读者阅读，本节未附其含义或衡量要素。关于这些标准的详细信息，请见本章下节："标准、含义和衡量要素"。

SQE. 1 医疗机构的领导者规定全体员工所需的教育、技能、知识和其他方面的要求。

SQE. 2 医疗机构的领导者制定和实施招聘、评价和聘任员工的程序，以及医疗机构确定的其他有关程序。

SQE. 3 医疗机构应有规定的程序，保证临床人员的知识和技能持续地符合患者的需要。

SQE. 4 医疗机构应有规定的程序，保证非临床人员的知识和技能符合医疗机构的需要以及所在岗位的要求。

SQE. 5 每位员工都建有个人资料档案。

SQE. 6 医疗机构的人员配备计划由领导者以合作的方式制定，并确定员工的数量、种类和要求的资格。

    SQE. 6. 1 经常审核人员配备计划，并在必要时更新。

岗前培训与教育

SQE. 7 所有临床和非临床人员被聘任时接受岗前培训，包括介绍医疗机构、所分配科室或部门的情况以及他们将要从事的具体岗位职责。

SQE. 8 每个员工接受持续的在职教育以及其他教育和培训，保持或提高各自的技能和知识水平。

SQE. 8. 1　向患者提供治疗的人员以及医疗机构规定的其他人员都接受复苏技术的培训，并掌握正确的复苏技术。

SQE. 8. 2　医疗机构为员工教育和培训提供设施和时间。

SQE. 8. 3　医疗机构提供的卫生专业教育应按照教育项目主办者规定的教学要求进行。

SQE. 8. 4　医疗机构提供员工健康和安全项目。

医务人员

医务人员的资格认定

SQE. 9　医疗机构有一套有效的程序，收集、核实和评价那些有独立行医资格的医务人员的资格证明（执照、教育、培训、技能和经历）。

SQE. 9. 1　领导者根据情况决定至少三年一次更新每位医务人员的行医许可，为患者提供连续的服务。

临床专项资格的分配

SQE. 10　医疗机构根据标准化、客观、循证的程序，授权所有医务人员收治患者，以及提供与其资格相符的其他临床服务。

持续性监督和评价医务人员

SQE. 11　医疗机构使用持续的专业程序评价每位医务人员提供的患者服务的质量和安全。

护理人员

SQE. 12　医疗机构有一套有效的程序，收集、核实和评价护理人员的资格证明（执照、教育、培训和经历）。

SQE. 13　医疗机构有一套标准化的程序，根据护理人员的资格和所有规定的要求确定其岗位职责以及分配临床工作。

SQE. 14　医疗机构有一套标准化的程序，使护理人员参与医疗机构的质量改进活动，包括必要时评价个人表现。

其他卫生专业人员

SQE. 15　医疗机构有一套标准化的程序，收集、核实和评价其他卫生专业人员的资格证明（执照、教育、培训和经历）。

SQE. 16 医疗机构有一套标准化的程序，根据其他卫生专业人员的资格和所有规定的要求确定其岗位职责以及分配临床工作。

SQE. 17 医疗机构有一套有效的程序，使其他卫生专业人员参与医疗机构的质量改进活动。

标准、含义和衡量要素

计 划

标准 SQE. 1

医疗机构的领导者规定全体员工所需的教育、技能、知识和其他方面的要求。

SQE. 1 的含义

医疗机构的领导者规定员工岗位的具体要求。他们规定所需的教育、技能、知识和其他方面的要求，使人员配备能满足患者的需要。

领导者使用以下因素以计划人员配备的需要：

- 医疗机构的使命；
- 医疗机构所服务的不同患者，以及患者需求的复杂性和严重性；
- 医疗机构提供的服务；
- 医疗应用的技术。

医疗机构应遵循相应的法律和法规，这些法律和法规规定所需的教育水平、技能或个别人员的其他要求，以及医疗机构人员配备的数量与种类。除法律和法规的要求外，领导者考虑使用医疗机构的使命以及患者的需要。

SQE. 1 的衡量要素

- ❑ 1. 制定计划时考虑了医疗机构的使命、患者的种类、服务以及技术。
- ❑ 2. 规定员工所需的教育、技能和知识。
- ❑ 3. 制定计划体现适用的法律和法规。

标准 SQE. 1. 1

现有岗位描述已规定每位员工的职责。

SQE. 1. 1 的含义

无独立执业资格人员的职责已在现有岗位描述（参见"词汇表"）中作出明确规定。岗位描述是对他们的任务分配、熟悉工作情况和评价他们履行岗位职责的基础。

卫生专业人员在以下情况下也需要岗位描述：

a）该人员主要承担管理职责，应该有管理岗位职责，例如部门管理者或有临床和管理双重身份者；

b）该人员承担某些尚未被授权独立执业的临床职责，例如正在学习一个新项目或新技能的独立从业者（SQE. 10 规定的专项资格许可是可选的）；

c）该人员正在接受一个教育项目培训并在监督下工作，该教育项目确认了在培训的各阶段或各层次可以独立完成的工作和必须在监督下完成的工作。在这种情况下，项目描述可作为岗位描述；

d）该人员被许可在本院提供临时服务（SQE.10 规定的专项资格许可是可选的）。

当医疗机构使用国家的或通用的岗位描述，例如对一名"护士"的岗位描述，这时就需要用护士特定的岗位职责补充这种岗位描述，例如，重症监护的护士、儿科护士、手术室护士和其他类型。

对那些法律和医疗机构允许独立执业的人员，有相应程序根据所受教育、培训和经历确定和授权个人开展工作。在 SQE.9 中规定了用于医务人员的程序，在 SQE12 中规定了用于护理人员的程序。

本标准的要求适用于需要岗位描述的各类"员工"；例如，全职、兼职、聘用、志愿者或临时人员。

SQE.1.1 的衡量要素

☐ 1. 每个不予许可独立执业的员工都有一份岗位描述。（参见 AOP.3，衡量要素 5）
☐ 2. 在含义陈述 a 至 d 中规定的人员在医疗机构工作时，已有适合他们工作和职责的岗位描述，或已获得专项资格许可作为另一种选择。（参见 AOP.3，衡量要素 5）
☐ 3. 岗位描述符合现行的医院制度。

标准 SQE.2

医疗机构的领导者制定和实施招聘、评价和聘任员工的程序，以及医疗机构确定的其他有关程序。

SQE.2 的含义

医疗机构为下列活动提供有效、协调或集中的程序

- 为空缺的岗位招聘人员；
- 评价申请者的培训、技能和知识；
- 聘用个人为医疗机构的员工。

如果程序不是集中的，则整个医疗机构要采用相似的标准、流程和形式，以确保在程序方面的一致性。科室和部门主任应参与建议各自需要的员工人数和资格，以提供为患者的临床服务，以及非临床支持功能和履行任何教学或其他部门的职责。科室和部门主任也应对人员任命的决策提供帮助。因此，本章中该标准是对描述科室和部门主任职责的"治理、领导和管理"标准的补充。

SQE.2 的衡量要素

☐ 1. 有招聘员工的程序。（参见 GLD.3.5，衡量要素 1）
☐ 2. 有评价新员工资格的程序。
☐ 3. 有聘用个人为员工的程序。
☐ 4. 整个医疗机构的程序是统一的。
☐ 5. 相关程序已实施。

标准 SQE.3

医疗机构应有规定的程序，保证临床人员的知识和技能持续地符合患者的需要。

SQE.3 的含义

医疗机构通过一个使职位要求与预期成员资格相配的程序，聘用合格的员工。该程序也保证员工的技能在最初及以后都符合患者的需要。

对那些不需要岗位描述开展工作的医疗机构的卫生专业人员，SQE9 到 SQE11 对该程序做了规定。

对需要岗位描述的临床人员，该程序包括：

- 初始评价，保证他/她实际上可以承担那些岗位描述中的职责。在开始履行工作职责之前或开始履行工作职责时开展这次评价。医疗机构可能有一个"试用"期或其他时期，在此期间临床人员接受严密监管和评价，或者该过程可能较不正式。无论该程序如何，医疗机构保证提供高危服务或向高危患者提供治疗的人员在开始提供治疗时要接受评价。由该人员所分配的科室或部门开展上述对其需要的技能和知识以及预期工作表现的评价。
- 医疗机构在初始评价之后还要规定对员工能力进行不断评价的程序和次数。不断的评价保证在需要时进行培训，并且使员工能够承担新的或转变的职责。上述评价最好以不间断的方式进行，每个在岗位描述下工作的临床人员每年至少有一次书面评价。（对那些允许独立工作的员工的评价可见 SQE.11）

SQE.3 的衡量要素

☐ 1. 医疗机构应用规定的程序使临床人员的知识和技能符合患者的需要。（参见 COP.6，衡量要素 4）

☐ 2. 新的临床人员在开始履行他们的工作职责时接受评价。

☐ 3. 由该人员分配到的科室或部门开展评价。

☐ 4. 医疗机构规定不间断的临床人员评价的频率。

☐ 5. 每个根据岗位描述工作的临床人员每年至少有一次（或医疗机构规定的更多的次数）书面评价。

标准 SQE.4

医疗机构应有规定的程序，保证非临床人员的知识和技能符合医疗机构的需要以及所在岗位的要求。

SQE.4 的含义

医疗机构招募能胜任非临床岗位要求的员工。该员工的监管者提供对该岗位的培训，并且保证该工作人员能履行该岗位描述的职责。该员工接受要求水平的监管，并且定期接受评价以保证能胜任所处的岗位。

SQE.4 的衡量要素

☐ 1. 医疗机构使用一套规定的程序，使非临床人员的知识和技能符合所在岗位的要求。（参见 AOP.5.2，衡量要素 2 和 3，和 AOP.6.3，衡量要素 2 和 3）

☐ 2. 新的非临床人员在开始履行工作职责时接受评价。

☐ 3. 由被分配人员所在的科室或部门开展评价。

☐ 4. 医疗机构规定不间断的非临床人员评价的频率。

☐ 5. 每个非临床人员每年至少有一次（或医疗机构规定的更多次数）书面评价。

标准 SQE5

每位员工都建有个人资料档案。

SQE.5 的含义

医疗机构中的每位员工都有关于各自的资格、评价结果和工作经历信息的记录。用于临床卫生专业人员，包括那些法律和医疗机构允许独立执业人员的程序和记录，在其他各相关标准中描述。医务人员的在 SQE.9 中进行描述，护理人员的在 SQE.12 中进行描述，其他卫生专业人员的在 SQE.15 中进行描述。该记录应标准化，并根据医疗机构的制度随时更新。

SQE.5 的衡量要素

☐ 1. 维护每位员工的个人信息。

☐ 2. 个人档案包含该员工的资格。

☐ 3. 个人档案包含该员工适用的岗位描述。

☐ 4. 个人档案包含该员工的工作经历。

☐ 5. 个人档案包含评价的结果。

☐ 6. 个人档案包含该员工参加在职教育的记录。

☐ 7. 个人档案标准化，并保持更新。

标准 SQE.6

医疗机构的人员配备计划由领导者以合作的方式制定，并确定员工的数量、种类和要求的资格。

标准 SQE.6.1

经常审核人员配备计划，并在必要时更新。

SQE.6 和 SQE.6.1 的含义

合适而充足的人员配备不但对患者治疗至关重要，而且对医疗机构可能涉及的所有教学和研究活动也至关重要。由医疗机构的领导者执行人员配置计划。计划编制过程应用公认的方法确定人员配备水平。例如，应用病情危重评价方法来确定一个十张病床的儿科重症监护病房需要配备多少名有儿科重症监护经验的职业护士。

计划是书面的，而且规定了所需员工的数量和种类，以及在每个科室和部门需要的技能、知识和其他要求。计划强调：

- 根据患者需要的变化或员工短缺可把员工从一个科室或部门再分配到另一个科室或部门；
- 基于文化价值或宗教信仰考虑员工的再分配要求；
- 当责任超出某人的正常职责范围时，按照规章制度和程序将责任从某人移交给另一个人

（例如，从一个医生移交给一个护士）。

不断监测计划和实际的人员配备，并且在必要时更新计划。当按照科室和部门的水平监测时，医疗机构的领导者应通过合作的流程更新总体计划。

SQE.6 的衡量要素

☐ 1. 有一个关于医疗机构人员配备的书面计划。

☐ 2. 领导者以合作的方式制定计划。

☐ 3. 该计划采用一种公认的人员配备方法确定员工的数量、种类和要求的资格。（参见 AOP.6.3，衡量要素5）

☐ 4. 该计划对员工的分配和再分配作出规定。

☐ 5. 该计划对员工间的责任移交作出规定。

SQE.6.1 的衡量要素

☐ 1. 不断监测人员配备计划的有效性。

☐ 2. 在必要时对计划进行修订和更新。

岗前培训与教育

标准 SQE.7

所有临床和非临床人员被聘任时接受岗前培训，包括介绍医疗机构、所分配科室或部门的情况以及他们将要从事的具体岗位职责。

SQE.7 的含义

医疗机构聘任员工的决定要按照规定的程序进行。一名新员工，不管其受聘的工作如何，都需要对医疗机构有全面的了解，以及明确医疗机构任务规定的各自具体的临床或非临床职责。为此，通过一般的岗前培训使他们了解医疗机构的情况及其在医疗机构中的作用，并通过特定的岗前培训使他们了解各自的岗位职责。该岗前培训包括（视情况而定）：医疗差错报告、感染预防与控制措施、医疗机构关于电话用药医嘱的规章制度等。（参见 GLD.5.4，衡量要素1和2和PCI.11，衡量要素4）

对合同工作人员、志愿者和学生/实习人员也要进行岗前培训，介绍医疗机构的情况以及他们具体的任务或职责，例如患者安全以及感染的预防和控制。

SQE.7 的衡量要素

☐ 1. 对新的临床和非临床人员都进行岗前培训，介绍医疗机构、所分配的科室或单位的情况，以及他们的岗位职责与任何具体的任务。

☐ 2. 对合同工作人员进行岗前培训，介绍医疗机构、所分配的科室或单位的情况，以及他们的岗位职责与任何具体的任务。

☐ 3. 对志愿者进行岗前培训，介绍医疗机构的情况和所分配的任务。

❑　4. 对学生/实习人员进行岗前培训，介绍医疗机构的情况和所分配的任务。

标准 SQE. 8

每个员工接受持续的在职教育以及其他教育和培训，保持或提高各自的技能和知识水平。

SQE. 8 的含义

医疗机构从不同的来源收集资料，以了解其员工的继续教育需求。质量和安全测量活动的结果是确定员工教育需求的信息源之一。此外，来自设施管理项目的监测数据、新技术的引进、通过对工作表现的考查而确定的技能和知识领域、新的临床操作，以及提供新服务的未来计划也属于上述数据源。医疗机构应有相应程序收集和整理从数据源获得的资料，用以设计员工教育项目。此外，医疗机构应确定哪些员工（例如卫生专业人员），需要接受继续教育以维持其资格，以及如何监督和记录这些员工的教育情况。（参见 GLD. 3. 5，衡量要素 3）

为了保持员工合格的工作能力、讲授新技能以及提供对新设备和操作的培训，医疗机构要为继续在职教育和其他教育提供或安排设备、教员和时间。该教育要适合于每位员工，以及医疗机构的持续改进以满足患者需要。例如，医务人员可接受关于感染的预防和控制、医学实践的进展或新技术的教育。每位员工的教育成绩都有记录在各自的个人档案中。

此外，每个医疗机构应制定和实施适合员工健康需要以及有关医疗机构和员工安全的"员工健康与安全"项目。

SQE. 8 的衡量要素

❑　1. 医疗机构应用不同来源的数据和信息，包括质量和安全测量活动的结果，以确定员工教育需求。

❑　2. 基于这些数据和信息设计教育方案。

❑　3. 对医疗机构的员工提供持续的在职教育和培训。（参见 AOP. 5. 1，衡量要素 6 和 AOP. 6. 2，衡量要素 7）

❑　4. 该教育与每个员工满足患者需求的能力和（或）继续教育的要求相适应。（参见 AOP. 5. 1，衡量要素 6，和 AOP. 6. 2，衡量要素 7）

标准 SQE. 8. 1

向患者提供治疗的人员以及医疗机构规定的其他人员都接受复苏技术的培训，并掌握正确的复苏技术。

SQE. 8. 1 的含义

每个医疗机构要确定那些需要接受复苏技术培训的员工，以及与他们在医疗机构中的工作相适应的培训水平（基本的或高级的）。

对那些已确定的员工，按照要求和/或根据已获认可的培训计划的时间框架，或如果没有使用已获认可的培训计划则每两年一次，重复地进行相应水平的培训。有证据表明参加培训的每位员工是否确实达到了预期的能力水平。

SQE. 8. 1 的衡量要素

☐ 1. 已确定向患者提供治疗的人员以及医疗机构规定的其他人员接受心脏生命支持培训。

☐ 2. 以足够次数提供相应水平的培训以满足员工需求。

☐ 3. 有证据表明员工是否通过了培训。

☐ 4. 按照要求和/或根据已获认可的培训计划的时间框架，或如果没有使用已获认可的培训计划则重复地对每名员工进行每两年一次的预期水平的培训。

标准 SQE. 8. 2

医疗机构为员工教育和培训提供设施和时间。

SQE. 8. 2 的含义

医疗机构的领导者为教育和培训项目提供可用的空间、设备和时间支持员工继续在职教育的计划，并提供所需的新近科学信息。

教育和培训可以在一个集中的地点或者分散在机构内若干个小型学习和技能培训点进行。既可集中进行，也可为员工分班轮训，以尽量减少对患者治疗活动的影响。

SQE. 8. 2 的衡量要素

☐ 1. 医疗机构为员工的在职教育和培训提供设施和设备。

☐ 2. 医疗机构为所有员工参加相关的教育和培训机会提供足够的时间。

标准 SQE. 8. 3

医疗机构提供的卫生专业教育应按照教育项目主办者规定的教学要求进行。

SQE. 8. 3 的含义

医疗机构常常是医疗、护理、其他卫生从业者以及学生培训的临床场所。当医疗机构参与培训项目时，该医疗机构应：

- 提供该项目的监督机制；
- 获得并接受教育项目主办者规定的教学要求；
- 医疗机构有全部受培训人员的完整记录；
- 有受培训人员的名册、获得执照或证书以及学术类别的文件；
- 理解并提供对各个种类和程度的受培训人员监督的要求；
- 把受培训人员并入医疗机构的岗位培训、质量、患者安全、感染预防和控制以及其他项目中。

SQE. 8. 3 的衡量要素

☐ 1. 医疗机构提供该培训项目的监督机制。

☐ 2. 医疗机构获得并接受教育项目主办者规定的指标要求。

3. 医疗机构有其全部受培训人员的完整记录。

4. 医疗机构有受培训人员的名册、获得执照或证书以及学术类别的文件。

5. 医疗机构理解并提供对各个种类和程度的受培训人员监督的要求。

6. 医疗机构把受培训人员并入其岗位培训、质量、患者安全、感染预防和控制以及其他项目中。

标准 SQE. 8. 4

医疗机构提供员工健康和安全项目。

SQE. 8. 4 的含义

医疗机构员工的健康和安全对维护员工的健康、满意度和生产力很重要。员工的安全也是医疗机构的质量和患者安全项目的一部分。医疗机构如何向员工介绍情况和培训员工、提供安全的工作场所、维护生物医学和其他设备、预防或控制医疗相关感染，以及许多其他因素决定了员工的健康和福利。(参见 PCI. 5. 1，衡量要素 2)

员工健康和安全项目可以设于医疗机构内，或整合到外部项目中。无论该项目的人员配备和机构如何，员工都了解在受伤(如针刺)或暴露于传染病下时如何报告、接受治疗以及咨询和随访，了解如何发现场所中的风险和危险情况，以及其他健康和安全问题。该项目也可提供初始的聘用健康筛查、定期预防性免疫接种和检查、常见工作相关疾患的治疗(如背部损伤或更紧急的伤害)。

该项目的设计包括人员投入，并利用医疗机构的临床资源和社区内的资源。

SQE. 8. 4 的衡量要素

1. 医疗机构的领导者和员工设计健康和安全项目。

2. 该项目通过直接治疗和转诊对紧急的和非紧急的员工需求做出反应。

3. 项目数据纳入医疗机构的质量和安全项目。

4. 有制度为员工提供疫苗和免疫接种。

5. 有制度对暴露于传染病的员工进行评价、咨询和随访，而且与感染预防和控制项目保持一致。(参见 PCI. 5，衡量要素 2)

医务人员
医务人员的资格认定

标准 SQE. 9

医疗机构有一套有效的程序，收集、核实和评价那些有独立行医资格的医务人员的资格证明(执照、教育、培训、技能和经历)。

标准 SQE. 9. 1

领导者根据情况决定至少三年一次更新每位医务人员的准入资格，为患者提供连续的服务。

SQE.9 和 SQE.9.1 的含义

医务人员是指具有独立行医资格（不需要指导）的所有医师、牙科医师和其他医疗从业者，他们能够向患者提供预防、治疗、恢复、外科、康复、或其他医疗和牙科服务，或能够就病理、影像、或实验室检查服务向患者提供咨询解释服务，医疗机构与这些向患者提供服务者的关系可能采取聘任、雇用、合同或其他从业安排等各种形式。这些人员对患者的诊疗及其结果负主要责任。因此，医疗机构负有最终责任来确保这些医务人员都具备资格为患者提供安全而有效的护理和治疗。

医疗机构通过下列工作承担这一责任：

- 了解适用法律法规以明确有独立行医资格的医务人员，并确定本院同时许可这些医务人员在院内独立工作；
- 收集与该医务人员有关的全部可得的资格证明，至少包括教育和培训的证明、当前执照的证明、通过来自该医务人员曾经工作过的其他医疗机构的信息而获得当前能力的证明以及推荐信和（或）医疗机构可能需要的其他信息，如健康史、照片等资料；
- 核实基本信息，例如目前的注册证明或执照，特别是当这些文件定期更新时，以及任何证书和完成毕业后教育的证明。

医疗机构需要尽一切努力以核实基本信息，即便该医务人员所受教育是在另一个国家和很久以前。可以利用可靠的网站、来自原始资料的电话确认的记录、书面确认以及第三方机构（如指定的政府或非政府机构）。

下列三种情况可考虑代替医师资格验证机构的原始来源核实：

1. 适用于政府直接监管的医院：政府有从原始来源核实的审核程序，并有针对该程序的透明的政府法规支持，以及政府的执照颁发和特定资格（比如会诊医师、专科医师以及其他执照）的授予过程是可接受的。
2. 适用于所有医院：医务人员所在的医院已对其资格从原始来源进行过核实。该医院已经通过现行标准的 JCI 评审并在接受审评时完全达到了 SQE.9，衡量要素 2 的要求。
3. 适用于所有医院：申请人的资格证明已由独立第三方（如指定的政府或非政府机构）核实，只要符合以下条件：医院决策所依据的信息部分来自于第三方机构（指定的政府或非政府机构）时，医院应信任这些信息的完整性、准确性和时效性。为了达到对这些信息的这种信任度，医院应一开始就对信息提供机构进行评价，并以后定期进行评价。指导这一评价的原则如下：

- 该机构告知用户它能提供的数据和信息。
- 该机构向用户提供书面文件说明其数据收集、信息开发以及核实的过程。
- 双方就该机构提供申请人资格证明信息的格式达成一致。
- 用户易于区分该机构提供的信息哪些来自原始来源、哪些不是。
- 如该机构提供的信息可能会过时，该机构应提供该信息最后一次从原始来源更新的日期。
- 该机构证明提供给用户的信息能准确地反映机构得到的信息。
- 用户能区分该机构提供的原始来源是否为该机构拥有的给定项目的全部原始来源信息；如果不是，其他信息可从何处获得。
- 必要时，用户能参与该机构的质控流程，以解决数据传递差错，不一致或其他随时可能出现的问题。

- 用户与该机构有正式安排以对资格审查信息的任何变动进行沟通。

医院评审标准要求核实每位员工资格证明的原始来源。包括对于新的职业人员申请者，在初始评审检查前四个月开始原始来源核实；对于其他现有执业人员，确保在医疗机构三年评审复查前完成审核工作。

根据提供高危服务的在岗医务人员的资格证明核实列为优先工作的计划，现有执业人员的审核要在三年内完成。

注意：该要求仅涉及资格证明的核实。所有医疗从业者应收集和审核自己的资格证明，保证自己被授予专项资格许可。在这个过程中没有时间段。该过程没有时间节点上的要求。（参见SQE.9，衡量要素3）

当核实不可能时（如记录在灾难中丢失），则应记录相应情况。

医疗机构应收集和保存每名执业人员的资格证明档案。该过程适用于所有类别和级别的医务人员（聘用、名誉、合同和私人社区医务人员）。

医疗机构在首次聘用医务人员时应审核每位医务人员的档案，并至少每三年审核一次，以确保本医疗机构内的医务人员：已有执照，未受发照和资格认证机构的纪律处分，有足够文件据以在本院申请新的和更多的专项资格许可或职责，在身体和精神上都能在无监督下向患者提供护理和治疗。医疗机构应在规章制度中确定，有个人或机制负责上述审核、任何用以作决定的标准以及如何决定都被记录在案。

SQE.9 的衡量要素

☐　1.　确定法律、法规和医疗机构许可的有独立行医资格的医务人员。

☐　2.　每位医务人员被法规和医疗机构制度要求的资格证明（学历、执照、注册证明等）都要由医疗机构复印和分别保存进个人档案，或被保存进单独的资格证明档案。

☐　3.　在医务人员为患者提供服务前，所有的资格证明（学历、执照、注册证明等）在来源处被核实。

☐　4.　所有档案中的资格证明（学历、执照、注册证明等）是现有的，并按要求更新。

☐　5.　在初次聘用时，根据该医务人员的资历为其确定相应的工作。

SQE.9.1 的衡量要素

☐　1.　规章制度中有描述每隔统一的时期（至少三年一次）审核每名医务人员资格证明的程序。

☐　2.　医疗机构中有指派的专人负责正式的决定，更新每位医务人员的准入许可，以为患者提供连续的服务。

☐　3.　这种更新的决定应被书面记录在员工的资格证明的档案中。

医务人员
临床专项资格的分配

标准 SQE10

医疗机构根据标准化、客观、循证的程序，授权所有医务人员收治患者，以及提供与其资格相符的其他临床服务。

SQE. 10 的含义

确定目前的临床能力和允许医务人员开展何种临床服务的决定，常被称为"专项资格许可"，是一个医疗机构为保护患者安全和提高临床服务质量最关键的决定。

专项资格许可通过以下途径确定：

1. 医疗机构应选择一种标准化的程序以确定每位医务人员的临床服务。在医疗机构最初的聘任中，在 SQE.9 中确定的资格证明将是确定专项资格许可的主要基础。如果有的话，还要考虑来自以前执业地点的证明信、专业同行的奖励和其他的信息来源。

2. 在每三年的再次聘任时，医疗机构应搜集并利用临床医生在下列综合能力方面的信息：

a）患者治疗——医生应对患者提供同情、适当且有效的治疗，以促进健康、预防疾病、治疗疾病以及临终关怀。

b）医学/临床知识——成熟的和进展中的生物医学、临床和社会科学知识，并将知识应用于患者治疗和对其他人的教育。

c）实践中学习和改进——用科学证据和方法研究、评价和改进患者治疗实践。

d）人际与沟通技能——能使他们与患者、家属和医疗护理团队的其他人员建立和维持专业联系。

e）专业精神——反映在对不断进行专业发展的承诺、伦理规范、对多样性人群的理解和敏感性，以及对患者、对职业和对社会负责的态度。

f）基于系统的实践——通过理解医疗服务的环境和系统。

有标准化的、客观而循证的程序，依据所有上述信息对某医务人员做出专项资格许可的决定。该程序写入规章制度，而且得到贯彻。医务人员的领导者应能说明该过程在初次聘任过程中和再次聘任过程中如何对医务人员做出专项资格许可决定。

临床专项资格一旦被确定或者再次被确定，应以书面、电子或其他形式通知该医务人员提供服务场所（例如手术室、急诊科）中的有关人员。上述信息将有助于保证医务人员在他们的能力和授予的专项资格范围内执业。该信息应适时定期更新。

SQE. 10 的衡量要素

☐ 1. 在医疗机构的规章制度中有明文规定，医疗机构使用标准化的程序，在初次聘任和再次聘任时授予医务人员提供服务的专项资格。（参见 AOP.3，衡量要素 5，和 MMU.4.2，衡量要素 2）

▢ 2. 再次聘任时授予提供服务专项资格的决定应考虑含义描述中的 a）至 f）以及医务人员每年一次的绩效考核结果。

▢ 3. 医疗机构领导者通过机构向医务人员交流的方式清楚地描绘每个医务人员所提供的医疗服务。

▢ 4. 每名医务人员所提供的医疗服务都由医院明确授权。

医务人员
持续监督和评价医务人员

标准 SQE. 11

医疗机构使用持续的专业程序评价每位医务人员提供的患者服务的质量和安全性。

SQE. 11 的含义

有标准化的程序，至少每年一次收集每位医务人员的相关资料，以接受相关部门领导或医务人员考查机构的考查。该考查允许医疗机构确定对医疗服务质量与患者安全有影响的专业执业动态。在持续专业执业评价中应用的标准包括（但不仅限于）如下：

- 对手术和其他临床操作及其结果的考查
- 血液和药物使用的类型
- 检查和操作的要求
- 住院天数
- 发病率和死亡率数据
- 医务人员对会诊医师和专科医师的使用
- 医疗机构确定的其他相关标准

可以通过以下方法获得这些信息：
- 定期的病历审核
- 直接观察
- 监测诊断和治疗技术
- 临床质量监测
- 与同行及其他员工的讨论

由一个适当的内部或外部权威机构对高级医务人员与科室主任的工作情况进行评价。

持续专业执业评价的程序是客观而且是循证的。考查过程的结果可以是：不改变医务人员的责任，扩展其责任，限制其责任，一段时期的指导和监管，或者其他适当的措施。在一年中任何时候，如医务人员的表现存在问题或较差时，就应进行考查并采取适当措施。审核的结果、所采取的措施以及任何对临床专项资格许可的影响都计入该医务人员的资格证明或其他档案。

SQE. 11 的衡量要素

▢ 1. 对每位医务人员提供的患者服务的质量和安全性进行持续、专业的执业评价，应至少每年

进行一次并通报给每位医务人员。（参见 QPS.1.1，衡量要素 1）

☐ 2. 持续、专业的执业评价和每位医务人员的年度考核应遵循医疗机构规章制度中确定的一致的程序。

☐ 3. 该评价积极考虑和使用具有可比性的数据，如基于文献的医学标准为标杆。

☐ 4. 如适用，该评价考虑和使用对所知的并发症进行深入分析的结论。（参见 QPS.5；QPS.6；和 GLD.3.4，衡量要素 3）

☐ 5. 专业的执业评价过程的信息记入该医务人员的资格证明档案或其他相关档案。

护理人员

标准 SQE. 12

医疗机构有一套有效的程序，收集、核实和评价护理人员的资格证明（执照、教育、培训和经历）。

SQE. 12 的含义

医疗机构需要保证它自己有一批合格的护理人员，以适当地符合其使命、资源和患者需求。护理人员负责提供直接的患者护理。此外，护理人员的护理对患者的总体治疗结果起重要作用。医疗机构必须保证护士具备资格提供护理服务，而且如果法律规定中未作规定，就必须具体指定他们允许提供的护理的种类。医疗机构可通过以下方法保证每位护士都具备相应资格对患者提供安全而有效的护理和治疗：

- 了解适用于护士和护理实践的适当的法律法规；
- 收集每个护士全部现有的资格证明，至少包括

—教育和培训的证书；

—现有执业资格的证明；

—通过该护士以前受聘单位的信息获得的关于其当前能力的证明；

—推荐信和（或）医疗机构可能要求的其他信息，如健康史、照片等其他资料。

- 核实基本信息，如目前的注册证或执照（特别是当这些文件需要定期更新时）以及任何完成专科或高等教育的证书和证明。

医疗机构需要尽一切努力来核实基本信息，即便该护士所受教育是在其他国家和很久以前。可以利用可靠的网站、来自原始资料的电话确认的记录、书面确认以及第三方机构（如指定的政府或非政府机构）。

在 SQE.9 的含义陈述中描述的关于医务人员的情况也可考虑替代护士资格验证机构的原始来源核实。

根据医院评审标准的要求，应对以下类别的护士进行原始来源核实：

- 新的护士申请者：在 JCI 初始评审检查四个月前完成原始来源核实；
- 现有受聘护士：在三年期间内，确保在医疗机构三年评审复查前完成审核工作。应制定计划，对提供高危服务（例如在手术室、急诊室或重症监护病房）的护士的资格证明核实予以优先进行。

当原始来源核实不可能时（如记录在灾难中丢失），则应记录相应情况。

医疗机构应有相应程序保证收集、核实和考查每名合同护士的资格证明，以在分配任务前确保现有临床能力。

医疗机构应收集和保存每名护士的资格证明文件。档案应包含现有证书，并按规定定期更新。任何与提高能力相关的培训均应予以记载。

SQE.12 的衡量要素
❑ 1. 医疗机构有标准化的程序收集每位护理人员的资格证明。
❑ 2. 记录证书、教育、培训和经历。
❑ 3. 根据在 SQE.9 的含义陈述中列举的要素，依据原始来源核实这些信息。
❑ 4. 保存每位护理人员资格证明的档案。
❑ 5. 医疗机构有相应程序以确保合同护士的资格证明是有效的，而且在分配任务前完成。
❑ 6. 医疗机构有相应程序以确保随同私人医生来为患者提供服务的非本院聘用护士拥有的有效资格证明。

标准 SQE13
医疗机构有一套标准化的程序，根据护理人员的资格和所有规定的要求确定其岗位职责以及分配临床工作。

SQE.13 的含义
对护理人员资格的审核为确定岗位职责和分配临床护理工作提供基础。这种工作的分配可在岗位描述中进行描述，或以其他方式或在其他文件中进行说明。由医疗机构做出的工作分配应遵守与护理职责和临床护理相关的全部适用法律法规。（参见 MMU.6，衡量要素 3）

SQE.13 的衡量要素
❑ 1. 根据护理人员的证书、教育、培训和经历来分配临床工作。
❑ 2. 该过程考虑了相关的法律法规。

标准 SQE.14
医疗机构有一套标准化的程序，使护理人员参与医疗机构的质量改进活动，包括必要时评价个人表现。

SQE.14 的含义
护理人员的关键临床角色要求他们主动参与医疗机构的临床质量改进项目。如果在临床质量监测、评价和改进的任何一个阶段，某位护理人员的表现存在问题，医疗机构应有相关程序评价该人员的表现。审核的结果、采取的措施以及任何对岗位职责的影响都记入护士的资格证明或其他档案。

SQE. 14 的衡量要素

☐ 1. 护理人员参与医疗机构的质量改进活动。（参见 QPS. 1.1，衡量要素 1）

☐ 2. 根据质量改进措施的结果，必要时对个别护理人员的表现进行审核。

☐ 3. 审核过程的适当信息记入该护士的资格证明或其他档案。

其他卫生专业人员

标准 SQE15

医疗机构有一套标准化的程序，收集、核实和评价其他卫生专业人员的资格证明（执照、教育、培训和经历）。

SQE. 15 的含义

医疗机构聘用（或可能允许）各类其他卫生专业人员为其患者提供医疗护理和服务，或参与患者医疗护理过程（参见"词汇表"）。例如，这些专业人员包括护理助产士、手术助手、急诊医疗专科医师、药剂师以及药学技术人员。在某些国家或文化中，这个群体也包括传统行医者或那些被认为是提供补充医疗或替代医疗（例如针灸、草药）的人。这些人常常实际上不在医疗机构中从业，而是向医疗机构转诊或在社区为患者提供连续医疗或随访。这些专业人员很多都完成了正式的培训项目，并且取得执照或证书，或者在当地或国家当局注册。其他人可能完成了相对不正规的学徒项目，或者有其他培训。

对那些允许在医疗机构工作或执业的其他卫生专业人员，医疗机构有责任收集和核实他们的资格证明。医疗机构必须确保其他卫生专业人员具备资格提供护理和治疗，而且如果法律法规没有规定，就必须具体指定允许他们提供的护理和治疗的种类。医疗机构通过以下方法确保其他卫生专业人员具备相应资格为患者提供安全而有效的护理和治疗。

- 了解适用于这些卫生专业人员的适当的法律法规；
- 收集每人全部现有的资格证明，至少包括教育和培训的证明、需要时包括现有执照或证书的证明；
- 确认基本信息，如目前的注册证、执照或证书。

医疗机构需要尽一切努力来核实与个人预期责任有关的基本信息，即便该卫生专业人员所受教育是在其他国家和很久以前。可以利用可靠的网站、来自原始资料的电话确认的记录、书面确认以及第三方机构（如指定的政府或非政府机构）。

在 SQE.9 的含义陈述中描述的关于医务人员的情况，也可考虑代替其他卫生专业人员资格验证机构的原始来源核实。

根据医院审评标准的要求，应对以下类别的其他卫生专业人员进行原始来源核实：

- 新的申请者：在 JCI 初次评审检验前四个月完成原始来源核实；
- 现有受聘的卫生专业人员：在三年期间内，确保在医疗机构三年评审复查前完成审核工作。

当这些卫生专业人员不需要接受正规教育、执照、注册流程或无需其他资格和能力的证明时，这些情况应记入个人档案。当需要但原始来源核实不可能时（如记录在灾难中丢失），也应记入个人档案。

医疗机构应收集和保存每名卫生技术专业人员资格证明的档案。档案应包含当前的执照或注册证，并按规定定期更新。

SQE. 15 的衡量要素
☐　1. 医疗机构有标准化的程序以收集每位卫生专业人员的资格证明。
☐　2. 记录相关的证书、教育、培训和经历。
☐　3. 根据 SQE. 9 的含义陈述中列举的要素，依据原始来源核实这些信息。
☐　4. 保存其他卫生专业人员的档案。
☐　5. 档案中包含所有必要的执照、证书或注册证的复印件。
☐　6. 医疗机构有相应程序以确保随同私人医生来为患者提供服务的非本院聘用的其他卫生专业人员拥有符合本院要求的有效资格证明。

标准 SQE. 16

医疗机构有一套标准化的程序，根据其他卫生专业人员的资格和所有规定的要求确定其岗位职责以及分配临床工作。

标准 SQE. 17

医疗机构有一套有效的程序，使其他卫生专业人员参与医疗机构的质量改进活动。

SQE. 16 和 SQE. 17 的含义

医疗机构负责确定这些人员将在医疗机构提供工作的类别或服务范围。这可以通过协议、工作分配、岗位描述或其他方法完成。此外，医疗机构酌情为这些专业人员规定监管水平（与现行法律法规一致）。

其他卫生专业人员的参与包括在医疗机构的质量管理和改进项目中。

SQE. 16 的衡量要素
☐　1. 根据其他卫生专业人员的执照、教育、培训和经历分配临床工作。
☐　2. 该过程考虑了相关的法律法规。

SQE. 17 的衡量要素
☐　1. 其他卫生专业人员参与医疗机构的质量改进活动。（参见 QPS. 1. 1，衡量要素1）
☐　2. 根据质量改进活动的结果，必要时对其他卫生专业人员的表现进行审核。
☐　3. 审核过程的适当信息计入该卫生专业人员的档案。

▶ 沟通与信息的管理
Management of Communication and Information （MCI）

概述

为患者提供医疗服务是一项高度依赖于信息沟通的复杂工作。沟通关系到社区、患者、家属和其他医务人员。沟通失败是导致患者发生安全事故最常见的根本原因之一。医疗机构依靠医学知识、患者情况、医疗内容、治疗效果以及机构自身业绩等方面的信息来提供、协调及整合医疗服务工作。就像人力、物力和财力资源一样，信息也是一种资源，医疗机构的领导必须对这一资源进行有效的管理。每个医疗机构都应努力获取、管理并使用信息，以改善患者的治疗结果以及个人和整个机构的业绩。

医疗机构应逐步将下列各方面的工作做得更加有效：

- 确定信息需要；
- 设计一套信息管理系统；
- 界定并收集数据和信息；
- 分析数据并将其转化为信息；
- 传送和报告数据和信息；
- 整合和利用信息。

虽然计算机化以及其他技术提高了效率，但是良好的信息管理原则仍适用于所有方法，无论是纸质的还是电子的方法。以下信息管理方面的标准可以同样适用于非计算机化系统及未来的技术。

标准

以下列出的是实现本功能的所有标准。为便于读者阅读，本节未附其含义或衡量要素。关于这些标准的详细信息，请见本章下节："标准、含义和衡量要素"。

与社区的沟通
MCI. 1　医疗机构与其社区进行沟通以利于提供和获得有关患者医疗服务的信息。

与患者及家属的沟通
MCI. 2　医疗机构将其医疗和服务的信息以及怎样使用这些服务的信息告知患者及其家属。

MCI. 3　使用一种易于理解的方式和语言对患者及家属进行沟通和教育。

医疗机构内、外的医务人员之间的沟通
MCI. 4　全院的沟通都是有效的。

MCI. 5　领导者确保医务人员之间和临床科室之间存在着有效的沟通和协调机制。

MCI. 6 在每次人员交接和班次交接时，有关患者治疗和治疗反应的信息应在医生、护士及其他卫生专业人员之间进行沟通。

MCI. 7 卫生专业人员能随时查阅患者的病历以利于基本信息的沟通。

MCI. 8 有关患者的医疗信息要随着患者一起转移。

领导与制定计划

MCI. 9 医疗机构计划并设计信息管理流程以满足内部及外部的信息需要。

MCI. 10 保持信息的隐私及保密性。

MCI. 11 保持包括数据完整性在内的信息安全性。

MCI. 12 医疗机构制定关于病历、数据和信息的保留时间的制度。

MCI. 13 医疗机构使用标准化的诊断代码、操作代码、符号、缩写及定义。

MCI. 14 医疗机构内、外的数据和信息的需要已及时地按照用户期望的方式和频率得到满足。

MCI. 15 有适当的临床和管理人员参与选择、整合及应用信息管理技术。

MCI. 16 保护病历和信息，防止丢失、损毁、篡改以及非法查阅或使用。

MCI. 17 决策者及其他适当的人员都要接受信息管理原则的教育和培训。

MCI. 18 有书面的规定或常规为制定和维持内部规章制度和程序以及管理外部规章制度和程序，提出明确的要求。

患者的病历

MCI. 19 医疗机构要为每一位接受评估或治疗的患者建立并保存病历。

    MCI. 19. 1 病历包括充分的信息来确认本病历的患者、支持诊断、证明治疗合理性、记录病程及治疗结果以及促进卫生专业人员之间提供医疗服务的连续性。

        MCI. 19. 1. 1 每一位急诊患者的病历包括到达时间、治疗结束时结论、患者出院时状况以及随访指导。

    MCI. 19. 2 医疗机构有制度规定有权写病历的人员和确定病历的内容和格式。

MCI. 19. 3 患者病历的每项条目都有签字和记录时间。

MCI. 19. 4 医疗机构要定期评估患者病历的内容和完整性，作为改善其工作所采取的措施之一。

汇集的数据和信息

MCI. 20 汇总的数据和信息支持患者治疗、医院管理以及质量管理项目。

MCI. 20. 1 医疗机构有一套汇总数据的流程，并确定需要定期汇总的数据和信息，以满足本院临床和管理人员以及院外机构的需要。

MCI. 20. 2 医疗机构有一套使用或参与外部数据库的流程。

MCI. 21 医疗机构用现有来源的最新信息支持医疗、教育、科研及管理工作。

标准、含义和衡量要素

与社区的沟通

标准 MCI. 1

医疗机构与其社区进行沟通以利于提供和获得有关患者医疗服务的信息。

MCI. 1 的含义

医疗机构定义其社区及患者人群，并计划与那些重要群体持续地进行沟通。这样的沟通可以是直接对个人的，也可以是通过大众媒体以及通过社区内的一些机构或第三方进行。沟通的信息类型包括：

- 服务、工作时间及获得医疗过程的信息；
- 向公众和转诊机构提供服务质量的信息。

MCI. 1 的衡量要素

☐ 1. 医疗机构确定了它服务的社区及相关的人群。

☐ 2. 医疗机构与这些人群已经实施沟通策略。

☐ 3. 医疗机构提供关于其服务、工作时间、及获取医疗过程的信息。（参见 GLD. 3. 1）

☐ 4. 医疗机构提供关于其服务质量的信息。

与患者及家属的沟通

标准 MCI2

医疗机构将其医疗和服务的信息以及怎样获取这些服务的信息告知患者及其家属。

MCI. 2 的含义

患者及家属需要知道医疗机构所提供的医疗和服务，以及怎样获取有关这些服务的全部信息。对于在患者、家属及医疗机构之间建立开放和互信的沟通而言，提供这些信息是十分重要的。这些信息使患者的期望与医疗机构满足这些期望的能力相符。当所需要的医疗服务超出了该医疗机构的使命和能力时，需要提供备选的医疗和服务源的相关信息。

MCI. 2 的衡量要素

☐ 1. 向患者及家属提供医疗机构所准备的医疗和服务的信息。（参见 ACC. 1. 2，衡量要素 2）

☐ 2. 向患者和家属提供了如何在这一医疗机构内获得服务的信息。（参见 ACC. 1. 2，衡量要素 2）

☐ 3. 当医疗机构不能够提供某些医疗或服务时，应提供关于其他可供选择的医疗机构及其服务的信息。

标准 MCI. 3

使用一种易于理解的方式和语言对患者及家属进行沟通和教育。

MCI. 3 的含义

如果患者了解向他们提供的信息后，他们才能做出知情同意并参与到治疗的过程中去。因而，尤其要注意与患者及家属进行沟通以及教育时所采取的方式和语言。患者对于口头说明、印刷材料、录像带、示范等等的反应各异。同样，了解所惯用的语言也很重要。有时候，家属成员或翻译人员可能需要帮助做些教育工作或翻译些材料。在进行重要的临床和其他信息的沟通及教育时，应充分认识到家属尤其是儿童充当翻译可能存在的问题。因此，只有在迫不得已的时候才让儿童作翻译。当由非家庭成员进行翻译时，他们要知道患者有无任何沟通和理解障碍。（参见 ACC.1.3；PFE.3，衡量要素 1；PFE.5，衡量要素 1－3）

MCI. 3 的衡量要素

❏ 1. 采取患者及家属能理解的方式进行沟通和教育。（参见 PFE.5，衡量要素 1 和 2；和 PFR.5，含义陈述）

❏ 2. 使用患者及家属能够理解的语言进行沟通和教育。（参见 PFE.5，衡量要素 1 和 2；和 PFR.5，含义陈述）

❏ 3. 只有在迫不得已的情况下才让家属尤其是儿童充当翻译。

医疗机构内、外的
医务人员之间的沟通

标准 MCI. 4

全院的沟通都是有效的。

MCI. 4 的含义

医疗机构内部的有效沟通是一个领导层的议题。因此，机构的领导者要了解各种关系的动态变化，如了解在专业群体内及专业群体之间、结构单位诸如科室之间、专业群体与非专业群体之间、医疗专业人员和管理人员之间、医疗专业人员与家属之间、医疗机构与外部各个机构之间的沟通的动态变化。这里只是举了几个例子而已。医疗机构的领导者不仅要设定进行有效沟通的机制，而且在机构的任务、策略、计划及其他相关信息进行有效沟通方面也是行为的榜样。领导者要注意医疗机构里的信息的精确性和及时性。

MCI. 4 的衡量要素

❏ 1. 领导者要确保有遍及医疗机构的程序，能以及时的方式进行相关信息沟通。（参见 ACC.2，衡量要素 1；和 MMU.5.1，衡量要素 1）

□ 2. 医疗机构中的各个医疗项目之间存在着有效的沟通。（参见 ACC. 2，衡量要素 1）

□ 3. 与外部各个机构之间存在着有效的沟通。（参见 ACC. 3.1，衡量要素 2 和 3；和 MMU. 5.1，衡量要素 1）

□ 4. 与患者及家属之间存在着有效的沟通。（参见 ACC. 2，衡量要素 4）

□ 5. 领导者就有关机构的任务和适当的政策、计划、及目标与本机构的全体人员进行沟通。

标准 MCI. 5

领导者确保医务人员之间和临床科室之间存在着有效的沟通和协调机制。

MCI. 5 的含义

为了协调和整合对患者的医疗护理，领导者要开发一种强调合作和沟通的文化。领导者要开展正式的（例如，常务委员会、联合小组）以及非正式的（例如，时事通讯及海报）交流方法以促进医务人员之间和临床科室之间的沟通。临床服务的协调工作源于了解每一个科室的任务和每个科室提供的服务，以及制定政策和程序中的协作。领导层和管理层之间要建立临床的和非临床的定期沟通渠道。

MCI. 5 的可衡量要素

□ 1. 领导者确保在临床和非临床科室间、各项服务间以及员工间有效及高效率的沟通。（参见 ACC. 2.1，衡量要素 1）

□ 2. 领导者在临床服务的提供过程中促进交流。

□ 3. 在领导层和管理层之间建立有定期沟通的渠道。

标准 MCI. 6

在每次人员交接和班次交接时，有关患者治疗和治疗反应的信息已在医生、护士及其他卫生专业人员之间进行沟通。

MCI. 6 的含义

医务人员之间的沟通及交换信息对顺利进行医疗护理的过程而言是至关重要的。重要的信息可以通过口头的、书面的、或电子的方法进行沟通。各个医疗机构都应决定哪些信息需要沟通，以何种方法进行沟通，以及多长时间需要沟通一次。卫生专业人员之间交流沟通的信息包括：

- 患者的健康状况；
- 患者已接受治疗的小结；
- 患者对治疗的反应。

MCI. 6 的衡量要素

□ 1. 医疗机构有卫生专业人员之间沟通患者信息的过程，信息的交流可以持续进行，也可以在患者治疗过程的某些关键时刻进行。（参见 AOP. 1.4，衡量要素 3）

□ 2. 沟通的信息包括患者的健康状况。

□ 3. 沟通的信息包括患者已接受治疗的小结。

❐　4. 沟通的信息包括患者的病情发展。

标准 MCI. 7

卫生专业人员能随时查阅患者的病历以有利于基本信息的沟通。

MCI. 7 的含义

患者病历是关于医疗护理过程和患者病情进展的主要的信息源，因而它是一种至关重要的沟通工具。为了能利用这一信息并支持患者医疗护理的连续性，在住院、门诊以及其他必要的情况中，都应该能够得到这一信息并保持最新的数据。所有向患者提供服务的卫生专业人员都可查阅医护和患者的其他治疗记录。医疗机构的政策要明确有权查阅病历的卫生专业人员以确保患者信息的保密性。

MCI. 7 的衡量要素

❐　1. 有规章制度规定有权查阅病历的卫生专业人员。

❐　2. 有关卫生专业人员在需要为患者提供服务时可获取病历。（参见 AOP. 1. 2，含义陈述；和 AOP. 1. 5，衡量要素 2）

❐　3. 病历应及时更新以确保最新信息的沟通。

标准 MCI. 8

有关患者的医疗信息要随着患者一起转移。

MCI. 8 的含义

患者在治疗过程中可能需要多次转科。由于转科导致医疗小组成员发生改变，为保证治疗的连续性，与患者有关的信息必须随患者而转移。只有这样，患者的药物治疗和其他治疗才不会中断，患者病情才能持续得到监测。为了完成这一信息的转移，就要转移病历或是将病历中的信息经小结后再转移。这样一份小结包括了入院原因、重要发现、诊断、做过的操作、药物处理，其他治疗及患者转移时的情况。

MCI. 8 的衡量要素

❐　1. 患者病历或治疗信息小结随患者转移到医疗机构内的另一个部门或单位。

❐　2. 小结包含入院原因。

❐　3. 小结包含重要发现。

❐　4. 小结包含任何已做出的诊断。

❐　5. 小结包含已做过的操作。

❐　6. 小结包含任何的药物治疗以及其他治疗。

❐　7. 小结包含患者转移时的情况。

领导与制定计划

标准 MCI. 9

医疗机构计划并设计信息管理流程以满足内部及外部的信息需要。

MCI. 9 的含义

信息是在患者医疗期间产生并使用的，其目的是为了管理一个安全而有效的医疗机构。获取和提供信息的能力需要制定有效的计划。计划的制定要汇集不同来源的资讯，而来源包括：

- 卫生专业人员；
- 医疗机构的管理者和领导者；
- 某些医疗机构外需要了解该医疗机构运行和服务流程方面数据或信息的机构。

制定计划应包括医疗机构的使命、所提供的服务、资源、可及的适宜技术以及支持医务人员之间的有效沟通。

这些人员和机构对重要信息的需求影响医疗机构的信息管理策略和实现这些策略的能力。这些策略要符合该机构的规模、服务的复杂性、受过训练的人员以及其他的人力和技术资源。计划要全面，而且要包括机构的所有科室和服务内容。

制定信息管理计划并不需要有正式的书面信息计划，但是需要证明有计划好的途径，藉以确定该机构的信息要求。

MCI. 9 的衡量要素

- ☐ 1. 在制定计划的过程中考虑到临床服务人员对信息的要求。
- ☐ 2. 在制定计划的过程中考虑到管理医疗机构的人员对信息的要求。
- ☐ 3. 在制定计划的过程中考虑到那些机构外的个人和一些机构对信息的要求。
- ☐ 4. 制定的计划要以医疗机构的规模和复杂性为基础。

标准 MCI. 10

保持信息的隐私及保密性

MCI. 10 的含义

医疗机构保持数据和信息的隐私及保密性，尤其注意保护敏感数据和信息的保密性。强调数据共享与数据保密性之间的平衡。医疗机构要确定对不同种类信息（例如，病历、研究数据）的隐私保护及保密的安全水平。

MCI. 10 的衡量要素

- ☐ 1. 有强调信息的隐私及保密性的书面制度，它的制订是以法律和规章为根据，并与之保持一致。

□ 2. 该制度还规定患者是否被允许获取他们的健康信息，以及被允许时获取这些信息的程序（参见 PFR.1.6，含义陈述）。

□ 3. 该制度得到贯彻。

□ 4. 该制度的遵从性要受到监督。

标准 MCI. 11

保持包括数据完整性在内的信息安全性。

MCI. 11 的含义

制度和程序要强调安全规程，只有经授权的员工才被允许获取数据和信息。获取不同种类的信息是根据需要以及包括在校学生在内的岗位职衔和职责所决定的。有效的流程定义如下：

- 谁能获得信息；
- 个人所获取的信息；
- 信息使用者在信息保密性方面的义务；
- 当保密性和安全性受到违犯时的应对程序。

确定谁被授权能获取患者的病历和在患者病历中添加条目是保持患者信息安全性问题的一个方面。医疗机构要制定制度对个人授权，并规定患者病历书写的内容和格式。要有一个程序以确保只有经授权的人员才能书写患者病历。

MCI. 11 的衡量要素

□ 1. 医疗机构有书面制度保障包括数据的完整性在内的信息安全，该制度是基于法律或规章，或与法律或规章相一致的。

□ 2. 制度规定各类数据信息的安全级别。

□ 3. 制度明确规定因信息需求或工作关系有权获取各类资料和信息的人员。

□ 4. 该制度得到贯彻。

□ 5. 该制度的遵从性要受到监督。

标准 MCI. 12

医疗机构制定关于病历、数据和信息的保留时间的制度。

MCI. 12 的含义

医疗机构制定并实施患者病历及其他的数据和信息保存的制度。患者病历及其他的数据和信息均需按法律和规章的要求，保存足够长的时间，藉以支持患者医疗、管理、法律文书、研究以及教育工作。保存制度要符合这类信息的保密性和安全性的要求。当保存期结束时，患者病历和其他记录、数据以及信息要以适当方式予以销毁。

MCI. 12 的衡量要素

□ 1. 医疗机构有保存患者病历及其他数据和信息的制度。

□ 2. 保存过程能够提供预期的保密性和安全性。

☐ 3．病历、数据及信息以适当方式予以销毁。

标准 MCI. 13

医疗机构使用标准化的诊断代码、操作代码、符号、缩写及定义。

MCI. 13 的含义

标准化的术语、定义、词汇以及命名法都要有利于医疗机构内部及机构之间数据和信息的比较。诊断和操作代码的统一使用支持着数据的整合和分析。缩写和符号也要标准化，并且包括一份"禁用"表述清单。这样的标准化要和经过检验的地区和国家标准相一致。

MCI. 13 的衡量要素

☐ 1．使用标准化的诊断代码和其使用监控。
☐ 2．使用标准化的操作代码和其使用监控。
☐ 3．使用标准化的定义。
☐ 4．使用标准化的符号，并识别和监控那些不使用的符号。
☐ 5．使用标准化的缩写，并识别和监控那些不使用的缩写。

标准 MCI. 14

医疗机构内、外的数据和信息的需要已及时地按照用户期望的方式和频率得到满足。

MCI. 14 的含义

向用户提供的数据及信息的格式和方法要满足他们的期望。提供信息的策略包括：

- 只提供用户要求的或必需的数据及信息；
- 报告要格式化以帮助在决策过程中的使用；
- 按照用户需要的频率提供报告；
- 连接各个数据源和信息源；
- 提供数据的诠释或说明。

MCI. 14 的衡量要素

☐ 1．数据及信息的传播满足用户的需要。
☐ 2．用户能及时接收数据及信息。
☐ 3．提供给用户的数据和信息，其格式要便于用户使用。
☐ 4．员工能获取履行其岗位责任所必需的数据及信息。

标准 MCI. 15

有适当的临床和管理人员参与选择、整合及应用信息管理技术。

MCI. 15 的含义

信息管理技术代表了医疗机构一项主要的资源投入。为此，应努力做到使信息技术和该机构目

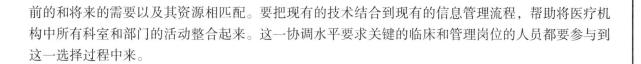

前的和将来的需要以及其资源相匹配。要把现有的技术结合到现有的信息管理流程，帮助将医疗机构中所有科室和部门的活动整合起来。这一协调水平要求关键的临床和管理岗位的人员都要参与到这一选择过程中来。

MCI. 15 的衡量要素

☐　1.　临床人员要参与到信息技术决策中来。

☐　2.　管理人员要参与到信息技术决策中来。

标准 MCI. 16

保护病历和信息，防止丢失、损毁、篡改以及非法查阅或使用。

MCI. 16 的含义

病历和其他的数据及信息在任何时候都要处于安全的状态和受到保护。例如，正在使用的病历要存放在只有经过授权的医务人员才能查阅的地方，而病历要存放在不太可能发生高温、浸水、着火、或其他的可能发生损坏的地方。医疗机构要采取措施防止非法获取以电子形式储存的信息。（参见与患者信息的保密性相关的 PFR. 1.6，含义陈述）

MCI. 16 的衡量要素

☐　1.　保护病历与信息以免丢失或损毁。

☐　2.　保护病历与信息以免篡改和非法查阅或使用。

标准 MCI. 17

决策者及其他适当的人员都要接受信息管理原则的教育和培训。

MCI. 17 的含义

医疗机构内的那些生成、收集、分析及使用数据和信息的个人都要接受教育和培训以便有效地参与到信息管理中来。这一教育和培训使这些人员能够：

- 了解数据和信息的安全性和保密性；
- 使用测量仪器、统计工具以及数据分析方法；
- 帮助解释数据；
- 使用数据和信息以帮助进行决策；
- 教育和支持患者及家属参与医疗过程；
- 采用衡量工具评估和改善医疗及工作流程。

每个员工应根据他们的责任、岗位职责以及对数据和信息的需要接受的教育和培训。

信息管理流程尽可能使不同来源的信息结合起来，并形成报告以支持决策的制定。尤其是临床和管理信息的结合能帮助机构领导者协力制定计划。信息管理流程将整合了的纵向数据和可比性资料向领导者提供支持。

MCI. 17 的衡量要素

☐ 1. 向决策者和其他人员提供关于信息管理原理的教育。

☐ 2. 这项教育要合乎需求和岗位职责。

☐ 3. 根据需要整合临床及管理的数据和信息以支持决策的制定。

标准 MCI. 18

有书面的规定或常规为制定和维持内部规章制度和程序以及管理外部规章制度和程序，提出明确的要求。

MCI. 18 的含义

制定规章制度和程序的目的在于为实现医疗机构功能提供统一认识。规章制度或常规概述了医疗机构内的制度如何被控制和执行，包括以下各项工作：

a）所有规章制度和程序在发布前经授权的人员审核和批准；

b）有审核和继续批准各类规章制度和程序的流程和频率；

c）有控制机制以保证只有那些现行的、有效的规章制度才能被使用；

d）对规章制度和程序中一些改变的确认；

e）保持文档的名称属性和可读性；

f）有流程来管理产生于医疗机构以外的规章制度和程序；

g）已废止的规章制度和程序至少要按法律和规章所要求的期限保存，同时确保它们不会被误用；

h）识别并追踪所有正在使用的规章制度和程序。

追踪系统允许每一个文件都要有标题、发布日期、编辑/修订日期、页数、签署或审核人员和数据库名称（如适用）。

医疗机构有一个流程来保证员工阅读并熟悉所有与他们的工作相关的规章制度和程序。

制定并维持各项规章制度和程序的过程得到实施。

MCI. 18 的衡量要素

☐ 1. 有书面的规定或常规，来明确在制定和维持规章制度和程序方面的要求，至少包含从 a）到 h）的各项含义，并实施。

☐ 2. 有书面方案规定怎样管理在本医疗机构之外所形成的规章制度和程序，并实施。

☐ 3. 有书面规定或常规，规定已废止的规章制度和程序至少要按法律和规章所要求的期限保存，同时确保它们不会被误用，并实施。

☐ 4. 有书面规定或常规，概述了怎样识别和追踪所有现行的规章制度和程序，并实施。

患者的病历

标准 MCI. 19

医疗机构要为每一位接受评估或治疗的患者建立并保存病历。

MCI. 19 的含义

每位在医疗机构就诊接受评估或治疗的患者（住院患者、门诊患者或急诊患者）都有一本病历。每位患者都有一个区别于他人的病历号。每位患者一个病历和一个独特的病历号有助于医疗机构方便保存病历和记录患者的治疗过程。

MCI. 19 的衡量要素

❑　1. 医疗机构为每一名接受评估或治疗的患者建立病历。

❑　2. 通过使用独特的标识码（如区别于他人的病历号）或一些其他的有效方法保存患者的病历。

标准 MCI. 19. 1

病历包括充分的信息来确认本病历的患者、支持诊断、证明治疗合理性、记录病程及治疗结果以及促进卫生专业人员之间提供医疗服务的连续性。

标准 MCI. 19. 1. 1

每一位急诊患者的病历包括到达时间、治疗结束时结论、患者出院时状况以及随访指导。

MCI. 19. 1 和 MCI. 19. 1. 1 的含义

每一位患者的病历都需要有足够的信息用以支持诊断、证明治疗的合理性、记录病程及治疗结果。患者病历的标准化格式和内容有助于促进各类卫生专业人员对患者诊治方案的整合和医疗服务的连续性。

在门诊、急诊或住院的基础上，医疗机构要确定每位患者病历中的特异性数据和信息。接受急诊医疗的每位患者的病历应包括标准 MCI. 19. 1. 1 中所规定的特异性信息。

MCI. 19. 1 的衡量要素

❑　1. 医疗机构已经明确患者病历中特定的内容。（参见 AOP. 1.5，衡量要素 1）

❑　2. 患者的病历中包含足够的识别患者的信息。

❑　3. 患者的病历中包含足够的支持诊断的信息。（参见 ASC. 7，衡量要素 3）

❑　4. 患者的病历中包含足够的证明护理和治疗合理性的信息。（参见 ASC.7.3，衡量要素 2）

❑　5. 患者的病历中包含足够的记录病程及治疗结果的信息。（参见 AOP. 1.5，衡量要素 1；AOP. 2，含义陈述；COP. 5，衡量要素 4；ASC. 5.2，衡量要素 1；ASC. 5.3，衡量要素 2；ASC. 6，衡量要素 2，ASC. 7.3，衡量要素 3；以及 MMU. 4.3，衡量要素 1）

MCI. 19. 1. 1 的衡量要素

❑　1. 急诊患者的病历要包括到达时间。

❑　2. 急诊患者的病历要包括治疗结束后所得到的结论。

❑　3. 急诊患者的病历要包括患者出院时的状况。

❑　4. 急诊患者的病历要包括随诊治疗指导。

标准 MCI. 19. 2

医疗机构有制度规定有权写病历的人员和确定病历的内容和格式。

标准 MCI. 19. 3

患者病历的每项条目都有签字和记录时间。

MCI. 19. 2 和 MCI. 19. 3 的含义

对每一种类信息的使用/获取都是根据需要。需要这些信息的人，包括学术单位的学生在内的岗位名称和职责应得到明确规定。其实施过程如下：

- 谁要使用信息；
- 哪些信息可为哪些人所使用/获取；
- 保持信息的保密性是用户的责任；
- 当保密性和安全性受到侵犯时的应对程序。

确定谁被授权获得患者病历并可书写患者病历是保持患者的信息安全的一个方面。医疗机构要制定制度来授权这些个人，并确定病历书写的内容和格式。设有一种程序以确保只有经过授权的人员才能够书写患者病历，而且每一条录入都能识别出作者及书写日期。该制度还应有流程规定患者病历的书写内容如何修订和重写。如果医疗机构有需要的话，病历录入的时间也应标注，例如，定时的治疗或者药物治疗等条目。

MCI. 19. 2 的衡量要素

☐ 1. 医疗机构的制度要明确那些被授权可以书写患者病历的人。（参见 IPSG. 2，衡量要素 1）
☐ 2. 病历书写条目的格式和位置由医疗机构的制度决定。
☐ 3. 设有程序以确保只有经授权的人才能够书写患者病历。
☐ 4. 设有程序规定患者病历的书写内容如何修订和重写。
☐ 5. 医疗机构的制度要明确那些被授权可以获得患者病历的人。
☐ 6. 设有程序以确保只有经授权的人才能够获得患者病历。

MCI. 19. 3 的衡量要素

☐ 1. 每一条患者病历中的录入都能识别出是谁增加的。
☐ 2. 每一条患者病历中的录入都能识别出其增加的日期。
☐ 3. 当医疗机构需要时，能够识别录入的具体时间。

标准 MCI. 19. 4

医疗机构要定期评估患者病历的内容和完整性，作为改善其工作所采取的措施之一。

MCI. 19. 4 的含义

每个医疗机构都要明确患者病历的内容和格式，并有一套程序以评估病历的内容及完整性。这一程序是改善医疗机构业绩的一个部分，并要定期进行。患者病历的检查是根据代表医护人员所提供的医疗服务及其类型的病历样本进行的。检查过程是由下列人员实施的，他们是医生、护士以及得到授权能书写患者病历的其他相关的临床专业人员。这一检查的重点是病历和临床信息的及时性、完整性、易读性等等。法律或规章所要求的病历内容也包括在检查过程中。医疗机构病历的检查过程包括目前正在接受治疗的患者记录，也包括出院的患者记录。

MCI. 19. 4 的衡量要素

☐ 1. 定期检查患者的病历。

☐ 2. 检查要利用代表性样本。

☐ 3. 由医生、护士和其他获得授权能书写患者病历或管理患者病历的人员来执行检查。

☐ 4. 检查的重点是病历的及时性、易读性以及完整性。

☐ 5. 在检查过程中应包括法律或规章对病历所要求的内容。

☐ 6. 在检查过程中应包括住院患者和已出院患者的病历。

☐ 7. 检查过程的结果要纳入医疗机构的质量监督机制中。

汇集的数据和信息

标准 MCI. 20

汇总的数据和信息支持患者治疗、医院管理以及质量管理项目。

标准 MCI. 20. 1

医疗机构有一套汇总数据的流程，并确定需要定期汇总的数据和信息，以满足本院临床和管理人员以及院外机构的需要。

标准 MCI. 20. 2

医疗机构有一套使用或参与外部数据库的流程。

MCI. 20 至 MCI. 20. 2 的含义

医疗机构要收集并分析汇集的数据以支持患者治疗和医院管理工作。纵向汇集的数据可提供医疗机构变化的概况，以便将本院的运行情况与其他机构进行比较。因此，汇集数据是改善该机构运营活动很重要的一部分。尤其是来自于风险管理、公用设施管理、感染的预防与控制以及检查医疗服务的利用情况都能够帮助医疗机构了解其当前的运营状态并明确改进的时机。

通过参加外部运营数据库，一个医疗机构能够将其运营情况与其他当地的、国内的以及国际的相似机构进行比较。对于确定改善的时机以及证明医疗机构的运营水平而言，运营情况的比较是一种非常有效的工具。卫生保健系统及那些购买或支付医疗护理服务的人常常会索取这样的信息。从各种保险数据库到专业学会数据库的不同的外部数据库之间差别很大。法律或规章可能要求医疗机构向一些外部数据库（参见 QPS. 4. 2 和 PCI. 10. 6，衡量要素 1）提供材料。在任何情况下，都要保持数据和信息的安全性及保密性。

MCI. 20 的衡量要素
☐ 1. 汇集的数据和信息支持患者的医疗工作。
☐ 2. 汇集的数据和信息支持机构的管理工作。
☐ 3. 汇集的数据和信息支持质量管理项目。

MCI. 20. 1 的衡量要素
☐ 1. 医疗机构拥有一套流程来整合数据，以应对有关用户的需要。
☐ 2. 医疗机构向机构外的单位提供必要的数据。（参见 PCI. 10.6，衡量要素 1）

MCI. 20. 2 的衡量要素
☐ 1. 医疗机构拥有一套程序以参与或使用来自外部数据库的信息。
☐ 2. 依照法律或规章的要求，医疗机构向外部数据库提供数据或信息。
☐ 3. 医疗机构使用外部参考数据库来对其绩效进行比较。 （参见 QPS.4.2，衡量要素 2；PCI. 10.4，衡量要素 1）
☐ 4. 当向外部数据库提供数据或使用其数据库时，要保证资料的安全性和保密性。

标准 MCI. 21

医疗机构用现有来源的最新信息支持医疗、教育、科研及管理工作。

MCI. 21 的含义

从事临床、科研、教育以及管理工作的人员常常需要一些信息以协助其履行职责。这样的信息可能包括科学和管理文献、临床实践指南、研究发现以及教育方法学。因特网、图书馆收藏的印刷材料、在线搜索源以及个人材料都是当前有价值的来源。

MCI. 21 的衡量要素
☐ 1. 当前的学科及其他信息支持患者的医疗工作。
☐ 2. 当前的学科及其他信息支持临床教育工作。
☐ 3. 当前的学科及其他信息支持研究工作。
☐ 4. 当前的学科及其他信息支持管理工作。
☐ 5. 医疗机构要在用户要求的期限内提供信息。

词　汇　表

评审（accreditation）： 由美国医疗机构评审国际联合委员会（JCI）的评审机构确定一家合格的医疗机构是否符合可行的 JCI 标准。

评审结论（accreditation decisions）： JCI 对一家医疗机构评审结论。结论有两种：

评审通过（accredited）： 该医疗机构基本达到所有标准和国际患者安全目标。

评审未通过（accreditation denied）： 该医疗机构未能始终符合 JCI 标准和国际患者安全目标；JCI 基于因其他原因未使该机构通过评审；或该医疗机构自愿撤出评审过程。

评审架构（accreditation framework）： 评审机构对申请机构完成如下评审工作时的结构与过程：

- 对申请机构是否符合标准进行一致且可靠地评价
- 招聘和派出经过培训的评审员
- 得出一致且确凿的评审结论
- 实施相关的政策与程序

评审过程（accreditation process）： 医疗机构需要向 JCI 展示的连续过程，以证明其提供安全、高质量的医疗服务符合 JCI 标准和国际患者安全目标。这一过程的关键环节是 JCI 的评审员对一家医疗机构的现场评价。

评审项目［accreditation program（JCI）］： 参见 JCI 评审项目（JCI accreditation program）

评审检查（accreditation survey）： 指对一个医疗机构进行评估，以判断其与适用的评审标准的符合程度，并且决定其评审结果。也称作“三年检查”（每三年一次的检查，参见下文），JCI 的评审检查包括：

- 对机构员工所提供的显示医疗机构与标准符合程度的文件进行评价；
- 关于标准执行情况的口头信息或者能够用于判断符合程度的执行实例；
- 评审员现场观察；
- 通过跟踪调查法追踪患者的医疗服务过程；
- 对有关遵守标准以及绩效改进进行教育。

扩展检查（extension survey）： 由于任何下列因素对医疗机构所进行的必要评价：

- 医疗机构在一个新址或在显著改变了的硬件布局中提供其至少 25% 的服务。
- 医疗机构已经扩大其服务量达 25% 或更多，例如患者数量或其他衡量指标；
- 医疗机构合并、联合或购并了未经评审的机构、服务或项目，而 JCI 对这些项目又有相应标准。

专项检查（focused survey）：继初始检查或三年一次检查之后，只针对初始检查或三年复查中发现的未符合标准的问题，对医疗机构进行小范围的专题评价。

跟踪性专项检查（follow–up focused survey）：针对初次或三年一期的全面评审检查中"未达标"或"部分达标"的JCI标准和/或国际患者安全目标所进行评估，需要通过评审员观察、员工或患者访谈、或硬件设施检查已证实该机构采取了充分的措施基本上达到这些标准。

寻因性专项调查（for–cause focused survey）：当JCI已经意识到涉及遵守标准、患者治疗或安全等方面潜在严重问题时对医疗机构所进行的组织结构性的评价。

初始检查（initial survey）：对第一次申请JCI评审的医疗机构或者在过去六个月中没有被JCI评审否决的医疗机构的评价。

验证检查（validation survey）：继对医疗机构初始检查或三年复查之后，对该检查过程的评价，评估医疗机构遵守标准的情况，是JCI内部质量改进工作的一部分。范围类似于初始检查或三年一期检查。验证检查是自愿的，不影响医疗机构初始检查或三年一期检查的结果。

急诊（acute care）：医疗服务中的一个类别，针对突发而严重发作的疾病所提供短期必要治疗。许多医院本身就是急诊机构，其功能是当患者恢复健康和病情稳定时使其出院并给予适当的出院指导。

不良事件（adverse event）：医疗机构中发生的，非预料的、不期望的，或潜在的危险事件。

非住院医疗（ambulatory care）：针对门诊患者所提供的医疗服务类型。非住院医疗服务可以在从独立手术设施到心导管中心的很多种场所提供。

麻醉和镇静（anesthesia and sedation）：指在任何场合，为了任何目的，通过任何途径，为了实施一个手术或其他操作，给患者用药，使其部分或者全部感觉消失。镇静或者麻醉包括下列四种水平：

轻度镇静（抗焦虑/减轻焦虑）［minimal sedation（anxiolysis）］：指一种药物引导下产生的状态，患者对口头指令反应正常。尽管认知功能和协调性可能降低，通气和心血管功能未受影响。

中度镇静（前称"有意识的镇静状态"）［procedural（or moderate）sedation（formerly "conscious sedation"）］：指一种药物引导下产生的意识抑制，患者对单独的口头指令或伴有轻度的触觉刺激能够做出有目的的反应。对疼痛刺激的反射性解除不是一种有目的的反应。不需要采取干预手段维持气道通畅，自主通气充分。心血管功能保持正常。

深度镇静/痛觉缺失（deep sedation/analgesia）：指一种药物引导下产生的意识抑制，患者不易被唤醒，但是可以对反复的或疼痛的刺激做出反应。自主维持通气能力可能被减弱。患者需要帮助维持气道开放，自主通气可能不充分。心血管功能保持正常。

麻醉（anesthesia）：指全身麻醉以及脊髓或者重要部位的麻醉。不包括局部麻醉。全身麻醉是一种药物引导下的意识丧失的状态，患者不能被唤醒，甚至对疼痛刺激没有反应。自主维持通气功能的能力通常被减弱。患者通常需要帮助维持气道通畅，而且由于自主通气受到抑制或药物引导的神经肌肉的功能受到抑制，需要正压通气。心血管功能可能被减弱。

最佳实践（best practice）：指被某一特定领域的大多数专业人士公认的，针对达到特定的结果，比其他任何做法更有效的临床的、科学的或专业技术、方法或程序。这些实践，有时也称"良好实践"或"较好实践"，特点是以循证依据和专家共识为准。

固定资产投资成本（capital cost）：用于新置或改善已有设施、服务或装备的投资成本。不包括运行成本。

诊疗计划（care plan）：参见"诊疗计划（plan of care）"。

认证（certification）：
1. 指由一个权威组织评价并且证明一个个人、机构或者项目符合相应的要求（例如标准的程序和活动）。"认证"不同于"评审"之处在于认证也可以用于个人（例如，一个内科专科医师）。
2. 指一个非政府机构或协会证明一个个人是否符合预先确定的资格的程序，这些资格条件是由该机构或协会制定的。

清洁（cleaning）：对所有可见的灰尘、尘土以及其他适宜于微生物存活与生长的可见物质的清除工作。通常用热水和消毒剂擦洗。

临床病理学（clinical pathology）：指与解决临床问题有关的服务，特别是在临床诊断中使用实验室方法。包括临床化学、细菌学、真菌学、寄生虫学、病毒学、临床显微镜检查、血液学、凝血免疫血液学、免疫学、血清学和放射生物测定法。

临床路径（clinical pathways）：指一种共识的临床治疗模式，包括医疗服务的所有要素。

临床实践指南（clinical practice guidelines）：指帮助临床医务人员和患者针对具体的临床表现，选择适当的医疗护理服务的指南（例如，5岁以下儿童腹泻的治疗建议）。指导医生完成所有的诊疗程序（病史询问，体征检查，开具实验室检查单，评估患者状态，开具治疗处方）。

临床记录（clinical record）：参见"病历/医学记录/临床记录（patient record/medical record/clinical record）"。

临床人员（clinical staff）：参见"人员（staff）"。

临床试验（clinical trial）：指根据试验的目的、规模和范围，分三期，有时分四期进行的疗效试验。一期试验用于评价诊断、治疗或预防药物、仪器或技术的安全性，决定安全的剂量范围（如果适用的话）。试验需要少量的健康受试者参加。这一期试验通常要持续一年。二期试验通常是对照试验，用以评价药物、仪器或技术的有效性和剂量（如果适用）。这些研究需要几百个志愿者参加，包括一定数量的患有与研究相关疾病的患者。这一期试验通常要持续两年。三期试验要验证在二期试验中确定的药物、仪器或技术的有效性。监测参加二期试验的患者在长期的使用中是否出现任何不良反应。在这些研究中，要有足够多的患者分组数量，以确定临床显著性反应。这一期试验通常要持续三年。四期试验针对已经批准上市后的药物、仪器或技术。这些研究通常可以获得更多的关于产品安全和有效性的资料。

能力（compete nce）：确定个人满足特定要求的技能、知识和实际操作能力，通常在岗位描述中说明。

保密/保密性（confidentiality）：
1. 指对于有需要、有理由并获得许可的个人，有限制地得到资料和信息。
2. 一个人对个人的和信息的隐私权，包括他或她的病历。

污染（contamination）：在生物或非生物的表面上存在某种感染源。

医疗服务连续性（continuity of care）：指个人的医疗服务在不同的医务人员、不同的医疗机构和不同时间之间的协调程度。

连续医疗服务序列（continuum of care）：在一个或多个医疗机构中，为满足患者持续的医疗服务需要而提供的相应水平与类型的诊疗、处置和其他服务。

合同服务（contracted services）：通过与其他组织、机构或个人的书面协议提供的服务。协议规定申请机构所要求提供的服务项目或人员，以及提供的这些服务或人员的费用。

资格审查（credentialing）：指获得、核实和评估一位医务人员的资格的过程。这个过程决定了该医务人员能否在或为一个医疗机构对患者提供医疗服务。周期性地审核员工资格的过程被称作"资格复审"。

资格证明（credentials）：指能力、目前和相关执照、教育、培训和经历的证据。医疗机构可能增加其他标准。参见"能力（competence）"和"资格审查（credentialing）"。

治疗性服务（curative services）：为治疗疾病并促进痊愈所提供的服务。治疗性服务或治疗不同于仅为缓解病痛而非实质性治疗的姑息性医疗服务。参见"姑息医疗服务（palliative services）"。

数据/资料（data）：指在一次评估活动中所收集的事实、临床观察或衡量结果。数据在被分析之前称为"原始数据"。

灾难（disaster）：参见"紧急事件（emergency）"。

出院（discharge）：个人与医疗机构或服务项目的医疗关系的终止，而且医疗机构或服务项目不再对个人的医疗服务承担实际责任。

出院小结（discharge summary）：指患者病历的一个组成部分，总结入院的原因、主要结果、施行的手术、实施的治疗、患者出院时状况，以及对患者及其家属的具体指导（例如，随访、用药）。

消毒（disinfection）：通过化学程序消灭大多数致病微生物，但不能消除所有类型的微生物。

"禁用"表述（"do not use" list）：在整个医疗机构不得使用的缩写、简称和符号的书面清单——无论是手写或用纯文本格式录入计算机——由于其容易引起混淆。

效率（efficiency）：指服务的产出（医疗服务结果）与用于提供服务的资源之间的关系。例如，两个使用同样数量资源的免疫项目，其中一个取得较高免疫覆盖率的项目效率更高。提高效率包括使用较少的资源取得同样的产出，或者使用同样数量的资源取得更多的产出。

紧急情况（emergency）：
1. 一种未预料的或突然发生的情况，如需要急诊手术以避免死亡或严重的残疾；
2. 一种自然发生或人为事件明显破坏了医疗服务的环境（例如，由于大风、暴风雨或地震造成医疗机构的建筑物和地面破坏）；明显破坏护理和治疗活动（例如，由于水灾、社会骚乱、意外事故或医疗机构或其社区出现的紧急情况引起公用设施如电力、供水和电话联系中断）；或导致突然的、明显变化了的或增加了的对医疗机构的服务需求（例如，生物恐怖袭击，建筑物倒塌，或者飞机坠落医疗机构所在社区）。一些紧急情况被称作"灾难（disasters）"或"潜在伤害引发事件（PICEs）"。

危急（emergent）：病情分类系统中属于急诊状况的一类，指病人状况有生命危险，需要立即采取救助措施。参见"紧急（urgent）"。

环境管理计划［environmental management plan(s)］：医疗机构有关下列各方面运行程序的书面文件：如安全和保障、危险材料、紧急情况、防火、医疗设备、公用设施。这个计划确定具体程序，明确缓解、准备、应对和恢复的策略、行动和责任。

预防性设备维护（equipment maintenance，preventive）：在新设备投入使用之前或在设备生命周期内，根据计划对设备定期进行外观、机械、工程及功能性评估，目的是根据制造商的准则和产品说明维护设备运行，保证设备的精确诊断、治疗或监控功能。预防性设备维护包括对设备技术指标校准及对特定安全因素的评价。

常规性设备维护（equipment maintenance，routine）：设备基本安全检查，即外观、技术及功能性评估，发现明显的设备缺陷，防止不良效应出现。常规性设备维护通常包括对机箱、电线、结构、配件、控制系统、指示器等方面的检查。

循证（或科学）医学准则 ［evidence – based（or scientific – based）guidelines］：制定医疗决策时以实证资料为依据，或在缺乏实证资料时，以专家共识为依据（如专业团体发表的共识表述）。这一要求需要考虑到一些互相矛盾的结果，并评估证据的质量和可靠程度。最后，从业者必须懂得这一方法如何应用于患者诊治及医疗政策制定与实施。

高危模式和结果分析（failure mode and effects analysis，FMEA）：检验一个高危模式或流程可导致后果的系统性方法。其假设是不论多么有知识或仔细的人，在某种情况下会发生错误，而且实际上很可能发生错误。

家属（family）：在患者的生活中有重要作用的人。可以包括与患者没有法律关系的人。在患者丧失决策能力时，如经授权为患者做医疗决策，这些人常常叫做决策代理人。

功能状态（functional status）：指个人与其年龄组预期标准相应的照顾自己身体和控制情绪的能力。功能状态可以分为"社会的"、"身体的"和"心理的"功能。功能状态可以在定期的健康检查中，通过询问进行评估，或使用正规的测试仪器进行检查。参见"衡量（measure）"。

治理（governance）：拥有最终权力和职责制定政策、保持医疗质量、制订组织管理规划的人员、团体或机构。这个团体也可称为"委员会"、"理事会"、"董事会"、"管委会"和"治理机构"。

摘取器官（harvesting，of organs）：切除一个器官用于器官移植。

危险材料和废弃物（hazardous materials and waste）：由地方、地区或国家法规指导或规定其处理、使用和储存的材料、有害气体和有害能源。尽管 JCI 将感染性废弃物视为此类材料，但不是所有的法律法规都将感染性或医疗废弃物当作有害废弃物。

危害脆弱性分析（hazard vulnerability analysis）：确认潜在的紧急情况及其对医疗机构的运行和服务需求可能产生的直接与间接影响。

医疗相关感染 ［health care – associated infection(s)，HAI］：指个人在医疗机构接受治疗或服务时获得的任何感染。常见的医疗相关感染有泌尿系感染、手术伤口感染、肺炎和血液感染。

医疗机构（health care organization）：指多种类型提供医疗服务的机构的通称。包括非住院医疗心、行为/精神卫生机构、家庭医疗机构、医院、实验室和长期医疗机构。同义词："health care in-stitution"。

医疗机构管理标准（health care organization management standards）：就 JCI 评审，根据安全、有效、管理良好的医疗机构直接或间接的工作而制定的标准（例如，感染预防和控制、设施管理、员工资格）。

独立从业者（independent practitioner）：经法律和医疗服务机构批准后，无需他人技术指导或监督，在所持执照的从业范围内的工作人员。许多国家，有执照的独立从业者包括医师、牙医、某些类别护士、足病诊疗师、验光配镜师和（脊柱）按摩疗法医师。参见"从业者（practitioner）"。

传染性废弃物（infectious waste）：参见"危险材料和废弃物（hazardous materials and waste）"。

信息管理（information management）：指整个医疗机构数据或信息的创建、使用、分享或处理。这项工作对于医疗机构活动的有效和高效运行至关重要。它包括在工作中产生和控制数据和信息的使用、信息资源管理、信息技术及信息服务等方面的管理任务。

知情同意（informed consent）：指在医生或其他医务人员开始某项医疗操作或治疗前，患者在充分了解该项操作或治疗的性质、风险和可选方案的情况下表示的同意或许可。患者在获得这个信息后，可以同意或拒绝该项操作或治疗。

住院患者（inpatient）：通常情况下，入院并住医疗机构至少一天以上的患者。

在职教育（in‑service education）：指有组织的教育，通常在工作场所进行，旨在提高员工的技能或给员工讲授与其工作和学科有关的新技能。

整合式医疗服务系统［integrated provider（system）］：为管理一个多样化医疗服务系统而建立的大型医疗集团。该系统通常包括一家或多家医院、大型团组医疗服务、一项健康计划及其他医疗服务业务。医疗服务从业者可能是该系统的雇员或是属于与该系统密切合作的从业者团组。该系统能在同一地域里为患者提供各个级别的医疗服务。

含义陈述（intent statement）：指本手册"含义"题下对一条标准的理由、意义、重要性的简要解释。含义陈述可包含现场检查中评价该条标准的详尽要求。

有创性/介入操作（invasive procedure）：指一项包括穿刺、切入皮肤，或在人体中插入一个器具或异物的操作。

JCI 评审项目（JCI Accreditation Program）：对医疗机构评审或认证所有相关活动管理有责任的部门。

岗位描述（job description）：指对一个工作岗位的说明，包括义务、职责和履行该项工作所要求的条件。

领导者（leader）：指设定目标、制定计划并执行程序来评估和改进医疗机构的治理、管理、临床和支持性职能和程序质量的人。在 JCI 标准提及的领导者至少包括治理机构的领导人、首席执行官和其他高级管理人员；部门负责人；当选的和任命的医务委员会和临床科室的负责人及担任行政管理职务的其他医生；护理部主任和其他高级护理负责人。

医疗服务等级（levels of care）：医疗服务级别的划分。可按照所提供的医疗服务、所服务的人群数量以及提供服务的人员进行分类。主要的服务等级包括一级、二级和三级。根据患者的紧急程度和所提供服务的强度，服务等级可分为紧急、危重和普通。参见"连续医疗服务序列（continuum of care）"。

执照（licensure）：指由政府机构遵照适用于某种职业的法规授予的合法权利（例如，医生、护士、精神科，或临床社会工作，或医疗机构管理）。

衡量（measure）：
1. 指收集关于功能、系统或过程的定量数据（动词"衡量"）。
2. 一种定量工具。

医疗设备（medical equipment）：用于诊断、治疗、监测和自我护理的任何固定的或便携的设备。

医学记录（medical record）：参见"病历/医学记录/临床记录（patient record/medical record/clinical record）"。

医务人员（medical staff）：具有独立行医资格（不需要指导）的所有医师、牙科医师和其他医疗从业者，他们能够向患者提供预防、治疗、恢复、外科、康复、或其他医疗和牙科服务，或能够就病理、影像、或实验室检查服务向患者提供咨询解释服务，医疗机构与这些向患者提供服务者的关系可能采取聘任、雇用、合同或其他从业安排等各种形式。

医疗废弃物（medical waste）：参见"危险材料和废弃物（hazardous materials and waste）"。

药品（medication）：任何处方药；药物样品；草药；维生素、营养品；非处方药；疫苗；用于诊断、治疗或预防疾病或其他异常情况的诊断性和对比试剂；放射药品；呼吸治疗；肠外营养；血制品；和静脉液体［普通的，有电解质和（或药品的）］。

高危或高警示药品（medication, high–risk or high–alert）：那些存在出错风险的药物，这些错用药错误能够导致明显的不良后果。

用药错误（medication error）：任何可预防的药品使用不当或可危及患者安全的事件。参见"警讯事件（sentinel event）"。

使命陈述（mission statement）：阐明某机构或其某一部分的目的（"使命"）的书面表达。使命陈述的产生通常在确定方向和目标之前。

监测（monitoring）：定期审核信息。监测的目的是发现情况变化。例如，地区卫生管理小组的卫生信息专员每月报告高危村庄里发生脑膜炎的例数。

多学科（multidisciplinary）：指包括多个专业、学科或服务领域的代表。

临界差错（near miss）：任何未造成危害的差错，但其再发生很有可能带来严重的不良后果。这种"临界差错"属于不良事件的定义范围。参见"不良事件（adverse event）"。

非临床人员（nonclinical staff）：参见"人员（staff）"。

医院感染［nosocomial infection（s）］：参见"医疗相关感染［health care–associated infection（s）］"。

营养治疗（nutrition care）：为促进恰当的营养摄入的干预措施或建议。这项工作基于营养评估和关于食品、其他营养素来源和配餐的信息。营养治疗包括患者的文化背景和社会经济状况。

营养疗法（nutrition therapy）：包括肠内肠外营养的医学治疗措施。

观察（observation）：看护人员密切看护患者的一段过程。

机构图（organization chart）：表明一个机构内职衔和上下级关系的图示，有时称作"组织机构图"或"机构表"。

结果/预后/终末质量（outcome）：一项针对特定健康问题的干预措施的效果。它反映了干预的目的。例如，农村安全饮水健康教育项目的结果应该是减少了5岁以下儿童的腹泻病或减少了儿童腹泻死亡率。

门诊患者（outpatient）：通常情况下，不需要像住院患者那样更结构化的环境或住院服务所提供的治疗水平的患者。在很多国家，门诊治疗也称作"非住院医疗"。在一些国家，门诊患者被认为"已入院"某医疗机构；在另一些国家，门诊患者被认为"已注册"。参见"非住院医疗（ambulatory care）"。

姑息服务（palliative services）：为减轻疼痛和痛苦而不是治愈疾病的治疗和支持性服务。姑息疗法可包括减轻或缩小肿瘤压迫生命器官并提高生命质量进行的手术或放射治疗。姑息服务包括关注患者的精神和心理需要，以及对临终患者及其家属的支持。

患者（patient）：接受护理、治疗和服务的人。JCI标准把患者和家属视为治疗统一体。

患者治疗程序（patient care process）：收治患者，为其提供舒适服务及治疗的行为。这些行为都含有对患者安全的责任，包括治疗、服务、机能恢复、康复和其他该医疗机构或网络建议给患者的项目。

以患者为中心的标准（patient－centered standards）：为 JCI 评审目的，根据直接或间接为患者提供服务而制定的标准（例如，患者教育、建病历、患者评估）。

病历/医学记录/临床记录（patient record/medical record/clinical record）：指说明患者种种健康信息的一份书面记录，例如评估结果、治疗细节、病情记录以及出院总结。病历由医师和其他医务人员书写。

生理标准（physiologic－based criteria）：属于生物学的分支，涉及活组织及其理化因素的功能及过程的标准。

计划（plan）：确认需要、列出满足这些需要的策略和设定方向和目标的事先制定的详尽方法。计划的形式可包括陈述、规章制度和程序、实施方案、实践指南、临床路径、治疗图，或这些内容的结合。

诊疗计划（plan of care）：确定患者诊治需要、列出满足这些需要的策略、记录治疗目标和方向、概述终止干预的标准并记录患者达到特定目标和方向的进展情况的计划。治疗计划基于患者评估过程中收集的信息。在一些医疗机构中制定治疗计划可依据专门的规章制度和程序、实施方案、实践指南、临床路径、或这些方法的结合。治疗计划可以包括预防、治疗、处置、机能恢复和康复等。参见"计划（plan）"。

现场检验（point－of－care testing）：通常在靠近为患者进行治疗的位置进行的非传统实验室环境下的分析检验。

实践指南（practice guidelines）：根据临床试验或专家共识，针对具体症状、病情或诊断的患者，描述最有效评价和（或）治疗过程，或描述具体操作的工具。同义词包括：实践参数、方案、推荐实践模式和指南。参见："循证（科学）指南〔evidence－based（or scientific－based）guideline"和"临床实践指南（clinical practice guidelines）"。

从业者（practitioner）：完成相关的学习过程并具有某个医疗领域服务技能的人员，包括：医师、牙医、护士、药剂师、呼吸治疗师等等。从业者需要拥有政府机构发放的执照或专业机构的资质证明。参见"独立从业者（independent practitioner）"。

预防性服务（preventive services）：促进健康和预防疾病的干预措施。包括对危险因素的确定和建议（例如，吸烟、缺乏身体运动）、发现疾病的筛查（例如，乳腺肿瘤、性传播疾病）、免疫及药物预防（例如，激素替代疗法）。

原始来源核实（primary source verification）：由原始来源或该来源批准的机构对医务人员个人报告的资格进行的核实。对资格证书原始来源的核实方法包括直接通信、电话核实记录，或来自于原始资格来源的安全电子核实或满足 JCI 要求的资格核实机构的报告。

专项资格许可/授权（privileging）： 基于对个人资格和表现的评价，医疗机构授权某医务人员在该医疗机构内开展某项医疗服务的具体范围和内容（即临床专项资格执业范围）的过程。

过程/流程/程序（process）： 指将投入（资源）转化为产出（服务）的一系列行动（或活动）。例如，一个农村健康教育项目将要求员工制定教育策略、编制教材并开展教育活动。

方案（protocol）： 科学的治疗计划或研究框架，包括试验参与者的类型、时间表、程序、药品和剂量等等——旨在测试实验性手术或新疗法用于人体的情况。

具有资质的人员（qualified individual）： 能够在医疗机构中从事一项或所有医疗活动或服务的个人或员工。资质的确认需要下列条件：教育、培训、经验、能力、适用执照、法律或法规、注册或认证。

质量改进（quality improvement）： 为满足患者与公众需求而对医疗服务提供过程进行持续研究与改进的方法。与"持续质量改进（continuous quality improvement）"、"持续改进（continuous improvement）"、"全机构运营改进（organizationwide performance improvement）"及"全面质量管理（total quality management）"同义。

医疗服务质量（quality of care）： 面向个人或人群并与当前专业知识相一致的医疗服务增加理想健康结果的可能程度。结果的衡量包括以下几方面：患者的感受、治疗环境的安全性，和治疗可及性、适宜性、连续性、有效性、效果、效率和及时性。

招聘（recruiting）： 为机构寻找新员工或其他成员。

转诊（referral）： 一个患者（1）从一个临床医师转到另一个临床医师或专科医师；或（2）从一个场所或部门转到另一个场所、部门或转到其他医疗机构，进行会诊或治疗，由于转出机构或部门不具备或没有资格提供。

康复服务（rehabilitatio nservices）： 用医学的、社会的、教育的和职业的方法训练或再训练患病或受伤致残的患者。其目标是使患者能够达到最佳的功能状态。

可靠性（reliability）： 一种测量方式准确一致地识别事件的能力，其设计需要适用于各种不同类型的医疗机构。

代表性样本（representative sample）： 指其中的每个病例在最初被认定的病例群中具有相同的抽取概率。一组代表性样本需要通过随机抽样方式来选出其中的病例。

风险管理项目（risk management program）： 医疗机构进行的临床和管理活动，以确认、评价和减少对患者、员工和探视者的伤害风险及医疗机构的损失风险。

根因分析（root cause analysis）：确认异常表现背后的基本或因果因素的过程，包括发生或可能发生的警讯事件。参见"警讯事件（sentinel event）"。

安全性（safety）：医疗机构的建筑、地面和设备不会对患者、员工和探视者造成伤害或风险的程度。

执业范围（scope of practice）：从业者在医疗机构中从业活动范围。该范围根据培训、惯例、法律或法规或医疗机构确定。

服务范围（scope of services）：治理层、管理层、临床及支持人员从事的活动范围。

筛查标准（screening criteria）：一套用于患者群的标准化的规则或检测，在此基础上可做初步判断和进一步评价，例如，营养筛查基础上需要的营养评价。

安全保卫（security）：保护避免丢失、破坏、篡改或未经授权的进入或使用。

镇静（sedation）：参见"麻醉和镇静（anesthesia and sedation）"。

警讯事件（sentinel event）：发生死亡或永久功能丧失的意外事件。

副作用（side effect）：药物的不良的、处方效果之外的药理作用。

专科实验室项目（specialty laboratory programs）：包括实验室专项学科的项目，例如化学（包括毒理学、治疗性药品检验和药品滥用检验）；临床细胞遗传学 – 免疫遗传学；诊断免疫学；胚胎学；血液学（包括凝血试验）；组织兼容性；血液免疫学；微生物学（包括细菌学、真菌细菌学、真菌学、病毒学和寄生虫学）；分子生物学；病理学（包括外科病理学、细胞病理学和尸检），和放射生物测定法；

人员（Staff）：根据提供诊疗、处置和服务人员（如：医务人员和护理人员）在机构中的角色和职责，所有在医院提供治疗、处置和服务的人员（例如，医生和护士），包括那些接收报酬（例如永久的、临时的和兼职的人员，以及合同制员工），志愿者和卫生专业学生。

    临床人员（clinical staff）：那些提供直接患者治疗的人员（医生、护士等）。

    非临床人员（nonclinical staff）：那些提供间接患者治疗的人员（入院、饮食服务等）。

标准（standard）：规定医疗机构必须提供安全和高质量的治疗、处置和服务的工作要求、结构和程序的陈述。

基于标准的评价（standards－based evaluation）：判断医疗机构或医务人员是否遵守现有标准的评价过程。参见"评审（accreditation）"。

杀菌（sterilization）：用物理和化学方式灭除所有微生物，包括具有高度抵抗力的细菌孢子。

外科手术（surgery）：诊治过程中通过切割、去除、改变或植入方式对人体疾病或功能失调进行检查和/或治疗的程序。

存活者风险因素（survivor risk factors）：亲人死后，活着的家属或其他经历困境的亲人面临的有关风险因素。

原发症状（symptom，primary）：疾患、疾病或其他病痛最初或最主要的表现。

继发症状（symptom，secondary）：在原发症状之后或因原发症状而出现的疾患、疾病或其他病痛的表现。

重复治疗（therapeutic duplication）：一人在同一时间，使用通常不必要的两种同类治疗药物。

暂停（time－out）：进行外科手术或其他操作前的短暂停顿，期间整个治疗团队可解决有关患者、手术和部位的任何未回答的问题或疑惑。即使只有一个人进行操作，也应由这样一个短暂停顿来确认患者、手术和部位都是正确的。

追踪检查方法学（tracer methodology）：JCI 检查员现场检查，通过追踪单个患者的整个就医流程来分析医疗机构各系统的过程。根据医疗场所，该过程要求检查员可走访医疗机构内的多个治疗单元、部门或区域，或走访个别治疗单元以"追踪"提供给患者的治疗。

　　患者追踪（patient tracer）：JCI 评价患者在医疗机构内全部治疗体验的过程。

　　系统追踪（system tracer）：现场检查中的一部分，专用以从整个医疗机构的某个系统层面评价尤为重要的安全和医疗质量问题。例如感染预防和控制、药品管理、人员配备有效性和数据使用情况等。

移交/转移/转院（transfer）：指患者治疗责任的正式转移（1）从一个治疗单元转到另一个；（2）从一个临床科室转到另一个；（3）从一个合格医生转到另一个；（4）从一个医疗机构转到另一个。

紧急（urgent）：病情分类系统中属于急诊状况的一类，指病人状况有潜在生命危险，需要及时诊断，并采取必要的救助措施。

公用设施（utility systems）：指整个机构范围的系统和设备，能支持如下内容：电力分配、紧急用电、水、垂直和水平运输、热力、通风和空调；管道工作、锅炉和蒸汽；管道气体、真空系统；或通讯系统，包括数据交换系统。也可包括生命支持系统；感染监测、预防和控制，以及环境支持。

使用（utilization）：指一项具体的医疗服务的使用、使用模式或使用率。当发生一项医疗服务项目在某些情况下的潜在危害超过了可能受益时称为"利用过度"。当应该使用一项可以给患者带来积极结果的必要的医疗服务项目而又未能使用时称为"利用不足"。当使用一项恰当的服务但却发生了可预防的并发症时称为"利用不当"。所有三种情况反映了医疗质量有问题。它们能增加死亡风险并降低生命质量。参见"利用管理（utilization management）"。

利用管理（utilization management）：对资源的计划、组织、指导和控制。医疗机构如何将此与患者治疗结合起来极其重要。

有效性（validity）：发现医疗质量有改进机会的能力；证明所采取的措施能够有效改进服务结果和/或服务质量。

变异（variation）：不只一次测量同一事件所得结果的差异。变异的主要来源可分成两类：共同原因和特殊原因。变异太大经常导致浪费和损失，例如患者预后不住和医疗费用增加。